全国高职高专食品类专业"十二五"规划教材

食品卫生学

邢淑婕　王家东　主编

中国科学技术出版社

·北 京·

图书在版编目（CIP）数据

食品卫生学/邢淑婕，王家东主编．—北京：中国科学技术出版社，2013.1（2020.1重印）

全国高职高专食品类专业"十二五"规划教材

ISBN 978-7-5046-6286-6

Ⅰ.①食… Ⅱ.①邢… ②王… Ⅲ.①食品卫生学-高等职业教育-教材 Ⅳ.①R15

中国版本图书馆CIP数据核字（2013）第005843号

策划编辑	符晓静
责任编辑	符晓静
封面设计	孙雪骊
责任校对	孟华英
责任印制	徐 飞

出　版	中国科学技术出版社
发　行	中国科学技术出版社有限公司发行部
地　址	北京市海淀区中关村南大街16号
邮　编	100081
发行电话	010-62173865
传　真	010-62173081
网　址	http://www.cspbooks.com.cn

开　本	787mm×1092mm　1/16
字　数	380千字
印　张	16.25
版　次	2013年1月第1版
印　次	2020年1月第5次印刷
印　刷	北京荣泰印刷有限公司

书　号	ISBN 978-7-5046-6286-6/R·1650
定　价	42.00元

（凡购买本社图书，如有缺页、倒页、脱页者，本社发行部负责调换）

全国高职高专食品类专业"十二五"规划教材编委会

顾　问　詹跃勇
主　任　高愿军
副主任　刘延奇　赵伟民　隋继学　张首玉　赵俊芳　孟宏昌
　　　　张学全　高　晗　刘开华　杨红霞　王海伟
委　员　(按姓氏笔画排序)
　　　　王海伟　刘开华　刘延奇　邢淑婕　吕银德　任亚敏
　　　　毕韬韬　严佩峰　张军合　张学全　张首玉　吴广辉
　　　　郑坚强　周婧琦　孟宏昌　赵伟民　赵俊芳　高　晗
　　　　高雪丽　高愿军　唐艳红　栗亚琼　曹　源　崔国荣
　　　　隋继学　路建锋　詹现璞　詹跃勇　樊振江

本书编委会

主　编　邢淑婕　王家东
副主编　邵　颖　胡红芹
编　委（按姓氏笔画排序）
　　　　　王家东　邢淑婕　邵　颖
　　　　　胡红芹　曹艳华

出 版 说 明

随着我国社会经济、科技文化的快速发展，人们对食品的要求越来越高，食品企业也迫切需要大量食品专业高素质技能型人才。根据《国家中长期教育改革和发展规划纲要（2010—2020年）》的精神，职业院校的发展目标是：以服务为宗旨，以就业为导向，实行工学结合、校企合作、顶岗实习的人才培养模式。以食品行业、食品企业的实际需求为基本依据，遵照技能型人才成长规律，依靠食品专业优势，开展课程体系和教材建设。教材建设以食品职业教育集团为平台，行业、企业与学校共同开发，提高职业教育人才培养的针对性和适应性。

我国食品工业"十二五"发展规划指出，深入贯彻落实科学发展观，坚持走新型工业化道路，以满足人民群众不断增长的食品消费和营养健康需求为目标，调结构、转方式、提质量、保安全，着力提高创新能力，促进集聚集约发展，建设企业诚信体系，推动产业链有效衔接，构建质量安全、绿色生态、供给充足的中国特色现代食品工业，实现持续健康发展。根据我国食品工业发展规划精神，漯河食品职业学院与中国科学技术出版社合作编写了本套高职高专院校食品类专业"十二五"规划教材。

本套教材具有以下特点：

1. 教材体现职业教育特色。本套教材以"理论够用、突出技能"为原则，贯穿职业教育"以就业为导向"的特色。体现实用性、技能性、新颖性、科学性、规范性和先进性，教学内容紧密结合相关岗位的国家职业资格标准要求，融入职业道德准则和职业规范，着重培养学生的职业能力和职业责任。

2. 内容设计体现教、学、做一体化和工作过程系统化。在使用过程中做到教师易教，学生易学。

3. 提倡向"双证"教材靠近。通过本套教材的学习和实验能对考取职业资格或技能证书有所帮助。

4. 广泛性强。本套教材既可作为高职院校食品类专业的教材，以及大中小型食品加工企业的工程技术人员、管理人员、营销人员的参考用书，也可作为质量技术监督部门、食品加工企业培训用书，还可作为广大农民致富的技术资料。

  本套教材的出版得到了河南帮太食品有限公司、上海饮技机械有限公司的大力支持和赞助，在此深表感谢！

  限于水平，书中缺点和不足在所难免，欢迎各地在使用本套教材过程中提出宝贵意见和建议，以便再版时加以修订。

全国高职高专食品类专业"十二五"规划教材编委会

2012年5月

前　言

食品卫生学是一门具有很强社会属性的科学，与人民的身体健康和生活实践密切相关，同时也是食品专业的重要专业课程。科学的进步、社会的发展使人们生活水平不断提高，也给食品的安全和卫生提出了许许多多的新的要求。食品卫生学作为一门应用科学，在不断挑战中得到了发展，从而在保障消费者健康、促进国际食品贸易以及发展国民经济方面发挥了重要的作用。我国是一个食品生产和消费大国，控制食品污染、减少食源性疾病、保障消费者健康是食品卫生工作者的首要任务之一。世界贸易组织颁布了许多关于食品安全和卫生方面的重要文件，因而我国的食品卫生工作面临艰巨的挑战。为探索、解决和阐明食品卫生与健康的关系，也为了适应我国社会经济发展和食品卫生工作的需要而编写了本教材。

本书在编写过程中，坚持"创新与实用"的原则，注重理论和实践相结合。《食品卫生学》由七章基础内容和实践教程构成，其内容大体包括食品污染与预防、各类食品的卫生及其管理、食品添加剂与包装的卫生、食物中毒及其预防、食品卫生监督管理及有关食品卫生检验技术与方法等。

《食品卫生学》由信阳农业高等专科学校邢淑婕、王家东担任主编，信阳农业高等专科学校邵颖、漯河食品职业学院胡红芹担任副主编，参编人员有漯河食品职业学院曹艳华。全书编写分工为：第一章、第二章由邢淑婕编写，第四章、第七章及第八章实践教程由王家东编写，第三章由邵颖编写，

第五章由曹艳华编写，第六章由胡红芹编写。

  本书在编写过程中参阅了国内外专家学者的论著，在此表示衷心的感谢。由于编者水平有限，书中难免有不足之处，恳请广大同行和读者批评指正。

编 者
2012 年 10 月

目 录

第一章　概述 …………………………………………………… (1)
　复习思考题 …………………………………………………… (5)

第二章　食品污染与预防 ……………………………………… (6)
　第一节　食品污染的概念与分类 …………………………… (6)
　第二节　食品的生物性污染及预防 ………………………… (8)
　第三节　食品的化学性污染及预防 ………………………… (22)
　第四节　食品的物理性污染及预防 ………………………… (37)
　复习思考题 …………………………………………………… (44)

第三章　各类食品的卫生及管理 ……………………………… (45)
　第一节　粮豆类的卫生及管理 ……………………………… (45)
　第二节　蔬菜、水果类的卫生及管理 ……………………… (57)
　第三节　畜禽肉、水产品及其制品的卫生及管理 ………… (63)
　第四节　乳及乳制品的卫生及管理 ………………………… (76)
　第五节　蛋类及其制品的卫生及管理 ……………………… (84)
　第六节　保健食品和转基因食品的卫生及管理 …………… (90)
　复习思考题 …………………………………………………… (108)

第四章　食品添加剂的卫生 …………………………………… (110)
　第一节　食品添加剂概述 …………………………………… (110)
　第二节　防腐剂和抗氧化剂 ………………………………… (117)
　第三节　食用色素 …………………………………………… (122)
　第四节　发色剂和漂白剂 …………………………………… (127)

第五节　调味剂 ·· (130)
　　第六节　食用香味料 ·· (133)
　　第七节　乳化剂和增稠剂 ·· (134)
　　复习思考题 ·· (140)

第五章　食品包装的卫生 ·· (141)
　　第一节　食品包装的分类 ·· (142)
　　第二节　各类包装材料的卫生要求 ······································ (143)
　　第三节　食品包装材料的卫生安全性评价 ································ (153)
　　复习思考题 ·· (155)

第六章　食物中毒及其预防 ·· (156)
　　第一节　食物中毒概述 ·· (156)
　　第二节　细菌性食物中毒 ·· (159)
　　第三节　真菌毒素和霉变食物中毒 ······································ (168)
　　第四节　化学性食物中毒 ·· (171)
　　第五节　天然有毒动物的中毒 ·· (174)
　　第六节　天然有毒植物的中毒 ·· (177)
　　第七节　食物中毒的调查处理 ·· (179)
　　复习思考题 ·· (185)

第七章　食品卫生监督管理 ·· (186)
　　第一节　食品卫生监督管理概述 ·· (186)
　　第二节　食品卫生标准 ·· (190)

第三节　食品企业的卫生管理 …………………………（193）
　　第四节　进出口食品的卫生管理 ………………………（200）
　　第五节　食品企业生产标准规范体系的建立 …………（203）
　　复习思考题 ………………………………………………（217）
第八章　实验教程 …………………………………………（218）
　　实验一　牛乳掺伪检验 …………………………………（218）
　　实验二　熟肉制品亚硝酸盐的测定 ……………………（223）
　　实验三　酒中甲醇的测定 ………………………………（224）
　　实验四　肉及肉制品中挥发性盐基氮的测定 …………（225）
　　实验五　蜂蜜的常规及掺伪的检验 ……………………（227）
　　实验六　食品中有机磷、氨基甲酸酯类农残的检测 …（229）
　　实验七　食品中细菌菌落总数的测定 …………………（230）
　　实验八　食品中大肠菌群的测定 ………………………（232）
　　实验九　食品中沙门菌的检测 …………………………（235）
主要参考文献 ………………………………………………（240）
附录 …………………………………………………………（242）

第一章 概 述

学海导航

（1）了解食品卫生学的意义及内容；
（2）明确食品卫生学的任务；
（3）了解国内外食品卫生现状与展望。

一、食品卫生学的意义

食品卫生学是一门研究食品中可能存在的、威胁人体健康的有害因素及其预防措施，提高食品卫生质量、保护食用者安全的科学。食品作为人类生存和健康的必要条件，必须保证两点：一是要有一定的营养，人们通过对各种食物的合理搭配，保证自身需要的各类营养素；二是要保证卫生，防止有毒、有害物质通过食品对人体造成危害。

随着现代工业的发展，废水、废气、固体废物对环境的污染与损害日趋严重，生物圈中有害化学物质的积累，不仅给环境本身而且也给食品原料的生产和食品加工带来不良影响；农业上大量施用化肥、农药，使得食物中有害物质含量超标，日积月累将会严重威胁和损害人们的身体健康；畜牧业生产中滥用兽药和饲料添加剂；食品工业中大量使用食品添加剂；水污染导致水产品污染等现象日趋严重。与此同时，食品国际贸易的高标准对我国食品卫生管理也造成一定的冲击。这些变化对食品安全卫生提出了更高的要求，也为食品卫生学的发展带来了机遇，使食品卫生学的学科地位显得日趋重要。

食品卫生学与多门学科有着很深的联系，如农学、医学、药学、营养学、毒理学、食品化学、食品分析、食品工艺学、食品工程学。在预防医学领域内，食品卫生学工作是疾病控制与卫生监督工作的重要内容之一，对保证社会人群健康、增强体质、提高机体对疾病和外界有害因素的抵抗力、提高劳动效率、降低发病率和死亡率及延长寿命均有重大意义。

二、食品卫生学的研究内容和任务

1. 食品卫生学的研究内容

（1）食品中可能存在的主要有害因素的来源、种类、性质、作用、含量水平、监测管理以及预防措施。

（2）各类食品的卫生及其管理。

（3）食物中毒及其预防。

（4）食品卫生质量标准及食品卫生监督管理等。

2. 食品卫生学研究的任务

随着人们生活水平的提高，消费观念的改变，对食品的安全卫生的要求也越来越高，促进了相关部门和人员对食品卫生工作的重视和不断深入的研究，已掌握的食品污染的来源和途径，主要有生物性、化学性以及物理性因素等。目前的主要工作是如何更好地控制有害因素对生产过程中原材料的污染，控制在食品加工过程中产生新的污染，以及控制在成品包装、贮藏、运输过程中产生的污染等。

根据世界环境特点及食品被污染的情况，我国食品卫生学近期的任务有以下几方面。

（1）加强法制观念，完善我国食品卫生监督管理体制和机构；补充和修订食品卫生法规、条例、标准、细则等，提高管理人员素质和工作效率。

（2）研究食物中毒的新病原，提高防止食物中毒的科学管理水平，探讨建立食源性疾病预防与处理规范。

（3）改善食品卫生质量的监督管理方式与措施，加强"良好操作规范（GMP）"、"危害分析与关键控制点（HACCP）"和"食品安全管理体系（ISO22000：2005）"在食品企业中的推广应用，开发准确、迅速、方便的现场食品卫生质量检查法和掺杂掺假的检出方法。

（4）进一步完善和修订各种污染物、化学物、添加剂和食品新资源等的安全性评价及标准，加强对食品生产全过程的监督管理，建立健全食品质量、安全与卫生检测体系，以确保食品安全卫生。

（5）加强对《食品卫生通则》、《中华人民共和国食品卫生法》（以下简称《食品卫生法》）等食品相关法律法规的宣传和普及工作，提高从业人员的素质。

三、国内外食品卫生现状与展望

20世纪末，随着现代科技的迅猛发展，人类生活条件得以极大的改善，但食品安全卫生事件时有发生。近年来，国际上相继发生了一系列震惊世界的食品污染事件，如二噁英污染、疯牛病、O157禽流感等事件。食源性疾病发病率日趋上升，有关食品安全方面的争端严重阻碍着国际食品贸易的发展，食品新技术、新资源的应用给食品安全带来新的挑战，防范犯罪分子利用食品进行犯罪或恐怖活动的重要性也越来越突出。在全球范围内，食品安全问题正日益成为全世界关注的焦点问题之一，有关国际组织和机构以及各国政府也高度重视，都将食品安全卫生控制放在极其重要的位置。

（1）微生物病原体、生物毒素和化学污染物等导致的食源性疾病对人们的健康构成了严重的威胁。

20世纪90年代爆发了多起由大肠杆菌等病原微生物引起的重大食品安全事件。1993年1月美国华盛顿州西雅图市的一个名为"盒中杰克"（Jack in the Box）的速食连锁店，使用了一批受到病原性大肠杆菌污染的原料肉来制造汉堡，因杀菌温度不够，酿成400多人中毒、4人死亡的惨剧。

1996年5月下旬，日本几十所中学和幼儿园相继发生6起O157大肠杆菌引起的集体食物中毒事件，中毒人数多达1600人，导致3名儿童死亡，80多人入院治疗。到7月底，中毒人数超过万人，死亡11人。

1999年3月比利时的一些农场因饲喂了受二噁英及其相关化学物质PCB污染的饲料，致使鸡体内二噁英含量高于正常值的1000倍。二噁英不仅有毒，还具有致癌、致突变等作用，人食用受其污染的家禽后，会对身体造成伤害。

2000年6~7月，日本的一家牛奶厂生产的低脂高钙牛奶被金黄色葡萄球菌肠毒素污染，造成14500多人中毒，180人入院治疗。

另外，食物过敏是近年来国外十分关注的一个重要的食品安全问题，其特点是发病率高和致敏食物品种多。据估计有近2%成年人和4%~6%的儿童患有食物过敏。90%以上的过敏反应是由7类食物引起的，分别是蛋、贝壳、奶、花生、大豆、坚果和小麦。在食物中，众多的蛋白质中只有几种蛋白质能引起过敏，并且只有某些人对其过敏。引起过敏的蛋白质通常能耐受食品的加工和加热，并能抵抗肠道消化酶的作用。食物过敏患者轻者腹痛、腹泻或皮疹，重者可发生过敏性休克。

近年来，我国食品安全卫生控制取得了长足的进步，但伴随着市场经济的发展和食物链中新的危害不断涌现，仍存在着不少亟待解决的不安全因素以及潜在的食源性危害。具体表现为我国食物中毒发生率居高不下，法律、法规和标准尚不完善，重大食品安全卫生事件应急不断。如2005年四川猪链球菌事件；2006年北京福寿螺致病事件、河北红心鸭蛋事件、上海"瘦肉精"中毒事件；2008年三鹿奶粉三聚氰胺污染事件；2011年双汇"瘦肉精"养猪事件、上海染色馒头事件等。

据统计，2000年我国重大食物中毒事件报告150起，中毒6237人，死亡135人。其中，细菌性食物中毒人数多达2858人，占中毒总人数的45.8%；化学性食物中毒发生率最高，死亡人数最多，达59人，占中毒死亡总人数的43.7%。2003年我国重大食物中毒事件报告379起，中毒12876人，死亡323人。与2002年相比较，重大食物中毒的报告起数、中毒人数、死亡人数分别增加了196.1%、80.7%、134.1%。在中毒死亡者中有相当一部分是由于食用了国家明令禁止生产和使用的甲胺磷、双氟磷、氟乙酰胺、毒鼠强和盐酸克伦特罗（瘦肉精）等农、兽药引起的。

（2）食品安全事故频发，为技术性贸易壁垒泛滥提供了条件，对外贸易严重受阻。

近年来，许多发达国家利用我国农产品出口在法律法规、"技术壁垒"、品质和监控体系等方面的弱项，开始频频发动贸易进攻，使我国农产品出口受到严重挑战。在关税壁垒作用逐步弱化的同时，"技术壁垒"特别是"绿色壁垒"纷纷出现。

发达国家设置的"技术壁垒"特别是"绿色壁垒"主要表现在以下几个方面：

1）技术标准、法规繁多。例如，日本农产品标准有397个，德国制定了1800多项有关环保的法律、法规和管理规定，美国是世界上食品方面法律、法规最健全的国家，数量之多更是惊人。

2）技术要求严格，发展中国家难以达到要求。

3）有些标准经过专门研究和设计，可针对某些国家形成贸易壁垒。

4）利用世界各国标准的不一致性，有目的地选择。

5）在商品生产过程中设置壁垒。例如，某些商品的包装、标签、木质包装的检疫等。

现代国际贸易中关税贸易壁垒正在减弱，以技术法规、标准、合格评定、认证等形式出现的技术壁垒正成为贸易保护主义的主要措施。在WTO协定中，《实施卫生与植物卫生措施协定（SPS协定）》规定成员方政府有权采取措施，以保护人类与动植物的健康，确保食物免遭污染物、毒素、添加剂影响，确保人类健康免遭进口动植物携带疾病而造成的伤害。食品安全已成为食品贸易中最主要的"绿色贸易壁垒"。

20世纪80年代，因我国出口的蘑菇罐头受到金黄色葡萄球菌毒素污染，美国停止进口我国蘑菇罐头达十余年之久，导致当时生产和出口势头正旺的数百家企业被迫停业。欧盟曾是我国畜禽肉类产品的主要出口国，但欧盟以我国畜禽养殖和屠宰业缺乏符合卫生要求的生产条件和滥用兽药为由，长时间中断从我国进口畜禽肉类产品。2002年1月，因从中国水产品中检出氯霉素残留，欧盟委员会做出了全面禁止进口中国动物源性食品的决定。受此影响，2002年上半年我国畜产品累计出口13.27亿美元，比上年同期下降8.5%；我国对欧盟水产品出口额0.9亿美元，同比减少了73%。因此，确保食品安全卫生是我国农产品获得进入国际市场通行证的基础。

（3）食品新技术、新资源的应用给食品安全带来新的问题；防范犯罪分子利用食品进行犯罪或恐怖活动的重要性也越来越突出。

随着食品加工技术的不断发展，将会使用一系列的新工艺和新技术，如食品发酵工业中使用新的菌种、用辐照技术来防腐、纳米钙与螯合钙等的出现，也带来了一系列新的食品安全问题。国际食品贸易中，大豆、玉米、番茄、牛肉等转基因食品陆续出现，目前虽不能肯定其对人体健康是否产生危害，但有学者担心转移到食品中的基因会扩散到环境及人畜体中，造成环境和健康问题，在美国就曾发现一种转基因大豆可诱发食用者出现过敏现象。现在，我国和欧洲的一些国家规定转基因食品必须在食品标签上加以注明，以保护消费者的知情权。

此外，为了防范犯罪分子利用食品进行犯罪或恐怖活动，各国也纷纷作出了相应的应对措施。2002年6月，美国总统签发了《2002年公共卫生安全和生物恐怖应对法》，并要求2003年12月12日正式实行。根据该法案，从2003年2月5日起，美国FDA先后发布了《食品、饲料企业注册法规（草案）》、《进口食品、饲料提前通报法规（草案）》、《食品、饲料企业记录建立和保持法规（草案）》和《可疑货物行政扣留法规（草案)》等4个法规。2003年10月10日，FDA正式发布《食品、饲料企业注册法规》和《进口食品、饲料提前通报法规》。法规中规定，美国本土和对美国出口的外国食品及饲料的生产、加工、包装、仓储企业，必须于2003年12月12日之前在FDA登记注册，未登记注册的外国食品和饲料将被扣关，不得进入美国市场。我国犯罪分子利用食品进行犯罪的案件也越来越多，2002年9月发生在南京的特大鼠药投毒案就是一个典型的案例。2003年因投毒导致的食物中毒事件起数与往年相比明显增多，共报告重大剧毒鼠药中毒75起，1316人中毒，121人死亡。投毒的物质主要是剧毒急性鼠药(如毒鼠强)。近年来，各国政府都开始重视并采取措施防范犯罪分子利用食品进行犯罪或恐怖活动，以确保食品的安全卫生。

有效的食品安全卫生控制体系对保护各国消费者健康和安全至关重要。我国作为食品生产、出口大国，多年以来，各级政府部门非常重视食品安全卫生质量。科技部已将食品安全列入"十五"重大科技专项，并联合卫生部、国家质检总局和农业部，投入2亿元对食品安全关键技术进行攻关，以实现"从农场到餐桌"的全过程控制。

全球食品贸易的崭新环境促使进口国和出口国都要履行重要的义务，以加强各自的食品安全卫生控制体系，实施并强化基于风险的食品安全卫生控制体系战略。食品安全卫生控制体系应包括如下三个层面。

(1) 各国政府制定强制性法律法规，执法部门进行监管以确保有效实施，政府对食品生产企业和消费者进行培训和教育。

(2) 食品生产企业采用预防性措施，例如，采用危害分析和关键控制点(HACCP)来生产、销售安全且适宜食用的食品。

(3) 消费者在食用食品时应遵照有关说明并采取适当的食品卫生措施。

近年来食品卫生的研究热点主要表现在以下几个方面。

(1) 新的环境污染物对食物链造成的污染。如工业生产及食品包装材料和垃圾焚烧中产生的二噁英，不仅毒性强，而且具有致癌性、免疫毒性和生殖毒性。

(2) 食物过敏已成为近年来国外十分关注的一个重要食品卫生问题。其特点是发病率高和致敏食物品种多。食物过敏的表现多样，重者可造成过敏性休克。最常见的致敏食品包括大豆、花生、奶制品、蛋类、水产品等。

(3) 保健食品或功能性食品的安全性以及功能的评价和研究开发。

(4) 转基因食品的安全性(包括致敏性)及评价方法。

(5) 建立健全更加科学合理的食品卫生技术规范、法律法规、质量控制体系等。

复习思考题

1. 食品卫生的定义是什么？
2. 食品卫生学研究的内容是什么？
3. 国内外食品卫生现状表现在哪几方面？
4. 近年来食品卫生的研究热点主要表现在哪几方面？

第二章 食品污染与预防

学海导航

（1）掌握食品污染的概念与分类；
（2）了解食品污染的来源；
（3）掌握食品污染对人体的危害及预防措施。

第一节 食品污染的概念与分类

一、食品污染的概念

天然食品本身一般并不含有有害因素或含量极少，在食品卫生学上并不具有实际意义。所谓的食品污染是指食品从原料的种植、生长到收获，养殖、捕捞、屠宰、加工、储藏、运输、销售到食用前整个过程的各个环节，都有可能进入某些有毒、有害物质，从而使食品的营养价值和卫生质量降低，对人体产生不同程度的危害。换言之，有毒、有害物质进入正常食品的过程，称为食品污染。

随着食品加工的日益工业化，多工序化使各种外来物质都有可能污染食品。同时，动植物生存的生态环境，如空气、水体、土壤中的某些物质，通过食物链在人类的食物中经过生物富集作用，对食品造成严重的污染。因此，控制食品被污染和保护食用者的健康具有更重要的意义。"民以食为天"，"食以洁为本"，"食以安为先"。食品在供给应有的营养素的同时，也必须确保食用者的健康安全。

二、食品污染的分类

食品中可能出现的有害物质，按其性质可概括为以下 3 类。

(一) 生物性污染

生物性污染包括微生物、寄生虫及虫卵、昆虫的污染。

1. 微生物的污染

主要有细菌及其毒素、霉菌及其毒素。食品中的细菌包括能引起食物中毒、人畜共患传染病以及其他以食品为传播媒介的致病菌，还包括仅能引起食品腐败变质并可作为食品受到污染标志的非致病菌。微生物富含分解各种有机物质的酶类。在各种酶的作用下，微生物分解食品中的蛋白质、脂肪及碳水化合物发生的一系列复杂的化学变化，可使食物的感官性状发生改变，营养价值显著降低，甚至引起严重的腐烂变质、霉烂，营养价值完全丧失。更有甚者会产生一些胺类物质，具有一定的毒性，易诱发癌变。细菌污染是食品加工、销售过程中污染的重要来源之一，主要来自食品从业人员不洁的手、工具、容器、设备以及不合理的工艺等。

2. 寄生虫及虫卵的污染

常见的寄生虫有蛔虫、绦虫、线虫、中华枝睾吸虫及旋毛虫等，主要是通过病人、病畜的粪便污染水体或土壤后，再直接或间接污染食品。

3. 昆虫的污染

昆虫的污染主要包括粮食中的甲虫、蛾类、螨类以及动物性食品和某些发酵类食品中的蝇蛆等。

(二) 化学性污染

化学性污染物包括各种有害金属、非金属以及有机、无机化合物。食品的化学性污染主要包括以下几类。

1. 农药的污染

农药有粮食熏蒸剂、杀虫剂、除草剂、杀菌剂等。这些农药若使用不当或使用过量会使食品原料受到污染或者残留于食品当中。

2. 工业"三废"的污染

工业生产排放出的废水、废气和废渣中含有各种有毒有害物质，可污染水中生物、农作物、牧草等，进而污染各种食品。

3. 添加剂的污染

主要是违规使用食品添加剂、使用不合乎卫生要求的或因使用不当造成的污染。如使用国家明令禁止的食品添加剂、使用过期的食品添加剂、违规超量使用食品添加剂以及食品添加剂本身含有的有毒有害杂质进入食品等。

4. 表面接触物的污染

这主要包括不符合卫生要求的食品包装材料、食品容器、加工器械、运输工具等接触食品造成的污染。其中含有不稳定的有害物质可转移到酸性食品或油状食品中。接触过有害化学物质的容器、包装材料、运输工具等若未经彻底清洗和消毒处理也可能造成食品污染。

(三) 物理性污染

食品的物理性污染是指由物理因素引起的食品污染。物理性污染物可能并不危害消费者的身体健康，但是严重影响了食品应有的感官性状或食品营养价值，食品质量得不到保障。如食品的掺杂、掺假，即在粮食中掺入沙石，肉中注入水，牛奶中掺水等；食品的放射性污染主要来自于宇宙射线、地壳中的放射性物质以及人工辐射源造成的污染。如核试验的沉降物会造成全球地表水的放射性物质含量提高。核企业排放的放射性废水以及冲刷放射性污染物的用水，容易造成附近水域的放射性污染。地下水中的放射性物质也可以迁移和扩散到地表水中，造成地表水的污染。放射性物质污染了地表水和地下水，进而污染水生生物和土壤。另外，放射性废水排放到地面上，放射性固体废物埋藏到地下，核企业发生的放射性排放事故等，都会造成局部地区土壤的严重污染。在严重污染的土壤中种植农作物或用受放射性污染的水源灌溉农作物，都会造成农作物污染，再用其加工食品则会造成食品污染。

第二节 食品的生物性污染及预防

一、细菌及其毒素的污染及预防

自然界细菌种类繁多，存在于食品中的细菌只是自然界细菌中的一部分。食品中常见的细菌称为食品细菌，包括致病菌、条件致病菌和非致病菌。食品细菌主要来自生产、加工、运输、贮存、销售和烹调等各个环节的外界污染。共存于食品中的细菌种类及其相对数量的构成，称为细菌菌相，其中相对数量较大的细菌称为优势菌种。食品在细菌作用下所发生的变化程度和特征，主要取决于菌相，特别是优势菌种。不同的细菌污染食品其后果不同，腐败菌污染食品，常使食品腐败变质而失去食用价值，如在细菌作用下，含碳水化合物丰富的食物变酸，含蛋白质丰富的食物腐烂变臭等。致病菌、条件致病菌和某些非致病菌污染食品，可引起急性或慢性食源性疾病。

反映食品卫生质量的指标有两个，一是细菌总数，是食品的一般卫生指标；二是大肠菌群，是食品被粪便污染的指标。

细菌总数代表食品中污染细菌的数量，但不考虑其种类。它反映了食品的卫生质量以及食品在产、储、销过程中的卫生措施和管理情况，为食品卫生监督和管理工作提供了判定依据。因此，细菌总数的食品卫生学意义主要是将其作为食品清洁状态的标志，用于监督食品的清洁状态，细菌总数还可用来预测食品耐储藏的期限，即以细菌数量作为评定食品腐败变质程度(或新鲜度)的指标。

(一) 细菌性污染的来源

(1) 原料表面往往附着有细菌，尤其在原料破损处有大量细菌聚集。此外，当使用任何未达到国家标准的水进行洗涤、烫漂、煮制等工艺处理时,均有可能引起加工食品的细菌污染。因此,不洁净的生产用水也是微生物污染食品的主要途径和重要污染源。

(2) 从业人员的手、工作衣、帽等,如果不经常清洗消毒,有可能孳生大量细菌,如直接接触食品就会造成食品污染。

(3) 生产车间内外环境不良,空气中的微生物吸附在尘埃上,并通过尘埃沉降于食品;操作人员的痰沫、鼻涕、唾液、粉刺等带有细菌,通过与食品接触或谈话、咳嗽、打喷嚏等直接或间接污染食品;鼠、蝇及蟑螂等一旦接触加工食品,其体表面与消化道内所带细菌会对食品造成污染。

(4) 用具与杂物。如原料包装物品、运输工具、加工设备和成品包装容器及材料等未经彻底刷洗或消毒处理就接触食品,有可能使食品受到细菌污染。

(5) 交叉污染。各类食品在加工过程中生熟不分,造成食品的交叉污染。

(二) 细菌性污染的危害

1. 食品的腐败变质

食品含有人体所需的热量和各种营养物质,易于消化吸收,且具有符合人们习惯和易于接受的色、香、味、形和组织状态,对人体无害。一旦食品受物理、化学和生物等各种因素的作用,在原有的色、香、味和营养等方面发生量变甚至质变,从而使食品质量降低甚至不能食用,这就是食品的腐败变质。

造成食品腐败变质所涉及的微生物、过程和产物不一样。以蛋白质为主的食物在分解蛋白质的微生物作用下产生氨基酸、胺、氨、硫化氢等物质和特殊臭味,这种变质通常称为腐败。以碳水化合物为主的食品在分解糖类的微生物作用下,产生有机酸、乙醇和 CO_2 等,其特征是食品酸度升高,这种由微生物引起的糖类物质的变质,习惯上称为发酵或酸败。以脂肪为主的食物在解脂微生物的作用下,产生脂肪酸、甘油及其他产物,其特征是产生酸和刺鼻的哈喇味,这种脂肪变质称为脂肪酸败。

由此可见,微生物污染是引起食品腐败变质的重要原因之一。食品在加工前、中、后,都可以受到外源性和内源性微生物的污染,污染途径比较多,可以通过原料生长地土壤、加工用水、环境空气、工作人员、加工用具、杂物、包装、运输设备、贮藏环境以及昆虫、动物等,直接或间接地污染食品加工的原料、半成品或成品。

2. 食物中毒

致病性细菌污染食物后,可以在食物里大量繁殖或产生毒素,人们吃了这种食物而引起的中毒,即为细菌性食物中毒。此类中毒是食物中毒中最常发生的一类,多发生在气温较高的季节。其特点是潜伏期较短,临床表现以恶心、呕吐、腹痛、腹泻、发热等急性胃肠炎症状为主。中毒毒物多为受细菌污染的畜禽瘦肉及其内脏、乳制品、蛋类和水产品等。

细菌性食物中毒按致病菌分类,分为沙门菌属食物中毒、副溶血性弧菌食物中毒、肉毒梭状芽孢杆菌食物中毒(简称肉毒中毒)、葡萄球菌食物中毒、变形杆菌食物中毒等。此外,一些致病性大肠杆菌、蜡样杆菌、韦氏杆菌、志贺菌等也可引起细菌性食物中毒。

细菌可产生内、外毒素及侵袭性酶，这与细菌的致病性密切相关。细菌毒素可分为两种：一是放到菌体外的称为菌体外毒素；二是含在体内的，在菌体破坏后而放出的，称为菌体内毒素。但是在菌体外毒素中，也有通过菌体的破坏而放出体外的。菌体外毒素大多是蛋白质，其中有的起着酶的作用。白喉杆菌、破伤风杆菌、肉毒杆菌等的毒素均为菌体外毒素。而菌体内毒素的化学主体是来自细菌细胞壁的脂多糖和蛋白质的复合体，如赤痢杆菌、霍乱弧菌及绿脓杆菌的毒素。

3. 传播人畜共患病

当食品经营管理不善，销售和食用了严重污染病原菌的畜禽肉类，或由于加工、贮藏、运输等卫生条件差，致使食品再次污染病原菌，可能造成人畜共患疾病的流行，如炭疽病、布鲁氏杆菌病、结核病、口蹄疫。

（三）防止细菌性污染的措施

严格贯彻执行生产加工过程中的各项卫生制度和措施，具体要求如下：

（1）生产设备与输送带在每个班次完工时清理冲洗完后还可采用300mg/kg左右漂白粉澄清液喷洒进行消毒。

（2）原料必须彻底清洗与认真挑选，以提高原辅料的卫生质量，并有利于提高杀菌效果。盛装容器和接触器械等必须在使用前洗净消毒。

（3）各工序认真掌握原料按先后顺序加工的原则。缩短工艺流程，使微生物在未能大量繁殖前即进行杀菌。加强对原辅料及生产设备的细菌、半成品的芽孢数进行检验，防止腐败菌引起食品变质。

（4）严格遵守食品加工及储运规程。必须严格按照规范要求防止交叉污染；加工荤、素两种以上类别的产品及生、熟食品应分开，半成品、成品与原料应分开；同一产品要求在同一车间内进行处理；煮后的半成品不要露天运输，防止外来污染。

（5）食品生产车间的门、窗应设有严密的防蝇、防蚊、防鼠等装置（如纱门、纱窗等）；车间进口处设有自动或脚踏式洗手池、加工畜肉洗手用的热水洗涤剂或酒精，进口处还应设有鞋子、运输车辆专用的清洗消毒设施，这是防止与减少微生物污染的主要途径。

（6）车间内要有专职的清洁工，每班次生产结束后应加强对设备的清洗，对门、窗、墙裙、地面和下水道进行彻底清洗，防止蚊蝇孳生和微生物的生长繁殖。

（7）食品加工车间不要存放与生产无关的杂物以及个人生活用品，也不能在车间内用餐及抽烟等，以避免微生物与杂质的污染。

二、霉菌及其毒素的污染

霉菌种类很多，寄生于粮食和其他植物性食品、饲料和肉类中，如果保管不当，霉菌会在食物中繁殖起来，并产生霉菌毒素，人吃了霉菌寄生的食物，可能发生慢性中毒，也可能导致急性中毒。如人类原发性肝癌，可能与黄曲霉产生的毒素有关。霉菌性食物中毒近年来发现的越来越多,危害较大。因此一切发霉变质的食品,包括奶茶、茶叶、发酵食品、冷冻肉类等都可能有霉菌寄生。霉菌产生的霉菌毒素,一般不易被高温破坏,因此被霉菌毒素污染的食品,虽经煮沸,仍能引起中毒。

(一) 食品霉菌污染的来源

霉菌性食物中毒主要由少数产毒霉菌产生的毒素所引起。一种菌种或菌株可产生几种不同的毒素,同一种毒素也可由不同的霉菌所产生。与食品卫生关系密切的有黄曲霉毒素、杂色曲霉毒素、镰刀菌属毒素、黄变米毒素等。霉菌污染食品的途径主要有以下几种。

(1) 原料:粮食作物在田间生长时就可能受到霉菌的感染,感染霉菌的粮食收获后,其水分达17%~18%时,霉菌迅速生长繁殖或产生毒素。收获后的粮食不及时干燥脱水,或干燥脱水后贮存在较高温度、较大湿度的环境中,霉菌也极易生长繁殖或产生毒素。

(2) 环境:土壤、水、空气中含有大量的霉菌,这些霉菌可通过接触而污染裸露食品。

(3) 运输工具:未经彻底清洗和消毒的运输工具可能带有霉菌,进而造成对所运输食品的污染。

(4) 容器和机械:食品的装盛容器和各种加工机械上若附着有霉菌,也可造成食品污染。

(二) 食品中几种重要霉菌霉素的污染

1. 黄曲霉毒素

黄曲霉毒素是真菌毒素,它能引起剧烈的急性中毒。早在1960年,英国一家农场因误将含有黄曲霉毒素的巴西花生和花生粉添加到饲料中,发生了10万只雏火鸡突然死亡的事件。

黄曲霉毒素是一类化学结构相似的二呋喃香豆素的衍生物,有十余种之多。根据其在紫外光下可发出蓝色或绿色荧光的特性,分为黄曲霉毒素B_1(AFB$_1$)、黄曲霉毒素B_2(AFB$_2$)、黄曲霉毒素G_1(AFG$_1$)和黄曲霉毒素G_2(AFG$_2$)。其中以黄曲霉毒素B_1的毒性最强。黄曲霉毒素微溶于水,易溶于油脂和一些有机溶剂,耐高温(280℃下裂解),故在通常的烹调条件下不易被破坏。但在碱性条件下或在紫外线辐射时容易降解。

黄曲霉毒素具有极强的致癌性,世界各国都对食物中的黄曲霉毒素含量作出了严格的规定。FAO/WHO规定,玉米和花生制品的黄曲霉毒素最大允许含量为15μg/kg;美国FDA规定牛奶中黄曲霉毒素的最高限量为0.5μg/kg,其他大多数食物为20μg/kg,动物性原料中的黄曲霉毒素最大允许含量为100g/kg,超标的污染食物和原料产品将被没收和销毁。我国食品中黄曲霉毒素的允许量如表2-1所示。

表 2-1 我国黄曲霉毒素的最大允许量

食品种类	最大允许量（μg/kg）
玉米、花生及其制品	20
大米和食用油脂（花生油除外）	10
其他粮食、豆类和发酵食品	5
酱油和醋	5
婴儿代乳品	0

2. 杂色曲霉素和赭曲霉素

杂色曲霉素是一类结构类似的化合物，它主要由杂色曲霉和构巢曲霉等真菌产生。杂色曲霉主要污染玉米、花生、大米和小麦等谷物。在肝癌高发区居民所食用的食物中，杂色曲霉素污染较为严重；在食管癌的高发地区居民喜食的霉变食品中也较为普遍。杂色曲霉素的慢性毒性主要表现为肝和肾中毒，但该物质有较强的致癌性。

赭曲霉素的产毒菌株有赭曲霉和硫色曲霉等。赭曲霉素的污染范围较广，几乎可污染玉米、小麦等所有的谷物，而且从样品检测来看，国内外均有污染。赭曲霉素的致死原因是肝、肾的坏死性病变。在肝癌高发区的谷物中可分离出赭曲霉素，它与人类肝癌的关系有待进一步研究。

3. 岛青霉素和黄天精

稻谷在收获后如未及时脱粒干燥就堆放很容易引起发霉。发霉谷物脱粒后即形成"黄变米"或"沤黄米"，这主要是由于岛青霉污染所致。黄变米在我国南方、日本和其他热带和亚热带地区比较普遍。流行病学调查发现，肝癌发病率和居民过多食用霉变的大米有关。吃黄变米的人会引起中毒（肝坏死和肝昏迷）和肝硬化。岛青霉除产生岛青霉素外，还可产生环氯素、黄天精和红天精等多种霉菌毒素。岛青霉素和黄天精均有较强的致癌活性，毒性和致癌活性也与黄曲霉毒素相当。

4. 玉米赤霉烯酮

玉米赤霉烯酮又称 F-2 毒素，它首先从有赤霉病的玉米中分离得到。玉米赤霉烯酮其产毒菌主要是镰刀菌属的菌株，如禾谷镰刀菌和三线镰刀菌。玉米赤霉烯酮主要污染玉米、小麦、大米、大麦、小米和燕麦等谷物，其中玉米的阳性检出率为 45%，最高含毒量可达到 2909mg/kg；小麦的检出率为 20%，含毒量为 0.364~11.05mg/kg。玉米赤霉烯酮的耐热性较强，110℃下处理 1h 才被完全破坏。

玉米赤霉烯酮具有雌激素作用，主要作用于生殖系统，可使家畜、家禽和实验小鼠产生雌性激素亢进症。妊娠期的动物（包括人）食用含玉米赤霉烯酮的食物可引起流产、死胎和畸胎。食用含赤霉病麦面粉制作的各种面食也可引起中枢神经系统的中毒症状，如恶心、发冷、头痛、神智抑郁和共济失调等。

（三）霉菌性污染的危害

1. 食品腐败变质

霉菌最初污染食品后，在基质及环境条件适应时，首先可引起食品的腐败变质，不仅可使食品呈现异样颜色、产生霉味等,造成营养价值降低,甚至完全不能食用。另外,还可使食品原料的加工工艺品质下降,如出粉率、出米率、黏度降低。粮食类及其制品被霉菌污染而造成的损失最为严重,根据估算,每年全世界平均至少有2%的粮食因污染霉菌发生霉变而不能食用。

2. 食物中毒

许多霉菌污染食品及其原料后,不仅可引起腐败变质,而且可产生毒素,人类误食后会引起霉菌毒素中毒。食品受到产毒菌株污染时不一定能检测出霉菌毒素,这是因为产毒菌株必须在适宜产毒的特定条件下才能产毒。但有时也能从食品中检验出有某种毒素存在,而分离不出产毒菌株,这可能是食品在贮藏和加工中产毒菌株已经死亡,而毒素没有被破坏的缘故。一般来说,产毒霉菌菌株主要在谷物、发酵食品及饲草上生长繁殖,并产生毒素,很少直接在动物性食品,如肉、蛋、乳上产毒。而摄食大量含毒饲草的动物同样可引起各种中毒症状或残留在动物组织器官及乳汁中,致使动物性食品带毒,人食用后仍会造成霉菌毒素中毒。

霉菌毒素中毒与人群的饮食习惯、食物种类和生活环境条件有关,所以霉菌毒素中毒常表现出明显的地方性和季节性,甚至有些还具有地方疾病的特征。例如,黄曲霉毒素中毒、黄变米中毒和赤霉病麦中毒即具有此特征。另外,霉菌毒素中毒的临床表现较为复杂,主要有急性中毒和因长期少量食入含有霉菌毒素的食品而引起的慢性中毒。

3. 致癌作用

黄曲霉毒素是黄曲霉和寄生曲霉的代谢产物,其危害性在于对人及动物肝脏组织有破坏作用,严重时可导致肝癌甚至死亡。在天然污染的食品中以黄曲霉毒素 B_1 最为常见,其毒性和致癌性也最强,是强烈的致癌物质。杂色曲霉毒素、镰刀菌毒素、展青霉毒素等也都具有致癌性。

(四)防霉去毒措施

1. 防霉

防霉比去毒更重要,由于霉菌的生长及其产毒素需要一定的温度、相对湿度、食品的含水量及氧气等。预防黄曲霉毒素危害人类健康的主要措施是防止食品受黄曲霉及其毒素的污染,并尽量减少黄曲霉毒素随同食品摄入人体的可能。具体措施如下。

(1)五谷杂粮等收获后,应及时在阳光下晾晒、风干、烤干或密封加吸湿剂,要控制粮粒水分在13%以下,通常大豆为11%,干果为35%,玉米为12.5%以下,花生为8%以下。

(2)控制好粮库的温度和相对湿度。储粮前,粮库应做好降温降湿准备,使相对湿度不超过70%,储藏温度降至10℃以下即可有效地防止霉菌的侵染。

(3)作物在收获的过程中,保持外壳完整无损,可有效防止霉菌侵染。如谷粒、花生、豆类、坚果等。

(4)利用化学熏蒸剂或γ射线照射可防霉。环氧乙烷在低温下为无色透明液体,在常温下为无色带有醚刺激性气味的气体,气体的蒸汽压高,30℃时可达141kPa,这种高蒸汽压决定了环氧乙烷熏蒸消毒时穿透力较强,从而能杀灭细菌及其内孢子、霉菌及真菌。因此,可利用环氧乙烷进行粮食杀霉。环氧丙烷用于调味料、淀粉等的保藏,而食品包装、水果防腐和冷库刷漆中加 2-(4-噻唑)苯并咪唑防霉,效果较好且安全,但这类防霉剂必须按规定剂量及方法使用。

2. 去毒措施

去毒的措施主要是利用物理、化学、生物学等方法将毒素去除,或者采用各种方法来破坏毒素。具体方法如下:

(1)剔除法:主要是挑出霉坏或有可能孳生霉菌并产生霉菌毒素的破损、皱皮、变色及虫蛀的粮粒,可大大降低黄曲霉毒素的含量。

(2)碾压法:主要适用于受污染的水稻。毒素在稻壳中含量较高,因此碾压加工可降低米粒中毒素的含量。

(3)淘洗法:大米、小米等可通过淘洗除去大部分的毒素。具体方法是:淘米时用手搓洗,随水倾去悬浮物,反复洗搓几次直至水洗液澄清为止。其缺点是水溶性维生素损失较多。

(4)吸附法:在含毒素的植物油中加入活性白陶土或活性炭等吸附剂,经过搅拌、吸附、静置、过滤等过程将毒素去除。

(5)化学法:黄曲霉毒素在碱性条件下,其结构中的内酯环被破坏形成香豆素钠盐,后者溶于水,所以植物油可通过先加碱后水洗的方法去除毒素。

(6)微生物法:利用某些霉菌、细菌等去除毒素。缺点是食品中某些营养素也随之消耗。

三、病毒的污染及预防

病毒性疾病可以通过食品引起传播,包括甲型肝炎病毒、病毒性肠炎、戊型肝炎病毒、脊髓灰质炎病毒、口蹄疫病毒等,其他病毒不易在食品上繁殖。这些已成为日益严重的食品卫生问题。粪—口途径是其主要的传播途径,病毒可以直接的、也可以以食品或水为媒介进入人体,在肠道中繁殖,从粪便中排出。从粪便中排出的病毒,污染食品或水源后,又造成人体的病毒性疾病。目前限于技术水平和设备,还不能对污染食品的病毒进行常规检测。

(一)甲型肝炎病毒

甲型肝炎病毒(HAV),简称甲肝病毒,是一种直径约为 27nm 的二十面体对称颗粒,无囊膜。病毒基因为单股 RNA。甲肝病毒的抵抗力较其他肠道病毒要强,具有耐温、耐寒、耐酸的特性,它在病毒复制过程中,能使病毒核酸附着于宿主细胞的核蛋白体上进行病毒蛋白质的生物合成。据报道,在自然条件下,甲肝病毒在毛蚶消化腺内可以存活 3~4 个月。

甲型肝炎是由甲肝病毒引起的一种急性传染病。主要通过粪—口途径传播,临床上表现为急性起病,有畏寒、发热、食欲减退、恶心、疲乏、肝肿大及肝功能异常等症状。部分病例出现黄疸,无症状感染病例较常见,一般不转为慢性和病原携带状态。

食源性传播有两种可能性:一种是食品生产经营者处于无症状感染或潜伏期,污染食品造成传播;另一种是通过污染了的水产品,如毛蚶、蛤类、牡蛎、泥螺引起甲肝爆发流行,特别是水生贝类,它们是爆发甲型肝炎流行的主要传播者。

防止甲型肝炎流行的措施如下:

(1) 提高人民的物质文化生活水平,普及卫生常识,搞好环境及个人卫生;

(2) 管理好传染源,早期发现患者,特别是在甲肝流行区,不仅隔离现症患者,更重要的是早期发现并隔离现症患者周围的隐性感染者;

(3) 切断传播途径,粪—口途径是其主要传播途径,水、食物是爆发性的主查方式,加强饮食、水源及粪便的管理,养成良好的卫生习惯,饭前便后洗手,共用餐具消毒,最好实行分餐,生食与熟食切菜板、刀具和贮藏容器均应严格分开,防止污染;

(4) 保护易感染者,及时接种甲肝疫苗。

(二) 戊型肝炎病毒

戊型肝炎又称肠道传播的非甲非乙型肝炎,由戊肝病毒(HEV)引起。HEV 是单股正链 RNA 病毒,呈球形、直径为 27~34nm,无囊膜,核衣壳呈二十面体对称。经粪—口途径传播,该病毒不稳定,容易被破坏。

该病毒的传播途径主要是通过被病毒污染的水或食物引起散发或暴发流行。自 1955 年印度由水源污染发生了第一次戊型肝炎大暴发以来,先后在印度、尼泊尔、苏丹、苏联吉尔吉斯及我国新疆等地流行。1989 年 9 月东京国际 HNANB 及血液传染病会议正式将其命名为戊型肝炎。该病发病高峰多在雨季或洪水后,潜伏期为 2~11 周,平均 6 周,临床患者多为轻中型肝炎,常为自限性,不发展为慢性 HEV,主要侵犯青壮年,65% 以上发生于 16~19 岁年龄组,儿童感染表现亚临床型较多,成人病死率高于甲型肝炎,尤其是孕妇患戊型肝炎病情严重,在妊娠的后三个月发生感染病死率达 20%。

目前还没有戊型肝炎疫苗用于临床预防,普通免疫球蛋白做紧急被动免疫无效。主要预防措施如下:

(1) 不要进食不洁或未经煮熟的食物,尤其是海产品;

(2) 不要饮用未煮沸的生水;

(3) 注意个人卫生,如饭前便后及接触食物前要洗手。

(三) 脊髓灰质炎病毒

脊髓灰质炎病毒在电镜下呈球形,颗粒相对较小,直径为 20~30nm,呈十二面体对称。病毒颗粒中心为单股正链核糖核酸,外围 32 个衣壳微粒,形成外层衣壳,此种病毒核衣壳体裸露无囊膜。

脊髓灰质炎(小儿麻痹症)是由脊髓灰质炎病毒引起的急性传染病,主要通过粪—口途径传播。脊髓灰质炎病毒自口、咽或肠道黏膜侵入人体后,一天内即可到达局部淋巴组织,如扁桃体、咽壁淋巴组织、肠壁集合淋巴组织等处生长繁殖,并向局部排出病毒。若此时人体产生大量特异性抗体，可将病毒控制在局部，形成隐性感染；否则病毒进一步侵入血流（第一次病毒血症），在第3天到达各处非神经组织，如呼吸道、肠道、皮肤黏膜、心、肾、肝、胰、肾上腺等处繁殖，在全身淋巴组织中居多，并于第4~7日再次大量进入血循环（第二次病毒血症），如果此时血循环中的特异性抗体已足够将病毒中和，则形成顿挫型脊髓灰质炎，仅有上呼吸道及肠道症状，而不出现神经系统病变。在少部分患者中可因病毒的毒力强或血液中抗体不足以将其中和，而随血流经血脑屏障侵犯中枢神经系统，损害脊髓前角运动神经细胞，导致肢体松弛性麻痹，一般多发生于小儿。自婴幼儿广泛采用疫苗后，世界各地发病年龄有逐步提高趋势，以学龄儿童和少年为多，成人患者也有所增加，1岁以内发病者也有所增多。

目前尚无特异的治疗脊髓灰质炎病毒感染的药物。对该病的控制主要有两种措施：

（1）主动免疫。服用脊髓灰质炎疫苗是预防本病的主要措施，现在我国使用Ⅰ、Ⅱ、Ⅲ型混合糖丸疫苗，出生两个月后开始服用，连服3次，每次间隔不少于28天，1岁以内服完，4岁再服一次。

（2）被动免疫。用人免疫球蛋白来保护脊髓灰质炎病毒的接触者。此球蛋白往往含有三型病毒的抗体，及时给予可中和血液中的病毒。被动免疫仅用于做过扁桃腺切除的儿童、未经过免疫接种而又必须接触脊髓灰质病人的医务人员和亲属，以及未免疫接种的孕妇等。免疫效果保持3~5周。

（四）口蹄疫病毒

口蹄疫是由口蹄疫病毒（Foot-and-mouth disease virus，FMDV）感染引起的偶蹄动物共患的急性、热性、接触性传染病，本病以牛最易感，羊的感染率低。口蹄疫在亚洲、非洲和中东以及南美均有流行，在非流行区也有散发病例。口蹄疫发病后一般不致死，但会使病兽的口、蹄部出现大量水疱，高烧不退，使实际畜产量锐减。另外，有个别口蹄疫病毒的变种可传染给人。因此，每次爆发后只能屠宰和集体焚毁染病牲畜以绝后患。由于口蹄疫传播迅速、难于防治、补救措施少，被称为畜牧业的"头号杀手"。

病畜和带毒畜是主要的传染源，它们既能通过直接接触传染，又能通过间接接触传染易感动物。主要传播途径是消化道和呼吸道、损伤的皮肤、黏膜以及完整皮肤（如乳房皮肤）、黏膜（眼结膜）。另外，还可通过空气、灰尘和病畜的水疱、唾液、乳汁、粪便、尿液、精液等分泌物和排泄物以及被污染的饲料、褥草和接触过病畜的人员的衣物传播。

由于口蹄疫病毒血清型复杂，尚无一种很好的疫苗用于预防接种。所以要做好以下防治措施：

（1）要做好日常管理和消毒措施。口蹄疫病毒不怕干燥，但对酸碱敏感，80~100℃温度也可杀灭。通常可用火碱、过氧乙酸、消特灵等药品对被污染的器具、动物舍或场地进行消毒。

（2）应严格执行检疫，发生口蹄疫时应采取扑灭措施。宰前检验体温增高的患畜的肉部、内脏及副产品等，高温处理后出场。体温正常的病畜体，去骨后肉部和内脏经后熟产酸，即在0~6℃或6℃以上无害化处理36h，或在10~12℃下无害化处理24h后食用。患畜头、蹄、肠、骨骼、血、肉屑等高温处理后出场，皮毛消毒后出场。

四、寄生虫的污染

寄生虫在食品中或食品表面不能生长和繁殖，其繁殖时需要特定的宿主。只有当有特殊生活史存在时才能发生寄生虫传染到新宿主。寄生虫的生活史多种多样，一般比较复杂，有的需要两个宿主，即中间宿主和终末宿主。中间宿主为寄生虫幼虫的宿主，终末宿主为寄生虫成虫的宿主。寄生虫的中间宿主具有重大的食品安全意义，因为畜禽、水产品是许多寄生虫的中间宿主，人食用了含有寄生虫的畜禽和水产品后，就会感染寄生虫。例如，吸虫的中间宿主是淡水鱼、龙虾等节肢动物，生吃或烹调不当，就会使人感染吸虫。

（一）寄生原虫

1. 圆形孢子

圆形孢子是一种原虫，单细胞生物。原虫的生活史中有一个阶段形成直径大约为 $8 \sim 10 \mu m$ 的卵囊，在这个时期卵囊被排泄到环境中最后感染其他宿主。有证据表明这种寄生虫的感染量很低，为100个卵囊或甚至少于10个卵囊。患病是由于吃了被人粪便中卵囊污染的食物或喝了被污染的水，卵囊被吞咽然后在肠道内脱囊，子孢子渗入肠细胞，寄生虫经过在细胞中增殖和复制，直到新卵囊形成，随排泄物排出。在美国，圆形孢子通常通过某些种类的产品传播，如山莓、莴苣、矮糠，食用时为新鲜，非冷冻。

对任何怀疑已污染的产品，有效的控制方法包括煮沸或冷冻。卵囊可能对干燥敏感。如果怀疑水受污染，可煮沸或过滤。寄生原虫与细菌不同，通常不在食物内或表面繁殖，它们需要宿主生物，当它们第一次离开人体时没有传染性，所以它们不能在人与人之间传播。它们必须首先形成孢子，并在适宜的条件下持续 $5 \sim 15$ 天。

预防措施：

（1）加强环境治理，避免粪便污染水源；

（2）加强宣传教育，不饮食受污染的水和食物等。

2. 隐孢子虫

隐孢子虫生活史简单，无需转换宿主就可以完成生活史全过程，其生活史包括无性生殖、有性生殖和孢子生殖三个阶段，均在同一宿主体内进行，称为内生阶段，随宿主粪便排出的卵囊具有感染性。隐孢子虫更容易在动物体内发现，已经报告有各种脊椎动物宿主包括牛、羊和鹿等。

隐孢子虫感染呈世界分布，从热带至温带，迄今已有6大洲74个国家至少300个地区都发现了隐孢子虫病。在血清学调查中，调查者估计有80%的人患有隐孢子虫病。在儿童看护中心已暴发过几起隐孢子虫病，但多数暴发与水污染有关。1994年蜜尔沃基市的水处理厂出问题引起暴发，4万多人受感染。隐孢子虫传染病没有满意的药物治疗。在症状出现前，隐孢子虫在任何部位可潜伏 $2 \sim 14$ 天，隐孢子传染病一般持续 $5 \sim 14$ 天。腹泻可非常严重，会造成宿主死亡。除腹泻外其他的临床表现还有厌食、腹痛、呕吐、乏力、低烧、吸收障碍和体重减轻等。

预防措施：

（1）加强环境治理，避免粪便污染水源；

（2）注意饮食卫生，不喝生水，不吃生的或未加工熟的牛、羊、鹿肉等。

3. 贾第虫

贾第虫寄生于人体小肠、胆囊，主要在十二指肠，可干扰脂肪吸收，会引起腹痛、腹泻和吸收等不良症状。

在北美，贾第虫病是最常见的非菌性腹泻，科学家估计每年有200万人感染，很难追踪贾第虫传染病的单一传染源。本病除地方性流行外，还可导致水源性暴发性流行。近十多年来，由于旅游事业的发展，在旅游者中发病率较高，如野营者和跳伞员饮用山里水而患病，旅游者旅行到其他地区患此病，暴发流行常常追踪到饮用水污染或食品加工者卫生状况恶劣。动物也可以是传染源，已在狗、兔、麝鼠和浣熊体内发现贾第虫。近年还发现艾滋病患者常可合并本虫感染。

（二）寄生蠕虫

成虫生活在海洋哺乳动物体内，卵随着粪便排入水中。卵孵化后，甲壳纲的动物吃幼虫，鱼吃甲壳纲动物感染上蠕虫。蠕虫穿过肠道并被包在内脏，或蠕虫渗透到肌肉并被包在其中。如果另一条鱼吃了受感染的鱼，蠕虫不被消化，只是转移到新的鱼体中，因此，鱼越大，越年久，一般会有更多的寄生虫。如果一个海豹或鲸吃了受感染的鱼，这种海生哺乳动物就会感染上蠕虫。

当人吃了受感染的鱼，如果鱼完全被烹煮或适当冷冻，不会出现问题。如果蠕虫仍然活着，人又吃了这种生的未加工的鱼，蠕虫通常只是沿着人体排出。但有时候复管线虫幼虫能够穿入胃或肠黏膜并附着其上，因为人是非正常宿主，所以不会发育为成虫。在误食后12小时至几天，人可能感觉到在右侧有尖锐的刺痛，急诊中如果幸运的话，医生可在咽喉通过内窥镜取出蠕虫。

预防措施：

（1）不食生的或未加工熟的鱼类；

（2）不饮用受污染的生水等。

（三）绦虫

1. 裂头蚴

裂头蚴寄生于各种鱼类，也可寄生于人。虫卵随宿主粪便排出后，在适宜的环境条件下，孵出钩球蚴。当钩球蚴被剑水蚤吞食后，即在其血腔内经过2~3周的发育成为原尾蚴。当被感染的剑水蚤被小鱼或幼鱼吞食后，原尾蚴即可在鱼的肌肉、性腺、卵及肝等内脏发育为裂头蚴，裂头蚴可随着鱼卵排出。当大的肉食鱼类吞食小鱼或鱼卵后，裂头蚴可侵入大鱼的肌肉和组织内继续生存。直到终末宿主食入带裂头蚴的鱼时，裂头蚴即可在其肠内经5~6周发育成长为成虫。

人体感染都是由于误食了生的或未熟的含裂头蚴的鱼所致。如喜食生鱼及生鱼片，或用少量盐腌、烟熏的鱼肉或鱼卵、果汁浸鱼以及在烹制鱼过程中尝味等都极易受感染。流行地区人粪污染河、湖等水源也是一重要原因。

由于成虫在人体肠内寄生部位不引起特殊病理变化，多数感染者并无明显症状，偶有疲倦、乏力、四肢麻木、腹泻或便秘以及饥饿感、嗜食盐等较轻微症状。但当虫体扭结成团，会导致肠道、胆道口阻塞，甚至出现肠穿孔等症状。

约有2%的阔节裂头绦虫病人并发绦虫性贫血，这可能是由于与造血机能有关的维生素B_{12}被绦虫大量吸收，或绦虫代谢产物损害了宿主的造血机能的缘故。患者除有一般恶性贫血的表现外，常出现感觉异常、运动失调等神经紊乱现象，严重者失去工作能力。与一般恶性贫血不同之处还在于患者胃分泌液中含有内因子和游离酸，而且一旦驱虫后贫血即很快好转。

预防措施：
（1）加强健康教育，改变不卫生的食鱼习惯；
（2）加强对犬、猫等动物的管理，避免粪便污染河水、湖水等；
（3）使用吡喹酮类药物或者贝螺杀可杀灭绦虫，同时给病人服用维生素B_{12}。

2. 囊尾蚴

囊尾蚴是扁形动物门绦虫纲幼虫的一种类型。猪肉绦虫和牛肉绦虫的囊尾蚴，都是由六钩蚴发育而成的。囊尾蚴体呈卵圆形，在白色的囊内含有囊液和一个凹入的头节，又称"囊虫"。寄生有囊尾蚴的猪肉，一般叫"米猪肉"或"米心肉"，或"豆猪肉"。严重感染的猪肉，呈苍白色而湿润。除在各部分肌肉中可发现囊尾蚴外，亦可在脑、眼、肝、脾、肺甚至淋巴结与脂肪内找到。初期囊尾蚴外部有细胞浸润现象，继而发生纤维性变，约半年后囊虫死亡并逐渐钙化。

人吃了未煮熟带有囊尾蚴的猪肉，囊尾蚴就在人的肠内继续发育，首先是带有小钩和吸盘的头节从囊里翻出来，并用小钩和吸盘钩吸在人的小肠壁上吸收养料。经2~3个月，即可发育为成虫。猪肉绦虫的囊尾蚴除寄生在猪的肌肉里以外，还可寄生在人的肌肉、脑、眼球等处，引起囊虫病。

猪囊尾蚴的致病性随其寄生的数目和寄生部位不同而有很大差异。初期由于六钩蚴在体内移行，引起组织损伤，有一定致病作用。成熟囊尾蚴的致病作用常取决于寄生的部位，数量居次要。如寄生在脑部时，能引起神经症状，还可破坏大脑的完整性而降低机体的防御能力；脑部病变发展严重时可致患畜死亡。寄生在眼内时，无疑会引起视力障碍，甚至失明。寄生在肌肉与皮下，一般无明显致病作用。人体内通常只寄生1条，偶尔多至4条，成虫在人体内可存活25年之久。

病畜肉的处理原则：凡在$40cm^2$肌肉上发现囊尾蚴少于3个的，可用冷冻或盐腌法处理。盐腌时将肉切成重量为2.5kg以下、厚度不超过8cm的肉块，腌制20天。冷冻处理时，使肉内部温度达到-10℃，然后在-12℃下存放10天，再于-13℃下存放4天。肉在$40cm^2$面积内有4~5个囊尾蚴的，应采用高温处理；如有6~10个，则作为工业用或销毁。

为了检查上述处理后的病畜肉中的囊尾蚴是否确定被杀灭，可挑取各部位的囊尾蚴，在37℃下加胆汁孵化，如在30～36min内囊虫由囊内伸出，表示仍有存活囊尾蚴，仍需观察12h做最后的确定。

预防措施：

（1）控制传染源。在流行区开展普查普治工作，彻底治疗猪带绦虫病者，并对感染绦虫病的猪进行驱虫治疗；

（2）切断传播途径。大力开展健康教育宣传工作，改变不良的卫生习惯，不吃未煮熟的猪头肉，加强屠宰场的管理以及卫生检疫制度，防止"米猪肉"流入市场，同时还应加强粪便的无害化处理，改善生猪的饲养环境，以彻底切断本病的传播途径；

（3）提高人群免疫力。众多研究显示囊尾蚴病疫苗可以使免疫动物获得很高的保护力，疫苗包括天然蛋白疫苗、重组蛋白疫苗、合成肽疫苗以及核酸疫苗等，有望应用于人体，但目前仍处于研究阶段。

3. 布氏姜片吸虫

布氏姜片吸虫简称姜片虫，是寄生于人体小肠中的大型吸虫，可致姜片虫病。姜片虫病的流行常与种植水生植物和养猪业有密切关系。该虫病主要流行于亚洲，故又称亚洲大型肠吸虫。

感染轻度者无明显症状。寄生虫数较多时常出现腹痛和腹泻，并表现消化不良，排便量多，稀薄而臭，或腹泻与便秘交替出现，甚至发生肠梗阻。在营养不足又反复中度感染的病例，尤其是儿童，可出现低热、消瘦、贫血、浮肿、腹水以及智力减退和发育障碍等，少数可因衰竭、虚脱而死亡。

实验证实姜片虫尾蚴可在水面上成囊，如自然水体中存在此种情况，则饮用生水可能引起感染。

人、猪感染姜片虫有季节性，因虫卵在水中的发育及幼虫期在扁卷螺体内的发育繁殖均与温度有密切关系。一般夏秋季是感染的主要季节，而南方早一些、长一些，北方晚一些、短一些。江浙一带水生植物上囊蚴以8～10月份为多，而此时正是菱角等水生果品成熟的季节。姜片虫囊蚴具有一定抵抗力。实验证明，在28～30℃下，囊蚴在湿纸上可存活10天以上，5℃下可存活一年。囊蚴不耐高热，在沸水中煮一分钟，或阳光下曝晒一天即死亡。对干燥的抵抗力也很弱，所以在离种植地较远的人群中一般感染率低或无感染者。

预防措施：

（1）加强粪便管理，防止人、猪粪便通过各种途径污染水体；

（2）勿生食未经刷洗及沸水烫过的菱角等水生果品，不喝河塘的生水，勿用被囊蚴污染的青饲料喂猪；

（3）在流行区开展人和猪的姜片虫病普查普治工作。

4. 蛔虫

蛔虫是人体肠道内最大的寄生线虫，成体略带粉红色或微黄色，体表有横纹，雄虫尾部常卷曲。虫卵随粪便排出，卵分受精卵和非受精卵两种。前者金黄色，内有球形卵细胞，两极有新月状空隙；后者窄长，内有一团大小不等的粗大折光颗粒。只有受精卵才能卵裂、发育。

蛔虫是世界性分布种类，是人体最常见的寄生虫，感染率达70%以上，农村高于城市，儿童高于成人。受感染后，出现不同程度的发热、咳嗽、食欲不振或善饥、脐周阵发性疼痛、营养不良、失眠、磨牙等症状，有时还可引起严重的并发症。如蛔虫扭集成团可形成蛔虫性肠梗阻，钻入胆道形成胆道蛔虫病，进入阑尾造成阑尾蛔虫病和肠穿等，对人体危害很大。

预防措施：

（1）加强宣传教育，普及卫生知识。注意饮食卫生和个人卫生，做到饭前便后洗手，不生食未洗净的蔬菜及瓜果，不饮生水，防止食入蛔虫卵，减少感染机会；

（2）使用无害化人粪做肥料，防止粪便污染环境是切断蛔虫传播途径的重要措施；

（3）在使用水粪做肥料的地区，可采用五格三池贮粪法，使粪便中虫卵大部分沉降在池底，由于粪水中游离氨的作用和厌氧发酵，虫卵可被杀灭，同时也会增加肥效。

5. 旋毛虫

旋毛虫雌虫长3～4mm，雄虫长仅1.5mm，通常寄生于十二指肠及空肠上段肠壁，交配后雌虫潜入黏膜或达肠系膜淋巴结，排出幼虫。后者由淋巴管或血管经肝及肺入体循环散布全身，但仅到达横纹肌者能继续生存。

旋毛虫病是由旋毛线虫引起的人畜共患的寄生虫病，流行于哺乳类动物间，人因生吃或半熟食含旋毛虫包囊的猪肉等而感染。主要临床表现为胃肠道症状、发热、肌痛、水肿和血嗜酸粒细胞增多等。

预防措施：

（1）加强食品卫生管理与宣传教育，不吃生的或未熟的哺乳动物肉及肉制品；

（2）猪肉在－15℃冷藏20天，可将包囊杀死；

（3）提倡科学养猪，保持猪舍清洁，饲料宜加温至55℃以上，消灭鼠等保存寄主。

6. 弓形体

弓形体是一种原虫，病原体是刚地弓形体原虫。以猫和猫科动物为其终末宿主和传染源，而中间宿主是人和除猫和猫科动物以外的动物宿主，包括所有的哺乳动物、鸟类、鱼类和各种家畜、家禽在内。

弓形虫在生活史中有五种不同的形态，即滋养体、包囊、裂殖体、配子体、卵囊。在终末宿主体内具有全部五种形态，而在中间宿主体内只有滋养体和包囊两种形态。在弓形虫的传播中意义最大的是卵囊和包囊，其次是滋养体。传染源主要是动物，传染仅在特殊情况下发生。

此病对人类危害很大，感染弓形体病的孕妇，不但可影响胎儿，造成各种先天畸形、缺陷、残废，而且可使孕妇流产、早产或死胎。

弓形体病的预防分为非免疫病源感染的预防和免疫病源感染的预防。

（1）非免疫病源感染的预防

1）养成良好的卫生习惯，饭前便后要洗手；

2）孕妇避免与猫的粪便接触；

3）做好寄主动物粪便的清洁工作，避免其污染水源、蔬菜等；

4）养成良好的加工和食用食物的习惯，如不生食动物性食物，生熟食品要分开，防止交叉污染；

5）妇女月经期的经血要做好处理。

（2）免疫病源感染的预防

1）购买安全、卫生的动物性食品；

2）食用动物性食品要节制，不要每天都食用。

五、有害昆虫的污染

昆虫的污染主要有粮食中的甲虫、飞蛾等的污染。贮粮害虫主要种类有象虫类、大谷盗、锯谷盗、长角扁谷盗、赤拟谷盗、麦蛾、印度谷螟和腐嗜酪螨，以甲虫类最多，蛾类次之。贮粮害虫少数为单食性，如豌豆象仅为害豌豆；一般食性较杂，如印度谷螟为害各种谷类、谷粉、花生、大豆等多种植物产品。虫源主要来自空仓内或贮粮器材内潜藏的害虫，入仓粮食在田间或运输、加工过程中已受感染的害虫，以及从仓外进入的害虫。发生虫害除需具备虫源外，适宜的粮种、粮质、湿度、温度，特别是粮食的纯洁度，都是害虫为害的条件。谷粒被害虫蛀食后，碎粮增多，种子发芽率降低；此外，害虫吐丝还可使粮食结块；虫粪、虫尸和有的害虫分泌的臭液则污染粮食，甚至产生毒素，或使粮食发热霉变。

蟑螂又称"偷油婆"，是杂食性昆虫，食物种类非常广泛，尤其喜食香、甜、油的面制食品。蟑螂有嗜食油脂的习性，在各种植物油中，香麻油对它们最有引诱力。

蟑螂进食时边吃、边吐、边排泄，因此污染食物，传播多种疾病，如痢疾、副霍乱、肝炎、结核病、白喉、猩红热、蛔虫病，其所传播的病原生物有伤寒杆菌、痢疾杆菌、大肠杆菌、肺结核菌、炭疽杆菌、癞病菌等及绦虫类、蛔虫类、血吸虫类的卵等。

预防措施：

（1）保证空仓或贮粮器材内清洁卫生；

（2）避免入仓粮食在田间或运输、加工过程中感染害虫，防止仓外害虫进入粮仓或贮粮器材；

（3）控制好贮粮场所的湿度、温度以及粮食的纯洁度。

第三节 食品的化学性污染及预防

对食品安全造成影响的化学因素主要包括农药污染、兽药污染、食品添加剂、动植物中天然有害物质、食品加工过程中产生的有害物质等。化学因素是继生物性因素之后又一重要的食品安全隐患。

一、农药对食品的污染及其预防

农药是指用于预防、消灭或者控制危害农业、林业的病、虫、草和其他有害生物以及有目地调节植物、昆虫生长的化学合成或者来源于生物、其他天然物质的一种物质或者几种物质的混合物及其制剂。由于使用农药而对食品造成的污染（包括农药本体物及其有毒衍生物的污染）称之为食品农药残留。农药对食品造成污染的主要途径就是农药残留。

（一）食品中农药的来源

（1）直接污染食用农作物。如对蔬菜直接喷洒农药，其污染程度主要取决于农药性质、剂型、施用方法、施药浓度、施药时间、施药次数、气象条件、农作物品种等。

（2）通过灌溉用水污染。通过灌溉用水污染水源，造成对水产品的污染，如鱼、虾等。

（3）通过土壤中沉积的农药造成对食用农作物的污染。对农作物施用农药后，大量农药进入空气、水和土壤中，成为环境污染物。农作物便可长期从污染的环境中吸收农药，尤其是从土壤和灌溉水中吸收农药。

（4）通过食物链污染食品。动物食用被农药污染的饲料后，使肉、奶、蛋受到污染；江、河、湖、海被含农药的工业废水污染后，使水产品受到污染等。某些化学物质在沿着食物链移动的过程中产生生物富集作用，即每经过一种生物体，其浓度就有一次明显的增高。所以，位于食物链最高端的人，接触的污染物最多，其危害也最大。某些理化性质比较稳定的农药，如有机氯、有机汞、有机镉等，它们脂溶性强，与酶和蛋白质有高度亲和力，可长期贮存于脂肪组织中，通过食物链的作用逐级富集，使残留量增高。

（二）食品中农药残留量的规定

FAO/WHO 农药残留联席会议（JMPR）、FDA 和我国卫生部门都对农药的最大容许残留量（MRL 作出规定），见表 2-2、表 2-3。我国截至 1994 年已正式颁发的农药残留限量标准有 7 个，包括 20 种农药在各类食品中的 MRL。

表 2-2 FAO/WHO 的农药残留标准　　　　　　　　（单位：mg/kg）

食品	DDT	BHC	狄氏剂	氯丹	马拉硫磷	敌敌畏
成品粮食	0.2	0.3	0.2	0.05	2.0	2.0
蔬菜水果	0.1	0.2	0.045~0.1	0.02~0.2	0.5~4.0	0.1~0.5
低脂肉类	0.2	0.4	0.2	0.5	ND	0.05
牛奶	0.1	0.1	0.15	0.5	ND	0.05
蛋	<0.1	<0.1	0.1	0.2	ND	0.05
鱼	1.0	2.0	ND	ND	ND	ND
食用菌	0.1	0.1	ND	ND	ND	ND
茶叶	0.2	0.4	ND	ND	ND	ND

注："ND"为不得检出

表2-3 我国1994年颁布的农药残留标准　　　　　（单位：mg/kg）

食品	DDT	BHC	甲胺磷	马拉硫磷	对硫磷	敌敌畏
成品粮食	0.2	0.3	0.1	3.0	0.1	0.1
蔬菜水果	0.1	0.2	ND	ND	ND	0.2
肉类	0.2	0.4	—	—	—	—
蛋	1.0	1.0	—	—	—	—
鱼类	1.0	2.0	—	—	—	—
植物油	—	—	—	ND	0.1	ND

注："ND"为不得检出，"—"为标准未制定

（三）常见农药污染对食品的危害

1. 有机氯农药

有机氯农药曾广泛用于杀灭农业、林业、牧业和卫生害虫。常用的包括DDT、六六六、林丹、艾氏剂、狄氏剂、氯丹、七氯和毒杀酚等。绝大部分有机氯农药因其残留严重，并具有一定的致癌活性而被禁止使用。目前仅有少数有机氯农药用于疾病（如疟疾）的预防。但由于这类农药在环境中具有很强的稳定性，不易降解，易于在生物体内蓄积，目前仍对人类的食物造成污染，是食品中最重要的农药残留物质。

2. 有机磷农药

有机磷农药是人类最早合成而且仍在广泛使用的一类杀虫剂。也是目前我国使用最主要的农药之一，被广泛应用于各类食用作物。有机磷农药早期发展的大部分是高效高毒品种，如对硫磷、甲胺磷、毒死蜱和甲拌磷等，而后逐步发展了许多高效低毒低残留品种，如乐果、敌百虫、马拉硫磷、二嗪磷和杀螟松等。

有机磷农药的溶解性较好，在环境中可被很快降解，在动物体内的蓄积性小，具有降解快和残留低的特点，目前成为我国主要的取代有机氯的杀虫剂。但是由于有机磷农药的使用量越来越大，而且对农作物往往要反复多次使用，因此，有机磷对食品的污染比DDT还要严重。有机磷农药污染食品主要表现在植物性食品中残留，尤其是水果和蔬菜最易吸收有机磷，且残留量高。近年来，有机磷农药的慢性毒性作用也得到肯定并逐渐引起人们的重视。有机磷农药虽然蓄积性差，但具有较强的急性毒性，目前我国的急性食物中毒事件多由有机磷引起。

有机磷酸酯为神经毒素，主要是竞争性抑制乙酯胆碱脂酶的活性，导致神经突触和中枢的神经递质——乙酰胆碱（Ach）的累积，从而引起中枢神经中毒。Ach在平滑肌接头处的蓄积导致持续的刺激，如胸廓紧张、流涎、流泪增加、出汗增多、肠蠕动提高（可导致恶心、呕吐、痛性痉挛和腹泻）、心动过缓和眼睛瞳孔特征性的缩小等，严重者可形成对呼吸中枢的抑制，呼吸肌麻痹，支气管平滑肌痉挛，导致人体缺氧和窒息死亡。一般而言，喷施有机磷农药的工人容易产生有机磷急性中毒。不良菜农在蔬菜销售

前大量喷施农药也可造成消费者的急性中毒症状。

近年的研究发现，有机磷酸酯类农药也具有一定的慢性毒性。根据动物实验和人群调查资料，长期反复摄入有机磷农业药可造成肝损伤，一般急性中毒者的肝功能也有明显的下降。这些有机磷酸酯类农药如马拉硫磷和敌敌畏在Ames试验（污染物致突变性检测）中也呈现致突变性。虽然目前还没有有机磷导致实验动物产生恶性肿瘤的报告，但有证据表明马拉硫磷可促进动物肿瘤的产生。

3. 氨基甲酸酯农药

氨基甲酸酯类杀虫剂是20世纪40年代美国加州大学的科学家研究卡立巴豆时发现的毒性生物碱——毒扁豆碱的合成类似物，是人类针对有机氯和有机磷农药的缺点而开发出的新一类杀虫剂。氨基甲酸酯杀虫剂具有选择性强、高效、广谱、对人畜低毒、易分解和残毒少的特点，在农业、林业和牧业等方面得到了广泛的应用。氨基甲酸酯农业药已有1000多种，其使用量已超过有机磷农药，销售额仅次于除虫菊酯类农药位居第二。氨基甲酸酯杀虫剂使用量较大的有速灭威、西维因、涕灭威、克百威、叶蝉散和抗蚜威等。氨基甲酸酯类杀虫剂在酸性条件下较稳定，遇碱易分解，暴露在空气和阳光下易分解，在土壤中的半衰期为数天至数周。

氨基甲酸酯的杀虫范围较有机磷更窄，而且它对有益昆虫如蜜蜂也具有高效毒性。氨基甲酸酯经口喂饲时对哺乳动物产生很高的毒性，而经皮肤吸收所产生的毒性较低。尽管氨基甲酸酯的残留较有机氯和有机磷农药轻，但随着其使用量和应用范围的扩大、使用时间的延长，残留问题也逐渐突出，并引发多起食物中毒事件。1985年在美国加州由于涕灭威污染西瓜造成281人生病入院。涕灭威具有高度水溶性，可以在含水分多的食物中富集至危险的水平。

氨基甲酸酯具有致突变、致畸和致癌作用。将西维因以各种方式处理小鼠和大鼠，均可引起癌变，并对豚鼠、狗、小鼠、猪、鸡和鸭有致畸作用。西维因等氨基甲酸酯进入人体后，在胃的酸性条件下可与食物中的硝酸盐和亚硝酸盐生成的N-亚硝基化合物，在Ames实验中显示出较强的致突变活性。但目前还没有氨基甲酸酯引起癌症的流行病学报告。

4. 拟除虫菊酯农药

早在19世纪，欧洲人已认识到从菊属植物的花中挤压出的物质（除虫菊粉）可杀灭昆虫害虫。1953年Schechter合成了第一个商业上使用的拟除虫菊酯——丙烯菊酯。拟除虫菊酯杀虫剂菊粉对人和哺乳动物的毒性均很低，同时也具有低残留和低污染的优势，许多以这些天然酯为模型的合成已得到广泛使用。目前，有近20种拟除虫菊酯杀虫剂投入使用，约占世界杀虫剂市场总份额的25%。拟除虫菊酯杀虫剂主要的品种有氯氰菊酯、氰戊菊酯、溴氰菊酯和甲氰菊酯等。

除虫菊酯和拟除虫菊酯杀虫剂在光和土壤微生物作用下易转化为极性化合物，不易造成污染。例如，天然除虫菊酯在土壤中的残留期不足一天，拟除虫菊酯在农业作物中的残留期为7~30天。拟除虫菊酯在喷施时与果实、谷物直接接触，是造成其污染的主要原因。

拟除虫菊酯在生物体内基本不产生蓄积效应,对哺乳动物的毒性不强。除虫菊酯对大鼠的经口 LD$_{50}$ 为 420mg/kg 体重,胺菊酯的 LD$_{50}$ 为 4640mg/kg 体重,溴灭菊酯的 LD$_{50}$ 甚至高达 710g/kg 体重。拟除虫菊酯主要为中枢神经毒,毒性作用机理目前尚不清楚,但有资料显示拟除虫菊酯能改变神经细胞膜的钠离子通道功能,而使神经传导受阻,出现痉挛和共济失调等症状。

5. 除草剂

杂草的生长每年可使全世界谷物的损失达到 10% 以上。在现代社会中,集约化的农业生产往往需要大面积喷施杀草剂,从而对环境和农作物造成较严重的污染。氯酚酸酯类是目前广泛使用的除草剂。这类除草剂主要模仿植物的生长激素——吲哚乙酸,从而干扰阔叶野草和木本植物的生长,而对禾本科植物(包括大多数的谷物)的影响较小。

氯酚酸酯类除草剂对哺乳动物的毒性机理目前尚不清楚。摄入较低剂量的该类物质可造成非特征性的肌肉虚弱。大剂量摄入该类物质可引起肢体进行性僵硬、共济失调、麻痹和昏迷。这些症状主要出现在喷施杀草剂的农业工人身上。氯酚酸酯类化合物容易水解成酸,直接从尿中排出,在人体中的蓄积性较差,故慢性中毒并不常见。氯酚除草剂曾被发现在许多动物中具有致畸作用,现在认为致畸作用是由另一种除草剂 TCDD 污染引起的。

(四)农药污染的预防措施

随着工农业生产的发展,化学农药的使用也日益普遍。必须采取措施尽量减少农药对食品的污染及其残留,以保障人民的身体健康。

(1)发展高效、低毒、低残留农药。

为了逐步降低和根本解决化学农药对食品和环境的污染,必须积极研究推广高效、低毒、低残留的新农药。所谓高效就是用量少,但杀虫效果好;低毒是指对人畜等的毒性低,不产生"三致"作用;低残留是农药在施用后降解速度快,残留量少。

(2)合理使用农药。

我国已颁布《农药安全使用标准》(GB4285—1989)和《农药合理使用准则》(GB4321.1—3—1987—1989),对主要作物和常用农药规定了最高用药量或最低稀释倍数,最高使用次数和安全间隔期(最后一次施药到距收获时的天数)。

(3)加强对农药的生产经营和管理。

我国国务院 1997 年发布的《农药管理条例》中规定由国务院农业行政主管部门负责全国的农药登记和农药监督管理工作。同时还规定了我国实行农药生产许可制度。各种农药必须申请注册,申请时必须具备该农药的化学性质、使用范围、使用方法和药效、药害试验资料,对温血动物的急性与慢性毒性和致癌、致畸、致突变的试验资料,对水生生物毒性、残留及分析方法等有关资料。未取得农药登记和农药生产许可证的农药不得生产、销售和使用。

(4) 限制农药在食品中的残留量。

一般化学农药都是具有一定的毒性，应根据农药本身的特点制定其在食品中残留量标准。可从以下几个方面来考虑制定：

1) 农药在食品中蓄积的特点；
2) 农药在最敏感动物慢性实验中的最大安全阈；
3) 农药对外界环境因素及其加工处理的稳定性；
4) 按人的平均体重及每天食物总量来计算的摄入量。

二、兽药残留对食品安全性的影响及预防

随着膳食结构的不断改善，肉、蛋、乳、水产品等动物性食品所占比例在不断增加。为了满足人类对动物性产品不断增长的需求，就需要大幅度、快速地提高动物性食品的质量。在这一过程中，为了预防和治疗畜禽和养殖鱼患病而大量投入抗生素、磺胺类等化学药物，往往造成药物残留于动物组织中，伴随而来的是对公众健康和环境的潜在危害。兽药残留对人的危害就越来越引起关注。世界卫生组织已开始重视这个问题的严重性，并认为兽药残留将是今后食品安全性问题中重要问题之一。

FAO/WHO 联合组织的食品中兽药残留立法委员会把兽药残留定义为：兽药残留是指动物产品的任何可食部分所含兽药的母体化合物及其代谢物，以及与兽药有关的杂质残留。所以兽药残留既包括原药，也包括药物在动物体内的代谢产物。另外，药物或其代谢产物与内源大分子共价结合产物称为结合残留。动物组织中存在共价结合物（结合残留）则表明药物对动物具有潜在毒性作用。主要的残留兽药有抗生素类、磺胺药类、呋喃药类、激素药类和驱虫药类。

（一）食品中兽药残留的来源

1. 预防和治疗畜禽疾病用药

为预防和治疗畜禽疾病，通过口服、注射、局部用药等方法可使药物残留于动物体内而污染食品。牛奶中抗生素残留问题是一个严重的事例。奶牛乳腺炎的主要危害是使患牛产乳量减少20%以上，甚至病牛因不能产奶而被淘汰。在世界范围内，每年的牛奶生产损失估计可达380万t。乳腺炎主要由金黄色葡萄球菌、大肠杆菌、链球菌、绿脓杆菌等引起，通常以大剂量的抗生素（如青霉素、链霉素、庆大霉素、氯霉素）治疗，由于上述致病菌大都产生了耐药性菌株，因此，疗效并不明显，反而造成牛奶中抗生素残留。

2. 饲料添加剂中兽药的使用

为了促进畜禽的生长或预防疾病，在饲料中常添加一些药物。这样通过小剂量长时间地喂养，使药物残留在食用动物体内，从而引起肉食品的兽药残留污染。

3. 加工、保鲜贮存过程中加入的兽药

在加工、贮存动物性食品过程中，为了抑制微生物的生长、繁殖，而加入某些抗生素等药物，这样也会不同程度造成食品的兽药残留，对食品的安全性造成了很大影响。

(二) 食品中残留的兽药

1. 抗生素类药物残留

由于抗生素应用广泛，用量也越来越大，不可避免会存在残留问题。有些国家动物性食品中抗生率的残留比较严重，如美国曾检出12%的肉牛、58%的犊牛、23%的猪、20%的禽肉有抗生素残留；日本曾有60%的牛和93%的猪被检出有抗生素残留。但是，许多调查结果表明，抗生素残留很少超过法定的允许量标准，个别使用抗生素类兽药治疗的动物则发现含有不能接受的残留水平。近几年来抗生素在蜜蜂中在逐渐增多。因为在冬季蜜蜂常发生细菌性疾病，一定量的抗生素可治疗细菌性疾病。由于大量的使用抗生素治疗，致使蜂蜜中残留抗生素，主要的抗生素残留有四环素、土霉素、金霉素等。

2. 磺胺类药物的残留

磺胺类药物是一类具有广谱抗菌活性的化学药物，广泛应用于医学临床和兽医临床。磺胺类药物可在肉、蛋、乳中残留。因为其能被迅速吸收，所以在24小时内均能检查出肉中兽药残留。磺胺类药物残留主要发生在猪肉中，其次是小牛肉和禽肉中残留。磺胺类药物大部分以原形态自机体排出，且在自然环境中不易被生物降解，从而容易导致再污染，引起兽药残留超标的现象。另外，磺胺类药物常和一些磺胺增效剂合用，增效剂多属苄氨嘧啶化合物，国内外广泛使用的有三甲氧苄氨嘧啶(TMP)、二甲氧苄氨嘧啶(DVD)和二甲氧甲基苄氨嘧啶(OMP)。由于增效剂常和磺胺类药合并使用，因此它们的残留情况也就发生变化。据报道在给鳟鱼(野外试验)1周连续每日给予90mg的磺胺间二甲嘧啶和三甲氧苄氨嘧(SMZ-TMP)复方制剂量，停药后当天立即检验，结果在鳟鱼肌肉中磺胺间二甲嘧啶(SMZ)的浓度最高达3.9mg/kg，两天后仍高达到1.2mg/kg。

3. 呋喃类药物的残留

由于常用的呋喃类药物如呋喃西林，其外用时很少被人体吸收，呋喃唑酮内服时极少吸收以及呋喃妥因吸收后排泄迅速，因此，一般常用呋喃类药物在组织中的残留问题也就不显得那么重要。由于呋喃西林毒性太大，所以通常被禁止内服。英、美国家对呋喃类兽药在食品中的允许最大残留限量(MRL)规定为：呋喃西林、呋喃唑酮在猪中残留限量为0。欧盟对硝基呋喃类药规定在各种肉用动物的肌肉、肝脏、肾脏和脂肪中的MRL为5μg/kg。我国1994年农业部发布《动物性食品中兽药的最高残留量(试行)》中规定：呋喃唑酮在猪和家禽中的MRL为0。

4. 盐酸克伦特罗

盐酸克伦特罗又称"瘦肉精"，曾使用于饲料中作为减肥药，专用于饲养瘦肉型猪。它是一种β-受体阻断剂，具有舒缓支气管平滑肌、扩张气管以及抑制过敏性物质的释放等作用从而用于治疗动物呼吸系统疾病。治疗剂量通常为0.8μg/kg BW，一天两次。盐酸克伦特罗的毒理学资料显示它是中等毒性，$LD_{50}=0\sim800$mg/kg BW，其主要毒性作用有嗜睡、心动过速以及强直性惊厥。盐酸克伦特罗是世界上许多国家(如欧盟)都明令禁用的药物，自 2002 年 9 月 10 起在中国境内禁止在饲料和动物饮用水中使用盐酸克伦特罗。

(三) 食品中兽药残留对人体的危害

人们食用残留兽药的动物性食品后，虽然大部分不表现为急性毒性作用，但如果经常摄入低剂量的兽药残留物，经过一定时间后，残留物可在人体内慢慢蓄积而导致各种器官的病变，对人体产生一些不良反应，主要表现在以下几方面。

1. 一般毒性作用

人长期摄入含兽药抗生素残留的动物性食品后，药物不断在体内蓄积，当浓度达到一定量后，就会对人体产生毒性作用。如磺胺类药物可引起肾损害，特别是乙酰化磺胺在酸性尿中溶解降低，析出结晶后损害肾脏；氯霉素可以造成再生障碍性贫血；β-基糖甙类的链霉素可以引起药物性耳聋等。特别应指出，一些兽药具有急性毒性，如 β-受体阻断剂、β-受体激动剂、镇静剂、血管扩张剂以及致敏药物如青霉素等，在污染食品后带来的健康危害更应引起关注。

2. 过敏反应和变态反应

经常食用一些含低剂量抗菌药物残留的食品能使易感的个体出现变态反应，这些药物包括青霉素、四环素、磺胺类药物以及某些氨基糖苷类抗生素等。它们具有抗原性，刺激机体内抗体的形成，造成过敏反应，严重者可引起休克，短时间内出现血压下降、皮疹、喉头水肿、呼吸困难等严重症状。喹诺酮类药物也可引起变态反应和光敏反应。

3. 产生耐药菌株

动物在经常反复接触某一种抗菌药物后，其体内的敏感菌株可能会受到选择性地抑制，从而使耐药菌株大量繁殖。在某些情况下，经常食用含药物残留的动物性食品，动物体内的耐药菌株可通过动物性食品传播给人体，当人体发生疾病时，会给临床上感染性疾病的治疗带来一定的困难，耐药菌株感染往往会延误正常的治疗过程。日本、美国、德国、法国和比利时学者研究证明，在乳、肉和动物脏器中都存在耐药菌株。当这些食品(如肉馅、牛肉调味酱等)被人食用后，耐药菌株就可能进入消费者消化道内。耐药因子的转移是在人的体内进行的，但至今为止，具有耐药性的微生物通过动物性食品迁移到人体内而对人体健康产生危害的问题尚未得到解决。

4. 菌群失调

在正常条件下，人体肠道内的菌群由于在多年共同进化过程中与人体能相互适应，不同菌群相互制约而维持菌群平衡，某些菌群能合成 B 族维生素和维生素 K 以供机体使用。过多应用药物会使这种平衡发生紊乱，造成一些非致病菌死亡，使菌群的平衡失调，从而导致长期的腹泻或引起维生素缺乏等反应，造成对人体的危害。

5. "三致"作用

研究发现许多药物具有致癌、致畸、致突变作用。如苯并咪唑类药物是兽医临床上常用的广谱抗蠕虫药，可持续地残留于肝内并对动物具有潜在的致畸性和致突变性。

1973—1974年发现丁苯咪唑对绵羊有致畸作用,多数为骨骼畸形胎儿。1975—1982年先后发现苯咪唑、丙硫咪唑和苯硫苯氨酯有致畸作用。雌激素、克球酚、砷制剂、喹恶啉类、硝基呋喃类等已被证明具有致癌作用。

6. 内分泌及其他影响

儿童食用给予促生长激素的食品导致性早熟;一些属于类甲状腺素药物的β-受体激动剂,如盐酸克伦特罗,可导致嗜睡、心动过速甚至强直性惊厥等不良反应。20世纪后期,发现环境中存在一些影响动物内分泌、免疫和神经系统功能的干扰物质,称为"环境激素样物质(或环境内分泌干扰物质)",这些物质通过食物链进入人体,会产生一系列的健康效应,如导致内分泌相关肿瘤、生长发育障碍、出生缺陷和生育缺陷等,给人体健康带来深远影响。

(四) 食品中兽药残留的预防措施

(1) 加强兽药销售和使用的监督管理力度,大力宣传《兽药管理条例》,坚决杜绝非法使用违禁或淘汰药物的使用;

(2) 加强宣传教育,增强养殖户的法律意识,提升其社会公德和责任感,使其自觉遵守休药期规定,不滥用药物,不违背兽药有关标签的规定,以及屠宰前不使用兽药等;

(3) 加强兽药残留检测力度,严格限制兽药残留量;

(4) 加大对兽药违规使用行为的打击和惩治力度。

三、有毒金属对食品的污染及其预防

有些金属,正常情况下人体只需极少的数量或者人体可以耐受极小的数量,剂量稍高,即可出现毒性作用,这些金属称为有毒金属或金属毒物。长期少量摄入这些有毒金属可以产生慢性中毒,严重的可以致畸变和致癌。一次大量摄入可产生急性中毒反应。食品中常见的有毒金属有汞、镉、铅等。

(一) 食品中有毒金属的来源

1. 自然环境

某些地区某种或某些金属元素的本底值相对高于或明显高于其他地区,而使这些地区生产的食用动植物中有毒金属元素含量增高。

2. 工业"三废"

含有有害金属毒物的工业"三废"排入环境中,可直接或间接污染食品。当污染水体和土壤的金属毒物通过生物富集作用使食品中的含量显著增高。

3. 食品生产、加工、贮藏、运输、销售过程

在此过程中使用或接触的机械、管道、容器以及添加剂中含有的有害金属元素可污染食品。

4. 金属农药和不符合卫生标准的食品添加剂

某些金属农药,如有机汞、有机砷,在使用过程中均可污染食品。食品在生产加工

过程中，使用含有金属杂质过高的食品添加剂，也可造成对食品的污染。

（二）食品中常见的有毒金属污染物

1. 铅

由于铅的广泛分布和利用，以及铅的半衰期较长可达4年，因此会在食物链中产生生物富集作用，对食品造成严重的污染。生长在城市郊区、交通干线、大型工业区和矿山附近的农作物往往有较高的含铅量。例如，生长在高速公路附近的豆荚和稻谷含铅量约为0.4~2.6mg/kg，是种植在乡村区域的同种植物的10倍。一些海洋鱼类含铅量也较高，可达0.2~25mg/kg。

使用含铅的铅锡金属管道和劣质陶瓷器皿运输、盛装和烧煮食品，可造成铅对食品的直接污染。由于使用了不合格的金属或上釉陶器容器贮藏产品而引起铅中毒的事件时有发生。铅锡焊罐还是食品重要的铅污染源，特别对炼乳、婴儿果汁等婴儿食物造成严重污染，使这些食物中的含铅量达到0.5mg/kg的高水平。而目前广泛采用的电阻焊罐可降低铅的污染程度，用这样的罐头可使婴儿食品的含铅量降低到原来的10%~20%。事实上，罐装食品生产过程也会显著升高食品中的铅水平。例如，在青鱼罐头生产中，如果将青花鱼剖开并密封在电阻焊罐中，其含铅量升高20倍。将鱼肉切碎、风干装罐，最后的铅含量可升高400倍，如果将鱼肉密封于焊罐中，青花鱼中铅含量可升高到4000倍。此外，啤酒厂和酒厂所使用的铅管和其他含铅设备常会引起酒中铅污染，而现代酒厂由于采用不锈钢或其他无铅的材料，使铅的污染程度减少，但所使用金属箔盖和使用铅或铅合金的设备时，还会引起一些污染。我国传统食品——松花蛋（皮蛋）由于在加工中使用了黄丹粉（PbO），往往有很高的含铅量。

急性铅中毒现象比较少见。铅的毒性主要是由于其在人体的长期蓄积所造成的神经性和血液性中毒。慢性铅中毒的第一阶段通常无相关的行为异常或组织功能障碍，其特征在于血液中的含量变化。在相对较轻的铅中毒中，低血色素贫血是易出现的早期症状。在慢性铅中毒的第二阶段，贫血现象非常常见，出现中枢神经系统失调，并诱发多发性神经炎。患者的症状包括机能亢进、冲动行为、知觉紊乱和学习能力下降。在许多严重病例中，症状包括坐立不安、易怒、头痛、肌肉震颤、运动失调和记忆丧失。如果继续摄入大量的铅，患者将进入第三阶段，症状为肾衰竭、痉挛、昏迷以至死亡。

WHO暂定成人对铅的耐受量为0.05mg/kg体重·周，儿童为0.025mg/kg体重·周。我国规定一般食品中的含铅量不得超过1mg/kg或1mg/L，罐头食品不得超过2mg/kg。

2. 汞

汞及其衍生物作为古代炼丹术的产物被描述为是有神奇的力量（仙丹），并引发世界上最早的食物中毒事件。汞是地球上储量很大、分布极广的重金属元素，在地壳中平均含量约为80μg/kg。地壳中的汞大部分与硫结合形成硫化汞，据估计每年通过岩石风化逸出外部环境的汞约有5000t。汞是重要的工业原料，汞及其化合物在皮毛加工、制药、选矿、造纸、电解、电镀工业和催化剂制造等方面有广泛的应用。许多形式的有机汞也是常用的抗腐败剂，通常用作医疗仪器的消毒溶液。这些汞，特别是化学工业产生的废水中的汞是导致环境污染的重要因素。

食品中汞对人体健康的危害与汞的存在形式有关。在食物中汞有三种存在方式：金属汞、无机汞、有机汞。

金属汞毒性不大，通过食物和摄入的金属汞一般不会引起中毒，但金属汞蒸气有很大的危害性，侵入呼吸道后可被肺泡吸收并经血液循环至全身。血液中的汞进一步被氧化成汞离子，对大脑和肾造成损害。金属汞慢性中毒的临床表现主要是神经性症状，如头痛、肢体麻木等。大量吸入汞蒸气会出现急性中毒，其表现为肝炎、肾炎、尿血和尿毒症等。

无机汞是植物性食物中汞的主要存在形式，主要来自植物对外环境中无机汞的吸收。不同植物对汞的吸收不同。大多数植物性食物中汞水平通常很低，鱼和贝类是被汞污染的主要食品，对人体的危害最大，是人类膳食中汞的主要来源。

大部分的无机汞被代谢为二甲基汞，并从尿和大便中排出。无机汞中毒主要影响肾脏，饮食中汞盐的含量超过175mg/kg体重时可引起急性肾反应，造成尿毒症。急性无机汞中毒的早期症状是胃肠不适、腹痛、恶心、呕吐和血性腹泻。

有机汞化合物毒性较大，尤其是甲基汞毒性最大。其主要由肝脏排泄，并通过胆汁分泌和胃肠道的上皮细胞脱落形成大便后排出，排出速度较慢。90%以上的甲基汞可经肠再吸收，这是其生物半衰期较长的主要原因。

甲基汞中毒主要影响神经系统和生殖系统。水俣病实际为甲基汞中毒，患者手足协调失常，甚至步行困难、运动障碍、弱智、听力及言语障碍、肢端麻木、感觉障碍、视野缩小；重者出现神经错乱、思觉失调、痉挛，最后死亡。发病起3个月内约有半数重症者死亡，孕妇亦会将这种汞中毒带给胎儿，使出生后的婴儿天生弱智。

3. 镉

镉在自然界中常与锌、铜、铅并存，是铅、锌矿的副产品。镉在工业上有广泛的用途，主要用于电容器、电线及其他金属的电镀，防止其被腐蚀。镉的硬脂酸盐是很好的稳定剂，在塑料工业和蓄电池制造中有广泛的应用。大气中的镉主要来自锌冶炼厂和煤燃烧时产生的废气。水和土壤中的镉主要来自电镀，电解和蓄电池等含镉工业所排出的废水。利用含镉废水灌溉农田，会引起土壤中镉的积累。研究表明，工业生产排放镉污染废水时，能很快被水中的颗粒物所吸附，且80%~90%吸附在土壤中，农作物通过根部吸收镉，并在植物体内富集。镉主要通过对水源的直接污染以及通过食物链的生物富集作用对人类的健康造成危害。

镉为有毒金属，其化合物毒性更大，尤其是氧化镉的毒性非常大。急性中毒症大多表现为呕吐、腹痛、腹泻，继而引发中枢神经中毒。镉的慢性毒性主要表现在使肾中毒和骨中毒方面，并对生殖系统造成损害。肾脏是对镉最敏感的器官，剂量为0.25mg/kg体重时就可引起肾脏中毒症状的发生，包括尿中蛋白质的排出增加和肾小管功能障碍。高剂量时(2mg/kg体重)可引起人前列腺萎缩、肾上腺增生伴随肾上腺素和去甲肾上腺素的水平升高，并引起高血糖。日本的"痛痛病"是典型的镉中毒事例，主要是由于长期食用含镉量较高的大米引起。其症状以骨刺痛为主，初期腰酸背痛，逐渐扩至全身，骨骼变形，易出现多发性病理性骨折，甚至咳嗽都可能导致肋骨骨折，并且病人的尿中出现低分子蛋白。

另外，有大量证据表明镉有致癌活性。实验动物无论皮下注射或口服硫酸镉、氯化镉，均可诱发恶性肿瘤的发生。

（三）食品中有毒金属污染的毒性作用特点

1. 强蓄积性

大多数有毒金属进入人体后排出缓慢，生物半衰期较长。

2. 生物富集作用

通过食物链的生物富集作用，在生物体及人体内达到很高的浓度，如鱼、虾等水产品中汞和镉等金属毒物的含量，可能高达其生存环境浓度的数百甚至数千倍。

3. 对人体造成的危害多以慢性中毒和远期效应为主

食品中有毒有害金属的污染量通常较少，但由于经常食用，常导致慢性中毒，包括致癌、致畸和致突变作用以及对健康的潜在危害。当出现意外事故污染或故意投毒也可引起急性中毒。

（四）有毒金属对食品污染的预防措施

（1）改善生态环境条件，严格执行"三废"排放标准。

（2）避免食品在生产、加工、贮藏、运输、销售等过程中与有毒金属接触。

（3）限制金属农药的残留和加强食品添加剂使用卫生管理。

四、食品添加剂对食品安全性的影响及预防

食品添加剂是食品工业重要的基础原料，对食品的生产工艺、产品质量、安全卫生都起到至关重要的作用。但是，在食品加工过程中违禁使用食品添加剂以及超范围、超标准使用添加剂，都会给食品质量以及消费者的健康带来巨大的损害。目前，我国食品添加剂使用不规范的现象十分严重，并对食品安全造成了一定的影响。

（一）食品添加剂不当使用对食品安全性的影响

1. 超量使用食品添加剂

食品添加剂按规定的剂量使用对人体不会有害，但如果超标，就对人体健康产生影响。目前，违规使用食品添加剂的情况主要表现为超量使用。最为普遍的是在肉制品、豆制品食品中超量使用防腐剂，或在蜜饯中超量使用合成甜味剂，或在竹笋、蘑菇、面粉中超量使用漂白剂。例如，人工合成色素大多以煤焦油为原料制成，其化学结构属偶氮类化合物，可在体内代谢生成 β-萘胺和 α-氨基-1-萘酚，这两种物质具有潜在的致癌性，因此，人工合成色素的用量须严格控制。又如，着色剂硝酸钠和亚硝酸钠，不仅对肉类食品有着优良的着色作用，还具有增强肉制品风味和抑菌作用，特别对肉毒梭菌的抑菌效果更好，但两种盐均有毒，超量使用副作用相当明显。

2. 超范围使用添加剂或隐瞒使用添加剂

目前，食品添加剂有二十多类，近 1700 种，这样多的食品添加剂如果正常使用，

达到工艺要求应当是安全的。使用中存在问题较多的食品添加剂是防腐剂、面粉处理剂、高倍甜味剂和部分合成色素，这几类添加剂在使用中容易超标或超范围使用，而且在标示中往往被有意地隐瞒。例如，在肉制品中使用合成色素烟脂红；在肉制品中使用不被批准用于肉制品的防腐剂脱氢醋酸钠；或把所谓食品级双氧水（过氧化氢）滥用在各种食品加工中消毒，其实双氧水只被批准用在袋装豆腐干或在内蒙古地区用在生牛乳保鲜；把食用柠檬黄色素用于干虾仁的染色，也属于此类行为。

3. 违禁使用食品添加剂

凡不能作为食品添加剂的物质添加到食品中，或我国的有关规定中允许使用的食品添加剂超范围使用，均属于违禁使用食品添加剂。常见的违禁使用食品添加剂的情况有：

（1）亚硝酸钠用于加工熟食肉制品。硝酸盐与亚硝酸盐主要用于腌制或熏制肉类食品，但不能用于加工熟食肉制品，更不能直接用于肉制品的烧制；

（2）吊白块用于加工熏制面粉或其他食品。吊白块主要应用于印染工业作拔染剂、拔色剂、还原剂及用作丁苯橡胶和合成树脂活化剂，但绝不允许用于食品的熏蒸或直接添加于食品中；

（3）甲醛用于加工、保存水发制品。甲醛虽然可使海产品、水发制品色泽鲜艳，但它是国家明文规定的禁止在食品中使用的添加剂；

（4）用罂粟壳作卤料及火锅配料等。罂粟壳由于能改善口感，使食用者成瘾，常被用于卤料或火锅配料，这也是不允许的违法行为。

（二）食品添加剂不当使用的预防措施

（1）完善食品添加剂安全管理法律法规；

（2）严格遵守《食品添加剂使用卫生标准》（GB 2760—2007）和《食品营养强化剂使用卫生标准》（GB 14880—1994）；

（3）提高食品企业和个人对使用食品添加剂的安全卫生意识和社会道德观、责任感；

（4）加强监督执法，强化卫生管理部门履行职责。

五、食品加工过程中产生的有害物质对食品的污染及预防

食品加工过程中衍生的化合物，对人体具有较强危害，其中主要是指黄曲霉毒素、N-亚硝基化合物、多环芳烃，如苯并（α）芘、二噁英（PCDD和PCDF）、杂环胺几类。其中黄曲霉毒素前面已作过介绍。

（一）食品加工过程中产生的有害物质及其污染

1. N-亚硝基化合物

根据其化学结构可分为亚硝胺与亚硝酸胺两类。对人和动物有强的致癌作用，可诱发胃癌、肝癌、鼻咽癌、食道癌、膀胱癌等。同时，N-亚硝基化合物也有致畸形和致突变作用。

(1) 食品中亚硝胺形成及影响因素

食品中天然存在的亚硝胺含量甚微，一般在 10μg/kg 以下，但其前体物亚硝酸盐、硝酸盐和仲胺等则广泛存在自然界，同时用盐腌制鱼和肉时，为了增色、增香、防腐而常加入硝酸盐和亚硝酸盐。在适宜的条件下，硝酸盐和亚硝酸盐等可形成亚硝胺或亚硝酸胺。

亚硝胺合成反应需要酸性条件，如仲胺亚硝基化的最适 pH 为 3.4。伯胺、仲胺、叔胺均能亚硝基化，但仲胺比其他两种胺的速度快，且容易形成。

人胃可能是合成亚硝胺的一个重要场所。胃酸缺乏，当 pH > 5 时，含有硝酸盐还原酶的细菌有高度代谢活性，能将硝酸盐还原为亚硝酸盐。在唾液中或膀胱内，尤其是尿路感染存在细菌的条件下也可以合成一定量的亚硝胺。因此，过量摄入富含硝酸盐食物，其硝酸盐在体内可合成亚硝胺。

(2) N-亚硝基化合物的毒性

N-亚硝基化合物可引起甲状腺肿大，干扰碘的代谢；在肠道可使维生素 A 氧化破坏，而且干扰胡萝卜素向维生素 A 转变；亚硝酸盐被大量吸入血液后，可使血液中血红素的 Fe^{2+} 氧化为 Fe^{3+}，而失去结合氧的能力，称为氧化血红蛋白症，从而出现机体组织缺氧的急性中毒症状，对于婴儿则更为严重。

2. 多环芳烃

多环芳烃(PAH)由两个以上苯环组成，其中 5 环、6 环的多环芳烃为一类非常重要的环境污染物和化学致癌物。苯并(α)芘的污染最广、致癌作用强，因而常以苯并(α)芘作为多环芳烃化合物污染的监测指标。

苯并(α)芘常温下呈黄色结晶，沸点 310～321℃，熔点 178℃，属于高熔点、高沸点化合物。不溶于水，溶于苯、甲苯、丙酮等有机溶剂，在碱性介质中较为稳定，在酸性介质中不稳定，易与硝酸等起化学反应，有一种特殊的黄绿色荧光，能被带正电荷的吸附剂，如活性炭、木炭、氢氧化铁所吸附。多环芳烃主要由各种有机物，如木柴、煤炭、柴油、汽油等燃烧不完全而来。

(1) 食品中多环芳烃污染食品的途径

1) 食品在加工过程中污染。食品在烟熏、烧烤、烤焦过程中与燃料燃烧产生的多环芳烃直接接触而受到污染。

2) 食品成分在加热时形成的衍生物。烘烤中，温度过高，食品中脂类、胆固醇、蛋白质发生热解，经过环化和聚合形成大量的多环芳烃，其中以苯并(α)芘为最多。

3) 生物合成苯并(α)芘。很多细菌、藻类以及高等植物体内都能合成苯并(α)芘。

(2) 苯并(α)芘对人体危害的主要表现

1) 致癌性。大量资料表明，苯并(α)芘对各种动物的致癌性是肯定的。另外，流行病学调查表明，食品中苯并(α)芘含量与人的癌症发病率有关，尤其与胃癌的发病关系密切。如日本胃癌发病高，认为与当地居民习惯在炭火上烤鱼吃有关。匈牙利西部一地区胃癌发病高，认为与此地区居民经常吃家庭自制含苯并(α)芘较高的熏肉有关。冰岛胃癌发病高，认为可能与经常食用熏制品有关。冰岛农民胃癌死亡率最高，农民吃自己熏制的食品最多，其中含多环芳烃或苯并(α)芘高于市售制品。用该地的熏羊肉喂大鼠，诱发出恶性肿瘤。

2) 致突变性。苯并(α)芘在细菌 DNA 修复、噬菌体诱发果蝇突变、姊妹染色体交换、染色体畸变、哺乳类细胞培养点突变及哺乳类动物精子畸变等实验中皆呈阳性反应。人组织培养中也发现苯并(α)芘有组织毒性作用，造成上皮分化不良、细胞破坏、柱状上皮细胞变形等。

3. 杂环胺

从烤鱼或烤牛肉炭化表层中提取的化合物具有致突变性。对烤鱼中主要致突变物的研究表明，这类物质主要是复杂的杂环胺类化合物，例如，咪唑喹啉和甲基咪喹啉。这类物质也是煎牛肉提取物中致突变物质的主要成分。含咪唑喹啉和甲基咪喹啉的牛肉提取物在几种实验动物和人体肝组织中被代谢转化为活性致突变物。

在烹调富含蛋白质的食物时，蛋白质的降解产物——色氨酸和谷氨酸首先形成一组多环芳胺化合物，对大鼠、仓鼠和小鼠动物均有致突变性。例如，小鼠喂饲含色胺和谷胺的热解产物的饮料后观察到其肿瘤发生率提高。其他一些报道指出，氨基酸和蛋白质的热解对实验动物的消化道表现为致癌性。但是其他富含蛋白质的食品如牛奶、奶酪、豆腐和各种豆类在高温处理时，虽然严重炭化但仅有微弱的致突变性。另外，加热程度也影响致突变活性的水平。目前，正在进行进一步的研究以证实杂环胺是否在烹调过程中产生了对人类有害的物质。

4. 二噁英及其类似物

二噁英实际上是多氯代二苯并-对-二噁英(PCDD)和多氯代二苯并呋喃(PCDF)的总称，两类缩写为 PCDD/Fs。其他一些卤代芳烃化合物，如多氯联苯(PCB)、氯代二苯醚、氯代奈、溴代以及其他混合卤代芳烃化合物也包括在内，因为它们有很相似的化学性质和结构，属于氯代含氧三环芳烃类化合物，并且对人体健康又有相似的不良影响，所以统称它们为二噁英及其类似物。这类化合物无色、无嗅，沸点与溶点高，具有亲脂性而不溶于水。

(1) PCDD 与 PCDF 在环境中的共同特点

1) 热稳定性：温度超过 800℃时才会被降解，破坏其结构要在 1000℃以上。

2) 低挥发性：在地面可以持续存在。

3) 脂溶性：氯代芳烃化合物具有极强的亲脂性。PCDD/Fs 经脂质发生转移和生物富集，在食物链中迁移。

4) 环境中稳定性高：PCDD/Fs 进入土壤，对于理化因子和生物降解具有抵抗作用，平均半衰期为 9 年，因而可在环境中持续存在。

(2) 食品中二噁英及其类似物的污染途径

1) 食物链的生物富集。如：①飘尘中的 PCDD/Fs→草料→母牛→奶；②大气→蔬菜粮食与饲料→畜、禽、肉、蛋等；③水体→水生动植物→食草鱼、鸭、鹅蛋等。

2）纸包装材料的迁移。纸张漂白产生 PCDD/Fs。

3）意外事故。PCB 作为加热介质，意外引起食物污染。如日本 1968 年发生的米糠油事件。受害者食用了被 PCB 污染的米糠油（PCB 2000～3000mg/kg 米糠油）而中毒。

（3）二噁英及其类似物可以对人体产生的危害

1）可引起软组织、结缔组织、肺、肝、胃癌以及非何杰金氏淋巴瘤；

2）对生殖系统产生影响，对男性降低精子数、产生睾丸畸形、降低性功能、改变雄性激素水平、激素和行为反应女性化等；对女性改变激素水平、降低受孕率、流产率增加、改变月经周期以及产生子宫内膜易位症等；

3）出生缺陷，如腭裂、生殖器官和生殖器异常；

4）对后代的影响，如产生神经问题、发育问题、延缓青春期、降低生育率；

5）其他影响，如对中枢神经系统损害，产生甲状腺功能紊乱，对肝脏的损害，还对免疫系统造成损害，如增加感染性疾病和癌症的易感性。

（二）食品加工过程中有害物质产生的预防措施

（1）改进生产工艺及设备。如传统用木炭烤制改用电烤，同时要注意设定合理的烘烤温度；改良食品烟熏剂，使用熏烟洁净器或冷熏液；

（2）研发硝酸盐和亚硝酸盐的替代品，使其能起到增色、增香、防腐等作用，但不会对食品造成污染和对消费者健康的损害等；

（3）加强对食品包装材料卫生的要求；

（4）严防含有苯并（α）芘的生物体进入到食品中。

第四节 食品的物理性污染及预防

食品的物理污染通常指食品生产加工过程中混入食品的杂质超过规定的含量，或食品吸附、吸收外来的放射性核素所引起的食品质量安全问题。食品物理性污染物来源复杂、种类繁多并且存在偶然性，以致食品卫生标准无法规定全部物理性污染。根据污染物的性质将物理性污染分为两类：食品的杂物污染和食品的放射性污染。

一、食品的杂物污染

按照来源将食品的杂物污染分为来自食品产、储、运、销的污染物和食品的掺杂、掺假污染物。

（一）食品杂物污染的来源

1. 生产时的污染

如生产车间密闭不好而又处于锅炉房的附近，在大风天气时食品可能会受到灰尘和烟尘的污染；在粮食收割时常有不同种类和数量草籽的混入；动物在宰杀时血污、毛发及粪便对畜肉的污染；加工过程中设备的陈旧或故障引起加工管道中金属或碎屑对食品的污染等。

2. 食品储藏过程中的污染

苍蝇、昆虫和鼠、鸟的毛发、粪便等对食品的污染；还有食品包装容器和材料的污染，如大型酒池、水池、油池和回收饮料瓶中的昆虫、动物尸体及脱落物品、承装物品等杂物的污染。

3. 食品运输过程的污染

如运输车辆、装运工具、不清洁的铺垫物和遮盖物对食品的污染。

4. 意外污染

如戒指、头上饰物、头发、指甲、烟头、烟灰、废纸、个人物品等杂物的污染及抹布、托头巾、线头等打扫工具的污染。

食品的掺杂、掺假是一种人为的故意向食品加入杂物的过程，其掺杂的主要目的是非法获取更大的利润。掺杂、掺假所涉及的食品种类复杂，掺杂污染物众多，如粮食中掺入沙石，向肉中注水，奶粉中掺入大量糖，牛奶中加入米汤、牛尿、糖、盐等。掺杂、掺假严重破坏了市场经济秩序和人群健康，有的甚至造成人员死亡，因此必须加强管理、严厉打击。

（二）食品杂物污染的预防措施

（1）加强食品生产、储藏、运输、销售过程的监督管理，把住产品的质量关，执行良好生产规范。

（2）通过采取先进的加工工艺设备和检验设备，如筛选、磁选和风选去石，清除有毒的杂草籽及泥沙石灰等异物，定期清洗专用池、槽，防尘、防蝇、防鼠、防虫，尽量采用食品小包装。

（3）制定食品卫生标准，如 GB1355—2005"小麦粉"中磁性金属的限量。

（4）坚持不懈地打击掺杂、掺假。

二、食品的放射性污染

在自然界和人工生产的元素中，有一些能自动发生衰变、并放射出肉眼看不见的射线，这些元素统称为放射性元素或放射性物质。放射性元素的原子核在衰变过程放出 α、β、γ 射线的现象，俗称放射性。在自然状态下，来自宇宙的射线和地球环境本身的放射性元素一般不会给生物带来危害。由于人的活动使得人工辐射和人工放射性物质大大增加，环境中的射线强度随之增强，危及生物的生存，从而产生了放射性污染。

放射性物质对食品的污染问题，是 1954 年 3 月美国在南太平洋比基尼的氢弹试验以后，才引起人们的普遍注意。那次试验使 11200km^2 的地区受到污染，鱼类遭到明显的污染。日本在 1954 年 3 月至 11 月捕获的鱼中，有数万吨由于放射性物质高于允许标准而不能食用。

从目前看，放射性物质对食品的污染是多方面的，在各种使用放射性物质的生产活动和科学实验中，沉降灰、放射性废物的排放和意外事故中放射性核素的泄露均可通过事物链污染食物。环境中排放的放射性核素虽然可以通过稀释或扩散，使其在环境中的浓度不断降低，但却可在食物链各个环节中浓集，使食品中有较高的含量。特别是有些水生生物如水藻、牡蛎、鱼类等对某些放射性核素有较大的浓集作用，浓集系数可达数十万，以致含量超过允许量标准，威胁人类健康。

（一）人类生活中放射性物质的污染来源

1. 核爆炸试验沉降物

在进行大气层、地面或地下核试验时，排入大气中的放射性物质与大气中的飘尘相结合，由于重力作用或雨雪的冲刷而沉降于地球表面，这些物质称为放射性沉降物或放射性粉尘。放射性沉降物播散的范围很大，往往可以沉降到整个地球表面，而且沉降很慢，一般需要几个月甚至几年才能落到大气对流层或地面，而污染空气、土壤、水源，使一些农作物如水果、蔬菜受到污染，危害人体健康。1945年美国在日本的广岛和长崎投放了两颗原子弹，使几十万人死亡，大批幸存者也饱受放射性病的折磨。

2. 放射性核素废物的排放

随着原子能工业和核工业迅速发展，放射性核素已逐渐广泛地应用于工农业、医学和科学实验中。原子能工业中核燃料的提炼、精制和核燃料元件的制造，都会有放射性废弃物产生和废水、废气的排放。虽然原子能工业生产过程的操作运行都采取了相应的安全防护措施。"三废"排放也受到严格控制，对环境的污染并不十分严重。但是，当三废排放不合理或原子能工厂发生意外事故，其污染是相当严重的，会导致附近各种食品有较高浓度的放射性物质。

3. 医疗放射性

医疗检查和诊断过程中，患者身体都要受到一定剂量的放射性照射，例如，进行一次肺部 X 光透视，约接受 $(4 \sim 20) \times 10^{-4}$ sv 的剂量（1sv 相当于每克物质吸收 0.001J 的能量），进行一次胃部透视，约接受 $0.015 \sim 0.03$ sv 的剂量。

4. 居室中的放射性污染

随着工业的发展，经常利用工业废渣做建筑材料，可能造成建材中含有一些放射性物质，经放射性衰变产生放射性气体及其子体产物，悬浮于室内空气中，氡及其产物放射出能量较高的 α 射线（粒子），人若吸进这样的气体，即会照射人体肺组织。如果长期受到照射，便容易产生支气管炎和肺癌等疾病。另据国外报道，大多数家庭居室中自然出现的放射性气体氡，如果与烟气混合，将会有致命的影响。氡是肺癌的一个致病的因素。另外，装修居室用的花岗岩及其他板石材料也含有一定的氡，特别是通风不良时，可造成居室内放射性污染加重。经监测表明，室内氡多在通风不良的地方积累，所以经常打开居室的窗户，促进空气流通，使氡稀释，这是减少室内氡浓度的良好措施。装修房屋用的石（板）材要有选择地使用。石材的放射性核素含量随矿床、所在地等天然条件的不同而有所增减，必须对其进行监测，才能知道是否适合居室装修。

5. 燃煤的放射性污染

燃煤中常含有少量的放射性物质。研究分析表明，许多煤炭烟气中含有铀、钍、镭、钋210和铅210。大多数情况下，尽管这些物质含量稀少，但如长期聚集，其放射性物质亦会随空气及烘烤的食物进入人体，造成机体的慢性损害。

平时生活使用燃煤，要注意通风排气，警惕煤烟通过呼吸道进入人体。禁止食用煤炭直接烘烤食物，尤其是茶叶、烟叶、肉类和饼干等。如果必须使用燃煤（碳）烘烤食物时也要注意屏蔽，不要让食物与煤烟直接接触。

6. 长期佩戴金银首饰

佩戴金银首饰是人们，尤其是女士们美容化装的重要生活内容。殊不知经常戴金银首饰容易患"首饰病"，也即皮肤病。

一般来讲，除纯金（24K）首饰以外，其他的首饰在制作过程中都要掺入少量的钢、铬、镍等材质，特别是那些异常光彩夺目的或廉价合成首饰制品，这些首饰制品的材质成分更加复杂，对人的皮肤造成伤害的可能性更大。据报道，美国专家在检验了几千件首饰后发现，其中有近百件含有放射性物质，这些放射性元素对人有严重的损害，如果长期佩戴，有可能诱发皮肤病或皮肤癌。金银首饰，不宜常戴。常戴的首饰制品，最好进行含放射性物质的测定。

7. 科研放射性

科研工作中广泛地应用放射性物质，除了原子能利用的研究单位外，金属冶炼、自动控制、生物工程、计量等研究部门，几乎都有涉及放射性方面的课题和试验。在这些研究工作中都有可能造成放射性污染。

（二）放射性污染的特点

（1）绝大多数放射性核素毒性，按致毒物本身重量计算，均高于一般的化学毒物。

（2）按放射性损伤产生的效应，可能影响遗传给后代带来隐患。

（3）放射性剂量的大小只有辐射探测仪才可以探测，非人的感觉器官所能知晓。

（4）射线的副照具穿透性，特别是 γ 射线可穿透一定厚度的屏障层。

（5）放射性核素具有蜕变能力。

（6）放射性活度只能通过自然衰变而减弱。

（三）食品中具有卫生意义的人工放射性核素

（1）^{131}I（碘）：^{131}I 是核爆炸时突变的裂变产物。其在人体中的较短，一般为12天；但在甲状腺内残留时间相对较长，半衰期约为120天，可导致甲状腺按功能低下、甲状腺结节和甲状腺癌。^{131}I 降落至地面几天后，污染地区乳牛的奶中 ^{131}I 已足以损害甲状腺。

（2）^{137}Cs（铯）：^{137}Cs 的半衰期为30年，为主要的 γ 射线辐射源。^{137}Cs 化学性质与钾相似，易被机体吸收并可参与钾的代谢过程。在体内分布广泛，可以外照射，也可以内照射，它很容易通过食物链被人摄食，可使软组织发生肿瘤。^{137}Cs 主要通过肾脏排出，部分通过粪便排出。

（3）^{90}Sr（锶）：^{90}Sr 的半衰期约为29年，核爆炸时大量产生，常存在于环境及食品中，^{90}Sr 和钙一样对骨有亲和力。土壤和水中的 ^{90}Sr 易通过根叶被植物所吸收，存在于植物性食品中。将蔬菜彻底洗净，食前弃去外层，^{90}Sr 可大量减少。^{90}Sr 可通过污染料草经动物的乳进入人体。^{90}Sr 进入人体后大量沉积于骨骼，从骨中排除缓慢，故在体内可终身危害。^{90}Sr 在动物体内蓄积到一定量后即可引起白血病、骨癌和其他骨骼疾病。

（4）^{89}Sr（锶）：^{89}Sr 也是核爆炸产物，产量比 ^{90}Sr 高，半衰期比 ^{90}Sr 短，约为 50 天，所以 ^{89}Sr 对食品的污染要比 ^{90}Sr 轻。有关资料表明 ^{89}Sr 有明显的遗传毒性。

（四）放射性物质对人体毒性

环境中的放射性物质可以由多种途径进入人体，他们发出的射线会破坏机体内的大分子结构，甚至直接破坏细胞和组织结构，给人体造成损伤。放射性损伤有急性损伤和慢性损伤。如果人在短时间内受到大剂量的 X 射线、γ 射线和中子的全身照射，就会产生急性损伤。轻者有脱毛、感染等症状。当剂量更大时，出现腹泻、呕吐等肠胃损伤。在极高的剂量照射下，发生中枢神经损伤直至死亡。

中枢神经症状主要有无力、怠倦、无欲、虚脱、昏睡等，严重时全身肌肉震颤而引起癫痫样痉挛。细胞分裂旺盛的小肠对电离辐射的敏感性很高，如果受到照射，上皮细胞分裂受到抑制，很快会引起淋巴组织破坏。

放射能引起淋巴细胞染色体的变化。在染色体异常中，用双着丝粒体和着丝粒体环估计放射剂量。放射照射后的慢性损伤会导致人群白血病和各种癌症的发病率增加。

（五）放射性废物管理的原则

国际原子能机构（1AEA）在放射性废物管理原则中提出了 9 条基本原则：

(1) 保护人类健康。工作人员和公众受到的照射在国家规定的允许限值之内。

(2) 保护环境。确保向环境的释放最少，对环境的影响达到可接受的水平。

(3) 超越国界的保护。保护他国人员健康和环境影响。及时交换信息和保证越境转移条件。

(4) 保护后代。保护后代的健康。

(5) 给后代的负担：不给后代造成不适当的负担。应尽量不依赖于长期对处置场的监测和对放射性废物进行回取。

(6) 国家法律框架。放射性废物管理必须在适当的国家法律框架内进行，明确划分责任和规定独立的审管职能。

(7) 控制放射性废物产生。尽可能少产生放射性废物。

(8) 放射性废物产生和管理间的相依性。必须适当考虑放射性废物产生和管理的各阶段间的相互依赖关系。

(9) 设施的安全。必须保证放射性废物管理设施使用寿期内的安全。

据此原则我国制定了放射性废物管理的 40 字方针：减少产生、分类收集、净化浓缩、减容固化、严格包装、安全运输、就地暂存、集中处置、控制排放、加强监测。

（六）放射性污染的控制措施

食品放射性污染对人体的危害是小剂量、长期的内照射作用。为了预防食品放射性污染及其对人体危害的主要措施分为两方面：一是防止食品受到放射性物质的污染，即加强对放射性污染的管理；二是防止已经污染的食品进入人体，应加强对食品中放射性污染的监督，定期进行食品卫生监测，严格执行卫生标准。具体实施办法有如下几个方面。

（1）要科学管理放射源，使用放射性物质时，应严格遵守操作规程，防止意外事故发生。

（2）在食品生产中检查食品的异物，测定脂肪重量，保藏食品或促进蔬菜水果的成熟过程中使用放射性同位素时，应严格执行国家卫生标准，使食品中放射性物质的含量控制在允许浓度范围以内。1994年我国颁布的《食品中放射性物质限制浓度标准》（GB14882—1994）中规定了粮食、薯类、蔬菜及水果、肉、鱼虾和鲜奶等食品中人工放射性核素 ^{3}H、^{89}Sr、^{90}Sr、^{131}I、^{137}Cs、^{147}Pm、^{239}Pu 和天然放射性核素 ^{210}Po、^{226}Ra、^{228}Ra、天然钍和天然铀的限制浓度，并同时颁布了《食品中放射性卫生检验标准》（GB14883—1994）。

（3）使用辐射工艺作为食品保藏和改善食品品质的方法时，应严格遵守国家标准中对食品辐射的有关规定。禁止任何能够引起食品和包装产生放射性照射，并严禁向食品中添加任何放射性核素和放射性物质。当包装密闭的食品通过干燥灰尘使外部受到放射性物质污染时，可用擦洗或吸尘方式去除。如果放射性物质已经进入食品内部或已渗入食品组成成分时，则应予以销毁。

扩展阅读：建国后到改革开放前的食品安全局部调查

2012年食品安全问题频繁曝光，不少人怀念改革开放前的食品，似乎那个时代的食品是绿色安全的。但事实上中国直到20世纪90年代初期才有绿色食品，在此之前人们对食品绿色与否并无概念；农业生产过程中，污染和农药残留甚至比现在有过之无不及。

近99%未经处理的污水被直接用于农田灌溉，65%人口在不知情下食用了"镉大米"。20世纪40年代起北京附近就已开始利用工业废水灌溉农田，1957年更是列入了国家科研计划，开始兴建污水灌溉工程。尽管1972年制定了污水灌溉暂行水质标准，但由于北方水资源短缺，污水灌溉面积依然逐步扩大，到70年代末已约占全国污水灌溉面积的85%。污水灌溉已大面积使用，污水处理技术却仍旧滞后，50~60年代最大日处理量仅5万m^{3}左右。据中国历年城市排水和污水处理情况统计，直到1978年全国每日污水处理率亦不足1.56%。也就说，近99%未经处理的污水被直接用于农田灌溉，致使全国1/5的耕地土壤遭受不同程度的重金属污染。而其中镉金属在食物中的吸收累积力甚强，人们一旦食用，短期的不会立即显现，长期的则会在10~30年间逐渐出现镉慢性中毒症状。据日本资料显示，每天少量摄入镉，50年后有10%的人会出现蛋白尿等肾功能异常的现象。

另据美国农业部专家研究表明，水稻是对镉吸收最强的大宗谷类作物，而中国近

65%的人口都以稻米为绝对主食,并在对污水灌溉以及土壤污染问题不甚明了的情况下食用了"镉大米"。但因土壤污染具有隐蔽性和潜伏性,直到10~20年后人体才逐渐显现镉中毒症状。其中,最典型的是广西桂林思的村,当年多位土壤学者在论文和讲义中直称那里不少村民具有疑似1931年日本富山县镉污染致人体"痛痛病"的初期症状,而历史数据亦显示该村耕地土壤早在60年代前就已被镉污染。然而,这样的食品安全事件直到2010年被媒体曝光后才为人们所知晓。此外,沈阳张士灌区1962年开始引用污水灌溉稻田,直到1974年才有条件监测出灌区糙米含镉量,当时最高已达2.6mg/kg,是国家允许值0.2mg/kg的13倍,20多年后更是测出稻田含镉量达到5~7mg/kg,而当地居民尿中低分子蛋白阳性率亦在逐年增加,也就是说慢性镉中毒已对他们的肾脏器官造成影响。

对有机氯农药弊端无知的情形下,20世纪50~80年代剧毒农药已处于使用高峰期。

粮食种植过程中,土壤除了受无处理污水灌溉影响,亦受到剧毒农药侵入。1950年以后直至60年代中期,粮食生产广泛使用DDT和六六六等多种有机氯农药。因为有机氯农药具有挥发性小、使用后消失缓慢以及难于降解等特性,一旦通过生物富集和食物链的作用,土壤中的残留农药就会进一步得到富集和扩散。而进入人体的有机氯农药则会在肝、肾、心脏等组织中蓄积,或通过母乳排出,或转入卵蛋等组织,进而影响后代。

伴随着有机氯农药被大量用于水稻种植及粮仓贮藏等方面防治虫害,其带来的残留毒性愈发引起世人关注,特别是美国生物学家卡尔逊于1962年出版《寂静的春天》首次唤起了公众对DDT危害的认识。但由于20世纪上半叶DDT为防止农业病虫害贡献不小,拯救了大约2500万人的生命,此书的观点在当时颇具争议。直到60年代中后期科学家们才发现DDT在环境中非常难降解,不仅会在动物脂肪内蓄积,致体内含DDT的鸟类产软壳蛋而不能孵化,更甚者是在南极企鹅的血液中也能检测出DDT,这才让世人真正意识到了它的危险性。美国即刻在1972年禁止使用DDT,中国则到了1983年才颁布完全禁止令。也就是说,此前人们丝毫不觉得此种农药对人体有害而大量使用。据中国农药史考证,20世纪50~80年代正是该类农药使用的高峰期。可见,在完全禁止之前,大部分水稻均在此种农药环境下生长。

20世纪60~70年代初,中国为防治水稻稻瘟病和小麦锈病大量使用高毒、高残留、高危害的醋酸苯汞(赛力散)和氯化乙基汞(西力生)等有机汞农药,而这种防治则是通过用其粉剂拌种来实现。但由于汞的残留毒性大,拌过药的种子受药物影响,种植后残留于大米中,经食用而致人中毒。据文献记载,曾在浙江等地就发生过多起有机汞中毒事件,被曝光的就有金华县某村于1970年秋食用含氯化乙基汞的大米,致使该村发生443例汞中毒事件。

20世纪50~80年代,中国百姓的生活米粮均有粮店凭借粮票统一销售,由百姓自提米袋到粮店购得。大米既无包装,也无保质期和产品水分说明,而当时的百姓亦无大米仅有3至6个月保质期的常识,以致食用者压根就不知道吃进肚里的大米到底是产于何时、何地,水分含量多少,该如何存放,又可放置多长时间。在南方地区,因气候炎热潮湿,在无良好贮藏条件下,含水量高的大米存放久了便会发霉生虫。

中国直到1986年才在大米国家标准GB—1354中对大米的安全水分作了明确规定，即要确保国产大米的安全，水分含量不能超过14.5%。也就是说此前并无对大米含水分的明确规定，在气候潮湿的地区，消费者如果购买了水分超过14.5%的大米，存放不当，便会发生霉变。而大米一旦生霉，就可能会产生一系列的毒素，其中的黄曲霉毒素，不但毒性是氰化钾的10倍、砒霜的68倍、DDT的100倍，还是国际癌症研究所确定的一级人类致癌物。

当时，除大米因水分含量无标准，保存不当至发霉外，还有其他粮食作物出现类似情况。例如，据江苏省南通地区70~80年代调查，食用容易发霉的玉米占食用粮10%以下的地方，肝癌死亡率为$12/10^5$，食用玉米占食用粮50%以上的地区，肝癌死亡率高达$53/10^5$。而在肝癌高发区的调查研究中亦发现，肝癌的高发与食用被霉菌污染的粮食有关。其中广西扶绥县在70年代就出现较多花生、玉米发霉现象，试验中用其做饲料竟可使80%的大白鼠喂养6~15个月便死于肝癌。又如，在大锅饭年代，甘肃省康县一个公社因食用含有黄曲霉毒素的玉米而发生272人中毒的事件。

在包装问题上，那个时代的其他食品也多为散装处置，部分食品在销售时也只是用未消毒的草纸和纸绳稍作包装。而从副食品店打来的散装酱油，因无密封包装往往导致发霉长白醭。

其实，食品安全问题一直都存在，并非某个时期就特别绿色或者某个时期就特别不安全，主要是改革开放后人们不再只是追求温饱而是更加注重品质，也因网络媒体的兴起，新闻的自由度和开放度得到适当解放，许多食品安全事件也得以被一一曝光。（文章来源安全急救网 www.aqjj120.com）

复习思考题

1. 什么是食品污染、食品腐败变质和食品农药残留？
2. 食品污染按其污染物的性质分为哪几类？
3. 食品污染的特点是什么？
4. 细菌污染的指标有哪些？
5. 食品中主要霉菌毒素有哪些？怎样防霉去毒？
6. 能通过食品传播疾病的病毒有哪些？
7. 食品中含有哪些有害金属？对人体有什么影响？
8. 食品中有毒金属污染的毒性作用特点是什么？
9. 亚硝胺对人体的危害有哪些？我们应该采取什么措施来预防？
10. 食品中主要存在哪些放射性物质？对人体有何影响？
11. 食品添加剂的不规范使用主要体现在哪几方面？
12. 食品中二噁英类似物形成的原因有哪些？污染途径是什么？
13. 苯并(α)芘形成的原因有哪些？哪些食品易受其污染？
14. 怎样预防食品的杂物污染？

第三章 各类食品的卫生及管理

学海导航

（1）了解不同食品受污染的因素和途径；

（2）熟悉各类食品可能存在的主要卫生问题及对人体健康的影响；

（3）掌握预防食品原料及常用加工食品污染的技术措施和搞好食品卫生的管理措施。

第一节 粮豆类的卫生及管理

一、谷物类原料及其制品的卫生及管理

谷物类原料也就是粮食，它主要包括大麦、玉米、燕麦、稻子、小麦等。从生物生长来说，成熟的种子处在代谢活动最低的一个环节，表现为含水量最低、酶的活性大大降低、呼吸作用微弱、贮藏物质丰富而且性质稳定。在正常的贮藏情况下，粮食种子仅是保持生机，生命活动进行得十分缓慢，但它又是待机而动，随着环境条件的改变而改变其生理特性和生活强度、延长和缩短其贮藏寿命。

粮食的内部和外部多寄附有大量的微生物，其种类不下百余种。包括附生微生物、腐生微生物、丰寄生、寄生及共生微生物，如植生假单胞杆菌和荧光假单胞杆菌。腐生微生物，如粮食贮藏期间发生发展的以某些霉菌和青霉为代表的腐生霉菌和微球菌等腐生细菌，它们污染粮食不是在粮食成熟收获之前，而是在收获脱粒过程、运输工具、仓贮和加工中的腐生菌污染所致。还有丰寄生、寄生及共生微生物大都是从田间带来的，它们在粮食作物生长时期侵入正在形成的或接近成熟的粮食籽粒内部，分离出来的代表菌株有交链孢霉、黑孢霉、谷类赤霉病菌、稻恶苗病菌、玉米干腐病菌等真菌和一些细菌，它们发育要求的温度较高，有些要求有活性寄生的特性，在正常贮存的条件下并不活动，只有在粮食水分过高和粮堆湿度适宜情况下，才开始发育、生长。

(一) 粮食被微生物污染的特点

1. 粮食发热

粮食发热是水分高的粮食或粮堆的某一部分因湿热转移为温热，表现为粮堆温度迅速升高的现象，若通风不良可积累大量的热。这时粮食内部酶活动加强，尤其是霉菌(曲霉和青霉)活动增强，所以粮食发热和生霉变质是相伴发生的。食品工厂粮库应注意控制水分。

2. 粮食的营养品质下降

粮食在发热霉变过程中，所含的主要成分如碳水化合物、蛋白质和脂肪均在微生物作用下被分解利用而发生变化，同时产生有害的代谢产物，从而降低了粮食的营养品质和失去了使用价值，给加工带来了不良影响。

粮食霉变初期易察觉到的品质劣变的指标之一就是酸度和脂肪酸值的增高；淀粉及非还原糖含量减少；蛋白质的变性及分解(在微生物的蛋白质水解酶作用下，可以使蛋白质变性)，水解为多肽、各种小肽，最后分解成氨或胺以及其他产物。有些胺类具有一定的毒性，甚至可以致癌。

3. 粮食的变色和变味

粮食的色泽、光滑度、气味和食味是表明粮食品质的重要指标。使粮食色、香、味发生变化的原因很多，情况也比较复杂。

微生物侵染粮食后可发生各种类型的病斑或色变，以此作为鉴别籽粒带病的重要依据。粮食在贮藏期被霉腐微生物侵染后，颜色从新鲜具有光泽逐渐变为晦滞发灰，随后出现霉点或粉屑，然后粮粒会变暗或变成各种颜色、生霉，严重的甚至霉烂结块。

发生霉变的粮食常常带有令人感觉不快或难以忍受的气味。这些气味产生的原因为来自微生物本身分泌出的代谢产物及粮食中的有机质被分解转化生成的一些物质。

4. 微生物污染后使粮食带毒

微生物使粮食带毒及致病的原因是，某些微生物本身有毒，微生物代谢产物有毒，粮食在微生物作用下生成有损健康的有害物质，某些致病微生物通过粮食传带引起病害。不同的微生物产生的毒素性质和致病作用不同，各种生物对毒素的反应也存在一定差别。

5. 微生物引起粮食加工工艺品质的降低

(1) 感官性能差：表现为干物质损失，重量减轻。

(2) 物理性能差：表现为硬度及黏度降低，面筋含量及拉力下降。

(3) 加工性能差：发酵及烘焙性能差，出油率及油的品质下降等。

综上所述，粮食被微生物污染后，会发热、营养品质下降、变色和变味、带毒以及引起加工工艺品质降低。此外，还可引起种子存活率下降(影响发芽、发育及抗病能力等)。在食品加工厂，原料粮贮存好坏直接影响到产品质量。粮食在存贮过程中，除了微生物污染外，还有许多因素会影响粮食的品质，如温度、二氧化碳、氧、水分。此外，昆虫(书虱、米象、古蠹等)、螨、啮齿类动物(鼠)及鸟类等也会对粮食品质造成影响。如储粮螨类与书虱不仅危害粮食、食品、饲料、药材等储藏物，造成质与量的重大损失，还能使牲畜甚至人类产生螨病，对粮食品质构成造成极大危害。加之储粮螨类与书虱种类繁多，生活周期短，种群繁衍迅速，极易造成粮食污染，甚至引起局部粮食水分升高而导致发热霉变。

（二）微生物污染粮食的途径

1. 粮食本身的微生物污染

粮食本身所带微生物主要分布在表面，附着于粮粒表皮或颖壳上，有的侵入粮粒组织内部，分布在皮层、胚乳和胚芽中，也有的同时存在于籽粒的内部和外部。粮食上的微生物主要有细菌、酵母菌和霉菌三大类群。就危害程度而言，以霉菌最为突出，细菌次之，酵母菌最轻微。

2. 土壤中的微生物污染

土壤中含有大量的微生物，也会使粮食受到污染。另外，在加工、生产、运输、销售等环节中，粮食也可能会受到一些腐败微生物或致病菌的污染。

（三）粮食的卫生标准

GB2715—2005 规定了粮食的卫生标准，其主要内容如下。

1. 感官指标

应具有正常粮食的色泽、气味和清洁卫生，并应符合表 3 - 1 的规定。

表 3 - 1　粮食的感官要求

项　目	指标
热损伤率(%)	≤0.5
霉变率(%)	≤2.0

2. 卫生指标

（1）真菌毒素限量指标。

真菌毒素限量指标应符合表 3 - 2 的规定。

表 3 - 2　真菌毒素限量指标

项　目	指标(μg/kg)
黄曲霉毒素 B_1	
玉米	≤20
大米	≤10
其他	≤5
脱氧雪腐镰刀菌烯醇(DON)	
小麦、大麦、玉米及其成品粮	≤1000
玉米赤霉烯酮	
小麦、玉米	≤60
赭曲霉毒素 A	
谷类、豆类	≤5

(2) 污染物限量标准：应符合表3-3的规定。

表3-3 污染物限量指标

项目	指标(mg/kg)
铅(Pb)	≤0.2
镉(Cd)	
稻谷(包括大米)、豆类	≤0.2
麦类(包括小麦粉)、玉米和其他	≤0.1
汞(Hg)	≤0.02
无机砷(以As计)	
大米	≤0.15
小麦粉	≤0.1
其他	≤0.2

(3) 农药最大残留量：应符合表3-4的规定。

表3-4 农药最大残留量

项目	最大残留量(mg/kg)
磷化物(以PH_3计)	≤0.05
溴甲烷	≤5
马拉硫磷	
大米	≤0.1
甲基毒死蜱	≤5
甲基嘧啶磷	
小麦、稻谷	≤5
溴氰菊酯	≤0.5
六六六	≤0.05
林丹	
小麦	≤0.05
滴滴涕	≤0.05
氯化苦(以原粮计)	≤2
七氯	≤0.02
艾氏剂	≤0.02
狄氏剂	≤0.02
其他农药	按GB2763的规定执行

(四) 微生物污染粮食的预防措施

1. 控制粮食的水分及温度

食品及其原料保藏的首要问题是控制微生物的生长。除暴露于空气、土壤或水中的表面外，健康的植物或动物组织内部应是无菌的。大部分的食物存放在空气中，在适宜的温度、湿度条件下，霉菌就会生长繁殖。酵母菌生长比霉菌需要稍多的水分，有、无空气的条件下均能生长；细菌生长比霉菌需要更多的水分，也能在有空气或无空气的一定条件下生长。

对于粮食的保存，采取各种干燥的办法，如晾干、烘干等来降低粮食含水量。同时，通过自然通风或机械通风降低仓库和粮堆中空气的相对湿度和温度以控制微生物的生长繁殖，此法是在安全贮粮中行之有效的措施，也是在粮仓保管中最广泛使用的方法之一。

另外，可以采取低温贮粮。低温可以抑制害虫和螨类的生长，还可抑制霉菌的生长。低温下还可降低粮食的呼吸强度和其他分解作用所引起的重量损失，保持产品成分的完整性和种子的生命力。

2. 保持贮粮环境的卫生

保持贮粮环境卫生要注意粮仓的密闭与通风和防止库仓被病虫害、霉菌等侵染。粮食上的微生物绝大多数是好气性微生物（需氧细菌），引起贮粮变质的霉菌是强好气性微生物（如青霉和曲霉），缺氧的环境对其生长不利。密闭贮藏能限制这类微生物的活动，减少微生物传播感染，隔绝外界温度不良变化的影响。故低水分粮食采取密闭保管的方法，可提高贮藏的稳定性和延长安全贮藏期。

贮粮中同时做到干燥、低温、密闭，对长期安全贮藏是最有效的。近年来国内外采用塑料薄膜保粮，效果显著。即使含水量较高的粮食在密闭的袋中或帐幕中，当抽去空气后，也能有效地延长安全贮藏期。

我国于20世纪80年代初，在四川等省批准用^{60}Co来照射粮食（小麦、稻谷等）延长保藏期，也是行之有效的方法。目前，许多国家批准用辐照的方法贮粮。

3. 选择健康的粮食

生产和试验都已证明籽粒饱满、新鲜健康、生命力强盛的粮食种子，在贮藏时更能防御霉菌等微生物的侵染而便于保藏。无论是入仓的粮食还是食品加工厂的库存粮食都要选择生命力强、籽粒饱满、成熟度高、外壳完整的原粮，此类粮食更宜保存。

4. 防治病虫害

每年世界粮食损失于病虫害达5%~10%。据文献报道各种贮粮害虫及螨虫、甲虫、蛾等均以霉菌作为食料，这些害虫的排泄物和虫体外部带菌量十分惊人，如一粒螨粪中平均含有几百到千个以上的霉菌孢子，1g害虫的虫粪中能带有霉菌孢子10亿多个。可见，防止贮粮害虫和螨类孳生对减少贮粮微生物的传播和感染有积极意义。

防止昆虫和螨类侵染粮谷，主要依靠化学处理。在化学处理中，粮食熏蒸剂及杀虫剂、灭菌剂应用广泛，尤其是熏蒸剂弥漫到整个空间，效果较好，但应注意的是药物残留量，应符合粮食卫生标准要求。

二、谷物类制品的卫生及管理

谷物是草本植物的种子，既可以直接食用，又可以磨成面粉，也可以根据需要加工成糕点等。

（一）糕点类食品的主要卫生问题

糕点是以粮、油、糖、蛋等主要原料为基础，添加适量辅料，并经过配制、成型、成熟等工序制成的食品。目前糕点类食品存在一系列的安全卫生问题，主要表现如下。

1. 厂房设计与卫生设施不符合要求

如均为大车间，未设专用冷却、包装间，糕点冷却、包装与和面、成型、烘烤工序共在一间或两间内完成；未设专门洗刷糕点盛放器的专用间。

2. 从业人员个人卫生习惯有待提高

从业人员卫生知识贫乏，卫生习惯较差，不能严格执行生产操作卫生规范，留长指甲和戴戒指上岗工作，不穿戴清洁工作衣帽等上岗工作。

3. 采购原料索证不规范

有索证制度的厂家只占1/3左右，即便是有索证制度的厂家，索证也不规范，采购原辅料时，只向经销商索取卫生许可证，未同时索取原辅料生产厂家的卫生许可证及所购原辅料的检验合格证，或只在第一次采购时索证，在以后采购时未再向销售者索取与所购原辅料相同批次的检验合格证。

4. 微生物超标问题

糕点类食品具有丰富的营养和较高的含水量，是微生物的天然优良培养基。除大中型糕点企业已建立具有良好操作规范的现代生产线外，占绝大多数的小企业、小作坊和大部分中式糕点企业主要采用手工制作，容易在生产过程中引入生物性污染。特别是现做现卖式和小作坊式企业由于硬件设施条件不够，卫生意识淡薄，微生物污染严重。作为糕点主要原料之一的鸡蛋，是沙门菌的主要来源，部分企业和作坊由于所使用的原料蛋未经挑选、清洗和消毒，很容易造成糕点中沙门菌的污染。此外，霉菌污染和霉菌毒素超标也是糕点食品中的主要危害之一。

5. 食品添加剂的使用不符合卫生要求

（1）防腐剂超量、超范围使用问题

糕点类食品是微生物良好的培养基，在生产和销售中很容易污染微生物，特别是霉菌的控制是糕点的一个难题。控制糕点中微生物污染的关键是具有良好的生产条件和操作规范，进行完整的包装，并辅以少量的防腐剂对可能感染的少数微生物起抑制作用。生产企业由于硬件条件达不到要求，往往过量添加允许范围内的防腐剂，甚至私自使用禁止在糕点中使用的防腐剂，如苯甲酸、苯甲酸钠、富马酸二甲酯，来达到保证糕点的货架期的目的。

（2）铝含量超标问题

膨松剂是糕点类食品在生产过程中需要使用的主要添加剂之一，特别是以松软为主要特点的糕点食品。目前，我国标准规定允许应用于糕点中的膨松剂有碳酸氢钠（钾）、碳酸氢铵、轻质碳酸钙、磷酸氢钙和酒石酸氢钾。但部分厂家为保持良好的口感和节约成本，经常加入甚至过量加入在糕点中禁止应用的硫酸铝钾、硫酸铝铵膨松剂，造成终产品中铝含量超标。铝含量超标是导致糕点不合格的主要因素之一。我国标准中规定，面食制品中铝的限量为100mg/kg。铝含量过高会引起神经系统病变，表现为记忆减退、视觉与运动协调障碍，严重的会对人体细胞的正常代谢产生影响，引发老年人痴呆。儿童过量食用铝超标的食品会严重影响其骨骼和智力发育。

（3）色素使用问题

糕点是色素应用最普遍的食品行业之一，它可以赋予糕点美观适宜的色泽、对蛋糕进行装饰，同时鲜艳的色泽还可以给消费者以美的享受，促进食欲。但也存在着潜在的危害，其中危害最大的是人工合成色素，目前在糕点中基本上都在应用。我国标准中规定，人工合成色素基本上只能应用于糕点的彩装和中式糕点中的红绿丝，而且对于应用限量具有严格规定，严禁用于糕点主体。有的不法生产企业和作坊甚至使用更便宜的工业用色素。

（4）甜味剂的使用问题

甜味是糕点类食品的重要风味特点，绝大多数糕点食品在生产加工过程中都要使用蔗糖或其他甜味剂。目前，市场上常用的甜味剂基本上都允许在糕点中添加，但应注意使用剂量。有些糕点在生产过程中超量使用价格较低的糖精钠及甜蜜素等甜味剂；部分糕点中加入甜味素（阿巴斯甜），但没有在标签上注明，甚至使用"蛋白糖"等易被误解的不规范标注，使苯丙酮尿症患者在食用后遭受危害。

6. 油脂酸败问题

油脂是糕点生产过程中的重要原料，是决定糕点产品质量的关键因素之一，同时也是糕点制作成本中占的比例最大的部分。因此，有些企业为了降低生产成本，采用质量较低的油料，甚至许多不法企业和生产作坊采用或部分采用国家明令禁止的工业油脂、回收"地沟油"等生产糕点；另外，许多糕点，特别是中式糕点没有采用现代化包装技术，甚至长时间以散装形式销售，容易使糕点中的油脂在自然环境中发生酸败，生成大量的酮、醛类化合物，危害人体健康。

7. 食品标签标识不规范

《食品安全法》明确规定，食品经营者销售散装食品，应在散装食品的容器、外包装上标明食品的名称、生产日期、保质期等内容；预包装食品的包装标签上应注明生产日期、保质期、贮存条件等信息。而在目前市场上出售的馒头、卤肉、炸鸡等熟食及部分散装食品，包装标签上往往找不到生产日期，而被包装日期所取代，且包装日期始终是顾客购买当天，食品生产日期让人看不懂。另外，一些商家有意和消费者"躲猫猫"——有的只标明保质期，不注明生产日期；有的生产日期一栏写着"见商品包装"，可称重后的包装标签上，没有生产日期，只有包装日期、有效期等信息；更有不法商家甚至将一些过了期的食品，更改其标签重新包装，以达到减少损失，多盈利的目的。

8. 专用裱花间的卫生问题

生产裱花蛋糕的企业均设有封闭式专用裱花间，不具备进行二次更衣的缓冲间。仅有裱花间不能按规定对工具、容器、空气以及操作人员的手进行有效消毒。

9. 缺乏自检设备与人员

生产传统糕点食品与节令糕点食品的加工生产企业尚未设立与生产能力相适应的食品卫生质量检验室，未配备经专业培训考试合格的检验人员，未按规定对投产前的原辅料、出厂前的成品进行检验。

（二）糕点类食品的卫生管理

1. 原材料采购、运输、贮藏的卫生

（1）采购：采购的原料必须符合国家有关的食品卫生标准或规定。必须采用国家允许使用的、定点厂生产的食用级食品添加剂；采购的原辅材料时须向售方索取该批原辅料检验合格证书或化验单；必要时应对货源生产加工场地进行实地考察，了解全面卫生质量情况。

（2）运输：工厂应配备专用的原辅料运输车辆，定期冲洗，经常保持清洁；运输原辅料时应避免污染，应做到防尘、防雨，轻装轻卸，不散不漏。

（3）贮藏：原辅料进库前必须严格检验，发现不合格或无检验合格证书又无化验单者，拒绝入库；原辅料库内必须通风良好、经常清扫、定期消毒、保持洁净，应有防潮、防鼠、防霉、防虫设施；固态原辅料贮藏时，应离地20～25cm、离墙30cm以上，分类、定位码放，并有明显标志。贮藏液态原料应使用密封罐或用管道输送。易受污染的辅料（如果酱、馅）应与其他原料分开存放，防止交叉污染。

2. 糕点加工过程中的卫生

（1）原辅料：所用的原辅料必须符合国家规定的各项卫生标准或规定，投料前必须经严格检验，不合格的原辅料不得投入生产；应有专用辅料粗加工车间，各种辅料必须经挑选后才能使用，不得使用霉变或含有杂质的辅料；应有专用洗蛋室，备有照蛋灯和洗蛋、消毒设施，挑出全部破蛋、劣蛋，将挑选后的合格蛋用水浸泡，然后洗去污物，消毒时先用3%～5%的漂白粉上清液浸泡3～5min，再用清水洗净漂白粉液；投料前的油、糖、面等主要原辅料，应过筛、过滤。

（2）生产用水：生产用水必须符合《生活饮用水卫生标准》（GB5749—2006）的规定。

（3）清洗、消毒：加工糕点时用的烤盘应设专人一用一擦（必须用洁净的抹布擦拭），操作台、机器设备、工器具等用前应仔细检查，是否符合卫生要求，使用后应洗刷、消毒，并用防尘罩遮盖严密；应设有专门洗刷糕点盛放器（木箱、塑料箱）的专用室（间），洗刷盛放器应分步进行。

（4）剩料、下脚料：加工糕点时的剩料、残次品、下脚料如符合有关卫生标准时应及时再加工，否则应及时处理掉。下班后不得存放余料，以免腐败变质，污染成品。

（5）成品包装：包装糕点用的包装纸、塑料薄膜、纸箱必须符合《食品包装用聚丙烯树脂卫生标准》（GB9693—1988）和《食品包装用纸卫生标准》（GB11680—1989）的规定。严禁使用再生纸（包括板纸）包装糕点；小包装糕点应在专用包装室内包装，室内设专用操作台、专用库及洗手、消毒设施。盒装、袋装及其他小包装糕点的包装标志，必须符合《食品标签通用标准》（GB7718—1994）的规定。

3. 成品贮藏、运输的卫生

（1）散装糕点须放在洁净的木箱或塑料箱内贮存。箱内须有衬纸，将糕点遮包严密。

（2）成品库应有防潮、防霉、防鼠、防蝇、防虫、防污染等措施。库内通风良好、干燥。贮存糕点时应分类、定位码放，离地20～25cm，离墙30cm，并有明显的分类标志。库内禁止存放其他物品。

（3）不合格的产品一律禁止入库。

（4）运输成品时须用专用防尘车。车辆应随时清扫，定期清洗、消毒。成品专用车不得贮存其他物品。

（5）各种运输车辆一律禁止进入成品库。

4. 工厂设计与设施的卫生

（1）选址：糕点厂必须建在无有害气体、烟尘、灰沙及其他危害食品安全卫生的物质的地区。30m内不得有粪坑、垃圾站（场）、污水池、露天坑式厕所等。1500m内不得有大粪场。

（2）厂区与道路：工厂生产、生活区要分开，生产区建筑布局要合理。厂区应绿化。厂区主要道路应用水泥、沥青或石块铺砌，防止尘土飞扬。路面平坦无积水，并有良好的排水系统。

（3）厂区的卫生设施：应在远离糕点加工车间处设置垃圾及废弃物临时存放设施。垃圾及废弃物须当天清理出厂。该设施应采用便于清洗、消毒的材料制成，结构严密，能防止害虫侵入，避免废弃物污染食品、生产用水、设备和道路。

锅炉（包括茶炉）应设在厂区常年主风向的下风侧，并有消烟、除尘措施，烟尘排放必须符合《锅炉烟尘排放标准》（GB3841—1983）的规定。

生产中产生噪声、震动大的机器设备均应装置消声、防震设施。

厂区厕所应有冲水、洗手设施和防蝇、防虫设施，墙裙应砌浅色瓷砖或相当的建材。地面应平整，易于清洗、消毒，并经常保持清洁。厕所应远离生产车间25m以上。

（4）厂房与设施：厂房应按工艺流程合理布局，须设有与产品种类、产量相适应的原辅料处理生产加工、成品包装等生产车间及原料库、成品库。须冷加工的产品应设专用加工车间。

必须设有与生产人员相适应的通风良好、灯光明亮、清洁卫生并与车间相连接的更衣室、厕所、工间休息室和淋浴室。这些场所应布局合理，厕所门、窗不得直接开向生产车间。

车间墙壁、地面应采用不透水、不吸潮、易冲洗的材料建造。墙壁高3m以上，下有1.5m的墙裙（白瓷砖或相当材料），地面稍向下水口处倾斜，利于清洗、冲刷。下水口应有翻碗或鼻盖。墙角、地角和顶角呈弧形。内窗台向下斜45°。

生产车间应有充足光线，门窗必须有防蝇、防虫及防鼠措施，做到车间无蝇、无虫、无鼠。车间出入口处应配备与生产人数相适应的不用手开关的冷、热水洗手和消毒设施、并备有干手设施。各车间应单设工具、零部件专用洗刷室，并有冷、热水设施。车间内水、汽管道须避开操作场地的上方。灯具应有防护罩，以免破碎后混入食品中。生产车间固定设备的安装位置应便于清洗、消毒，离墙25～30cm，设备传动部分应有防护罩。生产用操作台（案子）和直接接触食品的工具、容器等，应用硬质木料或对人身体无毒害的其他材料制作，表面应光滑、无凹坑及裂痕。

(5) 西点冷作间：西点冷作间应为封闭式，室内装有空调器和紫外线灭菌灯，并设有冷藏柜。更衣室需要具备两次更衣设施。操作间与更衣室之间应有缓冲间。进门处应有冷、热水洗手消毒设施。一次更衣与二次更衣之间的门应有风幕，二次更衣室内应有紫外线灯。

5. 个人卫生及健康要求

(1) 健康检查：糕点加工人员及有关人员，每年至少进行一次健康检查，必要时接受临时检查。新参加或临时参加工作的人员，必须经健康检查，取得健康合格证后方可工作。工厂应建立职工健康档案。

(2) 健康要求：凡患有下列病症之一者，不得在糕点加工车间工作，如传染性肝炎、活动性肺结核、肠道传染病及肠道传染病带菌者、化脓性或渗出性皮肤病、疥疮，手有外伤者，其他有碍食品卫生的疾病。

(3) 卫生教育：新参加工作或临时参加工作的人员必须经卫生安全教育。

(4) 个人卫生：①糕点加工人员应保持良好的个人卫生，勤洗澡、勤理发、勤换衣，不得留长指甲和涂指甲油及其他化妆品等。②糕点加工人员进车间必须穿戴本厂统一的工作服、工作帽、工作鞋（袜），头发不得外露，工作服和工作帽必须每天更换，不得将与生产无关的个人用品和饰物带入车间。③糕点加工人员不得穿戴工作服、工作帽、工作鞋进入与生产无关的场所。④严禁一切人员在车间内吃食物、吸烟、随地吐痰、乱扔废弃物。⑤糕点加工人员应自觉遵守各项卫生制度，养成良好的卫生习惯；操作前必须洗手消毒，衣帽整齐；西点制作车间的操作人员必须戴口罩。⑥非加工人员经获准进入糕点加工车间时，必须遵守有关规定。

6. 工厂的卫生管理

(1) 工厂应根据要求制定卫生实施细则。

(2) 工厂和车间都应配备经培训合格的专职卫生管理人员，按规定的权限和责任负责监督全体工作人员执行本规范有关的规定；卫生管理监督人员应占全厂人数的2%～4%。

(3) 加工车间的设备及工器具应经常检修，必须保证正常运转，符合卫生要求。

(4) 每天工作结束后，应将加工场所的地面、墙壁、机器、操作台、工器具、容器等彻底清洗、擦拭，必要时要进行消毒。工器具应按类别存放在专用柜内。

(5) 除虫灭害。厂区周围及厂区内应定期或在必要时进行除虫灭害，防止害虫孳生。车间内使用杀虫剂时，应按卫生部门的规定采取妥善措施，不得污染食品、设备、工器具和容器。使用杀虫剂后应彻底清洗，除去残留药剂。

(6)凡直接参与糕点加工的人员,每人必须备有两套工作服、帽,并应经常洗换,保持清洁。

三、豆类原料及其制品的卫生和管理

豆类包括大豆、豌豆、蚕豆、豇豆、绿豆、小豆、苦豆等等。按照豆类中营养成分含量可将豆类分为两大类,一类是大豆(又分为黄豆、黑豆和青豆等),含有较高的蛋白质(35%~40%)和脂肪(15%~20%),碳水化合物相对较少(20%~30%);另一类是除大豆以外的其他豆类,含有较高的碳水化合物(55%~65%),中等含量的蛋白质(20%~30%),少量的脂肪(低于5%)。所有豆类蛋白质的氨基酸组成都较好,其中大豆为最好,其氨基酸组成接近人体需要,且富含粮谷类中所缺乏的赖氨酸,故称大豆蛋白质为优质蛋白质。此外,大豆还含有丰富的钙、磷、铁等无机盐和维生素 B_1 及维生素 B_2。大豆油中不饱和脂肪酸含量占85%,尤其以亚油酸含量最多。

按传统的生产、销售习惯,豆类食品所包括的范围主要是以大豆为原料的豆制品,根据生产工艺的不同分为发酵豆制品和非发酵豆制品两大类。

(一)豆类及豆制品与微生物

1. 豆类与微生物

豆类在农田生长期、收获、储藏过程中的各个环节都可受到霉菌的污染。当环境湿度较大、温度较高时,霉菌易在豆中生长繁殖并分解其营养成分,产酸产气,使豆发生霉变,不仅改变了豆类的感官性能,降低或失去其营养价值,而且还可能产生某种霉菌毒素,对人体健康造成危害。

为了避免豆类受微生物及其毒素的污染,应做到以下两方面:一方面是清洗大豆时要除去种子中的破碎种子和草籽,降低大豆种子的含水量至12%以下。另一方面是要控制好仓库的温度,粮堆温度应保持在室外平均月温5~10℃的范围,只有这样才能防止和控制霉菌的繁殖和产毒。

2. 豆制品与微生物

目前,我国豆制品生产多是手工操作,卫生条件较差,因此微生物污染在豆制品的卫生方面占有很重要的地位。

卫生防疫部门试验认为引起豆制品腐败的主要微生物是革兰氏阳性芽孢杆菌、粪产碱杆菌、革兰氏阳性荚膜杆菌等,它们可以使豆制品在盛夏短时间内产生腐败变质。球菌属和黏质沙雷氏菌除使豆制品发黏变质外,还产生色素使之变色。有些学者认为豆制品的腐败与加工条件有重要关系。如豆浆腐败与加工制作中煮沸时间有很大关系,煮沸10~15min,由大豆带来的细菌大部分杀死,只有耐热性杆菌的芽孢残存。但在以后工序或半成品浸在水中保存的时候也会受到各种细菌的污染而腐败。如豆腐的主要细菌有假单孢菌、大肠菌群、乳杆菌属、微球菌属、黄杆菌属、无色杆菌属等;酱油和酱中的有害微生物为小球菌、粪链球菌和枯草芽孢杆菌等;腐乳中主要的危害细菌为大肠杆菌、蜡状芽孢杆菌、金黄色葡萄球菌等。

（二）豆类食品有害物质的去除

豆类与谷物类混合进食可以提高膳食中蛋白质的营养价值，增加维生素和无机盐的来源，这对于调整我国居民的膳食结构、增加优质蛋白的摄入量、改善营养状况等方面都有着非常重要的意义。但是豆中也含有着多种有害成分，如胰蛋白酶抑制因子、凝血素以及引起甲状腺肿胀物质等，因此食用时应引起重视。经研究表明，这些物质都是水溶性的，经加热处理后几乎被破坏，而且残存量很少。因此，加工时加热预处理很重要。然而，由于加热的温度或时间不够，未能彻底破坏这些有害物质而引起中毒的事件也经常发生。

1. 抗营养因子

（1）蛋白酶抑制剂：蛋白酶抑制剂有7~10种，主要存在于大豆中，对胰蛋白酶、糜蛋白酶、胃蛋白酶等物质的酶活性有部分抑制作用，妨碍蛋白质的消化吸收，对动物有抑制生长的作用。采用常压蒸汽处理30min，即可破坏生大豆中的蛋白酶抑制剂。

（2）血球红细胞凝血素：这是一种能使血液的红血球凝集的有毒蛋白质，可引起恶心、呕吐等症状，严重时可致人死亡。

（3）胀气因子：这是占大豆碳水化合物一半的水苏糖和棉籽糖，在肠道微生物的作用下产气。通常经过加工处理可以不同程度解决这些问题。如大豆的蛋白质消化率仅有65%，若经过水泡、磨浆、加热、发酵、发芽等加工处理，制成的豆制品的消化率会明显提高，如豆浆消化率为85%、豆腐消化率为92%~96%。大豆通过加工制成豆制品时，胀气因子也会被部分或全部去除。

2. 豆腥味、苦涩味和其他异味的处理

豆中含有多种酶类，其中脂肪氧化酶是产生豆腥味及其他异味的主要酶类，在适当的条件下这种酶使脂肪腐败，氧化降解生成多种有豆腥味的物质。同时还可与亚油酸、亚麻酸等不饱和脂肪酸作用生成具有豆腥味的醛、酮等物质，脂肪氧化酶活性大小与温度、水分和pH有关，采用$NaHCO_3$调整浆体的pH，在脂肪氧化酶失活的温度下进行脱腥处理，并尽量缩短由调浆到杀菌工序的时间，可以减少豆腥味和苦涩味的产生。

（三）豆类食品的加工与卫生

豆类食品的污染环节，一方面来自包括生产工具、容器、管道及操作人员等的污染，另一方来自对产品的保存方式等的污染，其中前者是主要的污染环节。因此，要防止豆制品污染，可设计容易拆卸的输送管道，便于清洗，每班生产后刷洗干净，生产前通入热蒸汽消毒。豆腐板、冷凉竹帘及包布使用前用热碱水刷洗干净再经煮沸消毒。筐、箱及其他工具、容器使用前都需经热碱水洗刷，同时认真搞好环境、车间及操作工人的卫生。另外，为了防止交通运输、销售环节的污染，提倡豆制品使用小包装。

大豆是我国的特产，不仅品种多，营养丰富，食用方法也是多种多样。大豆制品在我国最为广泛的产品是豆腐、豆浆、豆芽等。

1. 豆腐

豆腐制法一般是先将豆子或豆饼泡胀，然后磨碎、过滤、加热煮沸，再加盐卤或石膏将大豆蛋白质沉淀下来，排水即成豆腐。豆腐还是其他一些豆制品如千张、油豆腐、豆腐干的基本制品。为保存豆腐及其制品的营养，在加工中常采取冷榨豆腐即将大豆先以冷榨法取出10%的油脂，然后将此豆饼制成豆腐。在加工中应注意以下几方面：

（1）豆饼在榨油前要彻底进行清洗，防止泥土带入豆制品中，这是使豆腐洁白干净的重要环节。

（2）冷榨后的豆饼要妥善保存，防止发霉变质使豆制品产生苦味。

（3）冷榨豆油时大豆加热温度不应超过30℃，否则蛋白质部分变性使制成的豆腐欠疏松，质地较硬。

（4）用来制造豆腐的水应是良质的，有的地区用循环水，必须净化，事前煮沸消毒，为保证豆制品的卫生质量应尽量以机械化、连续化密闭生产。

2. 豆浆

豆浆为广大居民喜爱的食品，对婴幼儿的生长有利，是良好的代乳品。其制法与豆腐沉淀前步骤相同。一般大豆与水的比例为1.7∶9，其水分含量约在95%左右。豆浆一定要烧开煮熟，以防皂苷类物质引起食物中毒，加热后可以破坏胰蛋白酶抑制因子，保证豆制品的营养价值，有利于消化吸收。豆浆蛋白质可以和牛奶蛋白质相媲美，因此豆乳产品有良好的发展前景。

3. 豆芽

大豆或绿豆发芽后，其抗坏血酸含量高达17~20mg/100g，还富有核黄素等营养成分，是良好的蔬菜代用品，尤其适用于北方冬季。但发豆芽应注意水质卫生问题，不要用化肥催芽。

（四）豆类食品的卫生评价及标准

我国豆制品因工艺情况各地不同，设备机械化程度低，较难找到一种标准能灵活地反映豆制品鲜度的变化，目前比较统一的意见是测挥发性盐基氮含量。新鲜的豆制品挥发性盐基氮含量应在10~20mg/100g，次鲜品在25~35mg/100g。

另外，一般豆制品感官上的变化也较灵敏地反映了新鲜度的变化，如豆腐块形整齐、软硬适宜、质地细嫩、有弹性为良质；相反颜色发暗，质地疏松、溃散，有黄色液体流并出开始发黏、变酸、产生异味，属于质量较差产品及变质食品。

我国加工豆制品所选用的原料大多是黄豆，也有用青豆和黑豆的。要制得较好的豆制品，首先应保证原料豆的质量标准，这是保证加工豆制品品质优良的前提条件。我国非发酵性豆制品卫生标准参见GB22106—2008，发酵性豆制品卫生标准参见GB2712—2003。

第二节 蔬菜、水果类的卫生及管理

水果、蔬菜是人类的重要食品，除了为人们提供重要的维生素及无机盐等营养素外，其所含的纤维素和果胶等物质对人体有重要的生理功能，纤维素促进肠蠕动，有利于排便，果胶也是如此。近年来，欧美及日本的学者研究认为纤维素与果胶除上述的生理功能外，还可减轻有毒物质对机体的损害作用。例如，摄入果胶可增加铅在体内的排泄量，促进有毒物质的代谢过程。此外，还有人发现膳食纤维可以增强肝脏中的胆固醇7α-羟化酶的活力，此酶参加胆固醇代谢。所以多吃新鲜水果、蔬菜可预防动脉粥样硬化，但水果和蔬菜又有着很大的区别。在植物学上，蔬菜是泛指一株植物的不同部分，蔬菜中的纤维素，以及维生素C、钙、磷、镁含量丰富，它是人体维持生命和生长的主要营养来源；而水果则是指一棵植物中带有种子的植物器官，大多数的水果，虽然含有维生素，但其所含的碳水化合物大多由葡萄糖、果糖和蔗糖一类的单糖和双糖组成。

一、水果类原料及其制品的卫生和管理

（一）水果与微生物的污染

一般正常的水果内部组织应是无菌的，但有时在水果内部组织中，可以有微生物存在。例如，一些苹果中可以分离出酵母菌，科研结果表明可以从柑橘、梨、桃、猕猴桃等十余种水果中筛选出几十种拮抗微生物。这些微生物早在开花结实以前已侵入并生存在植物体内。另外，水果因受植物病原微生物的侵害而引起病变，这些植物病原微生物在水果生长期或收获前从根、茎、叶、花、果实等途径进入植株体内。还有一个途径就是在收获后包装运输贮藏中而侵入的，会污染大量的腐生微生物。水果表皮组织受到昆虫的刺伤或其他机械损伤时，蜡质覆盖物被破坏，微生物就会从创伤处侵入并进行繁殖，从而加速了水果的腐烂变质。

1. 微生物引起水果的变质

有些水果，尤其是成熟度高的水果更容易被损伤，即使是肉眼察觉不到的极为微小的损伤，微生物也可入侵。

水果的营养组成特点是营养价值近似蔬菜，但碳水化合物的含量较蔬菜高，水分含量也通常在85%~90%，这也是容易引起微生物繁殖的一个重要因素。水果的pH<4.5，这就决定了能进行生长繁殖的微生物类群。

此外，水果还具有以下特点：

（1）各种鲜水果都含有维生素C，因其多生吃，故损失较少；
（2）水果中的纤维素、果胶是天然的缓泻剂；
（3）水果具有芬芳的果味、鲜艳的色彩，能促进食欲；
（4）水果含有较多的钠、钾、镁等元素，合成碱性食物。

引起水果变质的微生物，开始只能是霉菌和酵母菌。最常见的现象是霉菌在水果表皮损伤处繁殖或者在水果表面有污染物粘附的场所繁殖，侵入水果组织后，组织细胞壁的纤维素首先被破坏，进而分解果胶、蛋白质、淀粉、有机酸、糖类等物质，继而细菌开始繁殖。

由于微生物的繁殖，水果外观上出现深色的斑点，组织变得松软、发绵、凹陷、变形，并逐渐变成浆液甚至是水液状，并产生各种不同的味道，如出现酸味、芳香味、酒

味等。

值得注意的是新鲜的水果属于活体食品,它在贮藏期间仍然保持生命活力。其原因在于存在于水果组织内的酶仍然是有活力的,故它可采用采收前贮存在组织内的养分来维持其生命活动,继而逐渐转向成熟。这种变化是分解代谢过程,并非合成代谢。该变化一直进行到养分耗尽为止,从而会导致水果组织全部瓦解而发生变质,该过程与微生物造成的变质有协同作用。

2. 水果冷藏中的微生物

由于低温可以抑制微生物和各种酶的活动,因而低温可以延长水果的保藏期。但温度过低,又会使水果冰冻,从而引起水果组织物理性状的改变,故一般情况下采用冷藏来保存水果,因为冷藏情况下大多数微生物的生长受到了抑制,生长繁殖速度已降到非常缓慢的程度。利用冷藏的方法贮存水果,对在一定时间内防止水果的变质是行之有效的。但有些微生物如细菌中的假单胞菌仍可以生长,故保藏期的长短还取决于多种因素,如水果原有微生物种类与数量、表皮损伤情况、水果的pH、水果的成熟度以及冷藏环境的温度和卫生状况等。

3. 微生物引起果汁的变质

水果原料带有一定数量的微生物,而在果汁制作过程中,又不可避免地受到微生物的污染,微生物进入果汁后,能否生长繁殖,主要取决于果汁的pH和果汁中糖分含量的高低。

由于果汁的酸度低,pH在2.4~4.2,糖度较高,因而在果汁中生长的主要是酵母菌、霉菌和极少数的细菌。

(1) 果汁中的细菌

果汁中生长的细菌主要是乳酸菌,它们能在pH > 3.5以上的果汁中生长,如植物乳杆菌、明串珠菌和嗜酸链球菌,它们可以利用果汁中的糖、有机酸生长繁殖并产生乳酸、CO_2等以及少量丁二酮、3-羟基-2-丁酮等香味物质;明串珠菌产生黏多糖等发稠物质,从而使果汁变质。其他细菌在pH低的果汁中残存下来后,是不会繁殖的。当pH >4.0时,酪酸菌(魏氏梭菌)容易生长并进行丁酸发酵。

(2) 果汁中的酵母菌

酵母菌是果汁中所有微生物数量和种类最多的一类微生物,它们是从鲜果中带来的或是在压榨过程中被环境污染的,当然发酵果汁也可能是发酵过程中被污染的。果汁中酵母菌,主要有假丝酵母属、圆酵母属、隐球酵母属和红酵母属。

此外,苹果汁保存于低CO_2气体中时,常会见到汉逊氏酵母菌生长,此菌可产生水果香味的酯类物质。柑橘汁中常出现有越南酵母、葡萄酵母、圆酵母属和醭酵母属的酵母菌,这些菌是在加工过程中污染的。

浓缩果汁由于糖度高、酸度高,故细菌生长受到抑制,在其中生长的是一些耐渗透压的酵母菌和霉菌,如鲁氏酵母、蜂蜜酵母等。

（3）果汁中的霉菌

霉菌引起果汁变质时会产生难闻的气味。

果汁中存在的霉菌以青霉属最为多见，如扩张青霉、皮壳青霉等。其次是曲霉属的霉菌，如构巢曲霉、烟曲霉，原因是曲霉的孢子有较强的抵抗力，可以生存较长的时间。但霉菌一般都容易受到 CO_2 的抑制，故充入 CO_2 的果汁可以防霉。

此外，在刚榨出的果汁中还会存在交链孢霉属、芽枝霉属、粉孢霉属和镰刀霉属中的一些霉菌，但在贮藏果汁中不容易发现。

4. 微生物引起果汁变质的现象

（1）浑浊。除了化学因素可引起果汁变质外，造成果汁变质的原因大多数是由于酵母菌产生乙醇而造成的。

通常引起浑浊的酵母菌是圆酵母属中的一些菌种。而造成浑浊的霉菌是一些耐热性的霉菌，如雪白丝衣霉菌。但霉菌在果汁中少量生长时，并不发生浑浊，仅使果汁的风味变坏，产生霉味和臭味等。

（2）产生乙醇。引起果汁产生乙醇而变质的微生物主要是酵母。酵母菌能耐受 CO_2，当果汁含有较高浓度的 CO_2 时，酵母菌虽不能明显生长，但仍能保持活力，一旦 CO_2 浓度降低，即可恢复生长繁殖的能力而引起贮藏果汁产生乙醇。

此外，少数霉菌和细菌也可引起果汁产生酒精变质，如甘露醇杆菌、明串珠菌、毛霉、曲霉、镰刀霉中的部分菌种。

（3）有机酸的变化。果汁中含有多种有机酸如酒石酸、柠檬酸、苹果酸，它们以一定的含量形成了果汁特有的风味，而当微生物生长繁殖后，分解了某些有机酸，从而改变了它们的含量比例，因此就使得果汁发生变质，表现为原有的风味被破坏，有时甚至产生了一些不愉快的异味。引起有机酸变化的微生物主要是细菌和霉菌，酵母菌对有机酸的作用较弱。

（二）水果中微生物污染途径

（1）污染水果的微生物一部分来自花期侵染进入水果内部组织及整个生育期从自然孔口和伤口侵入。

（2）外源腐生微生物及致病微生物通过污水、粪便、肥料、手、动物等侵入。新鲜水果在果园或菜田主要受土壤污染，水果可被土壤中肉毒梭菌、产气荚膜梭菌污染。若土壤用粪施肥还可能被沙门菌、肠道传染病菌等致病微生物污染。其次，用未经处理的污水灌溉农田也可造成果蔬的微生物污染。

（3）在收获、搬运、出售过程中，操作人员的手是微生物污染的重要来源，尤其在货架零售时，可能与许多人的手接触，会造成微生物的大量污染。

（三）防止水果微生物污染的措施

1. 对灌溉用水的卫生要求

灌溉用水对水果的卫生质量影响很大。因此，在使用时应注意以下几方面：

（1）如果用污水灌溉果园时，必须符合排放和农田用水的水质标准。灌溉前必须预先处理,生活污水要经过沉淀,以减少寄生虫、细菌及悬浮物质。

(2) 防止水源被污染。除注意水沟渠的建筑质量外,饮水井与污水井或污水渠道间的距离不应少于200m。为防止地面水被污染,在集中式给水水源取水点上游1000m至下游100m沿岸农田不得使用污水灌溉。

2. 施肥的卫生要求

以人或动物粪便作肥料时应经过无害化处理。粪尿混合封存、发酵沉卵、堆肥、沼气发酵等厌氧处理后,杀灭粪便中的寄生虫和病原体,经卫生鉴定要求杀灭全部血吸虫卵,钩虫卵及蛔虫卵要减少95%以上,大肠菌群值在$10^{-4} \sim 10^{-3}$范围内。高温堆肥要求最高堆温达50~55℃,持续5~7天,蛔虫卵死亡率达到90%~100%;大肠菌群值在$10^{-2} \sim 10^{-1}$范围内。

3. 贮藏管理

由于水果水分多、组织脆弱,容易受机械损伤,因而容易腐烂变质。采收后生命活动仍在旺盛地进行,呼吸作用没有停止。活体的贮存期限在一定范围内和呼吸率成反比,延长贮存期限的基本原理就是降低呼吸率。

(1) 低温贮藏有着非常重要的意义,是延缓衰老、保持新鲜度、防止微生物繁殖的关键。

(2) 用抗菌剂和衰老抑制剂延缓贮存时期发生的腐败。

4. 贮、运、销过程中的卫生问题

水果贵在新鲜,它们含水量很高,在贮、运、销过程中,水分易于蒸发而凋萎;水分高又有大量的营养物质溶解在其中,适宜于微生物的生长,故贮、运、销中应注意及时剔除腐烂变质部分,尽可能以小包装方式出售,既方便又卫生。

5. 食用前的清洗和消毒

水果主要用于生食,应彻底洗净和消毒,最好在沸水中漂烫30s。经试验证明叶菜洗净可除菌82.5%,根茎可减少菌97.7%;在80℃水中浸烫10s即可杀灭伤寒杆菌等。用消毒液如漂白粉液、高锰酸钾液或5%乳酸液浸泡消毒,效果较好。

6. 水果加工中的卫生问题

水果在加工前要进行分选、洗涤、去皮、修整、热烫、抽空等工艺过程。

(1) 原料的分选和洗涤

分选的目的在于剔除腐烂变质的原料,并按质量进行分级。洗涤的目的是为了除去果蔬表面的尘土、泥沙、部分微生物、可能残留的化学药品等。

大工厂原料分选采用震动式或滚筒式分级机;洗涤采用漂洗法、喷洗法及转筒滚洗法等。

原料的洗涤完善,对于减少附着于原料表面的微生物,特别是耐热性芽孢,具有十分重要的意义。凡喷过农药的水果,应先用稀盐酸浸泡后,再用清水洗净。

(2) 原料的去皮和修整

原料的去皮和修整能保证良好的卫生品质。水果是农药污染的重要食品类,其不同部位农药残留不一样。一般来说,农药(特别是有机氯和有机磷农药)多集中于果皮;而氨基甲酸酯类农药-西维因在有些水果上的残留量在果肉中居多。

化学去皮常用的药品是氢氧化钠、氢氧化钾或两者混合的热溶液,如桃去皮、橘子去囊衣都采用此法。用碱液处理后,再用清水冲洗残留的碱液,并擦去皮屑。去皮所用的碱液的浓度、温度和处理时间都与果实的种类、成熟度有关。

(3) 原料的消毒

原料热处理是将水果原来放入沸水或蒸汽中进行短时间的加热处理,热处理的温度与时间应根据品种、工艺要求而定,一般温度在90℃左右热烫2~5min。通过热处理后可以改善风味与组织,稳定色泽,破坏酶的活性。热处理后应及时冷却、装罐、抽空、封口,可以减少污染的机会,以确保良好的品质。

(4) 设备卫生

食品加工过程中,食品与设备接触的每一部分都是微生物污染的潜在来源。当水果碎片积聚在设备上时,这些部分就可能成为大量产生细菌的污染源,最常见的是水果加工厂的"机器霉"。这种霉菌的存在是食品加工厂不卫生的表现。另外,在生产过程中发现的嗜热性平酸菌最重要的污染来源是在加热的设备中生长的,如热烫机、搅拌机等。因此,对于污染源的控制依赖于工艺设备的合理设计和正确的操作,以及有效的清洁卫生方法。要求食品加工厂,尤其是水果加工厂,在加工过程中各工序(特别是装罐工序)必须注意剔除和避免混入一切夹杂物。

二、蔬菜类原料及其制品的卫生和管理

(一) 防止蔬菜发生腐败变质

蔬菜含水分较多,组织脆弱,易受损伤而腐败变质。新鲜的蔬菜都是活体,采收后生命活动仍在进行,低温储藏延缓衰老是保持新鲜度的关键,一般可采用冷藏、速冻,结合保鲜剂、辐照的办法延长保藏期并改善商品质量。

(二) 防止致病菌及寄生虫污染

施用人畜粪便和生活污水灌溉菜地,蔬菜中肠道致病菌和寄生虫污染较为严重。据调查有的地区大肠杆菌在蔬菜中的阳性检出率为67%~95%,蛔虫检出率为89%,流行病学调查已证实黄瓜和西红柿在痢疾传播途径占主要地位。因此,为了防止致病菌及寄生虫的污染应采取如下处理:人畜粪便应进行无害化处理,采用沼气法比较适宜;推行蔬菜摘净残叶、去除烂根、清洗干净后包装上市,生食蔬菜应清洗烫漂或化学法消毒净化;工业或生活污水应先沉淀驱除寄生虫或采用地下灌溉的方式,避免污水与蔬菜直接接触。

(三) 控制农药残留

应限制使用残效期长的农药,甲胺磷、对硫磷等高毒农药不允许使用;选用高效低

毒低残留农药，并选用杀虫效果好的最低剂量；根据农药的毒性和残效期，确定使用次数、剂量和安全间隔期（最后一次使用距收获的天数），如我国规定乐果40%的乳剂，以每公顷1500g，800倍稀释喷雾大白菜和黄瓜，其安全间隔期分别不少于10天和2天；制定蔬菜水果农药最大残留量标准，对激素类农药慎重使用。

（四）控制有害化学物质污染

对利用含有汞、镉、砷、有机氯等有毒物质的工业废水时应慎重，应进行无害化处理并尽量采用地下灌溉。减少硝酸盐和亚硝酸盐的主要办法是合理的田间管理及采后低温储藏，尽量吃新鲜的蔬菜，进食蔬菜腌制品时要避开生成亚硝酸盐的高峰期。

第三节　畜禽肉、水产品及其制品的卫生及管理

一、畜禽肉及其制品的卫生和管理

畜禽肉类食品包括畜禽类的肌肉、内脏及其制品。它们能供给人体需要的蛋白质、脂类、碳水化合物、无机盐及维生素等多种营养素，且易被消化、吸收和利用，饱腹作用强，故食用价值高。但这类食品易受到微生物和寄生虫的污染，可引起食品腐败变质，导致人食物中毒、肠道传染病和寄生虫病的发生，也可引起动物疫病的流行和传播。因此，必须加强和重视畜禽肉类食品的卫生管理及监督。

（一）畜禽类动物屠宰后的变化及卫生学意义

畜禽类动物经屠宰后，其肌肉组织会发生一系列变化，可以概括为尸僵、成熟、自溶、腐败变质四个阶段。

1. 尸僵

刚屠宰后的畜禽肌肉呈中性或弱碱性，pH为7.0~7.2，肌肉含水量和持水性大，呈松软状，没有明显的香味和滋味。随着肉的自身分解酶的作用，肌肉中的肌糖原无氧分解产生乳酸，ATP在三磷酸腺苷酶的作用下释放出磷酸使肉的pH下降到5.4。由于肌凝蛋白的pI值是5.4，所以此时肌凝蛋白凝固。ATP的减少，导致了肌肉纤维收缩，使肉品呈尸僵状态。处于尸僵状态的肉品，其含水量和持水性明显下降，烹调加工后，肌纤维不易咀嚼，肉汤浑浊，香味和滋味都较差。此时的肉品一般不宜直接用做烹饪原料。尸僵一般出现在屠宰后1.5h（夏季）或3~4h（冬季）。

2. 成熟

尸僵之后肌肉又逐渐软化下来。肌糖原仍继续分解产酸，肉品pH继续下降，肌肉中的结缔组织变得松软，肌肉纤维细胞器溶酶体中的蛋白酶缓慢分解肌肉蛋白质，分解产物为小分子多肽、氨基酸、核苷酸，同时也使蛋白质结构松弛，并赋予肉一种特殊的香味和鲜味。这时在酸性介质作用下，肌肉组织变得柔软细嫩，含水量增加，有弹性，切面多汁，易于煮烂和咀嚼，具有明显的香味和滋味，更易被消化酶所分解，这就是肉

的成熟过程。这种食用性质改变的肉称为"成熟肉",可直接用做烹饪原料。在 0~4℃ 环境温度下,肉品需 5~7 天完成成熟过程。环境温度越高,成熟过程的时间越短。在成熟过程中产生的乳酸,具有杀灭某些微生物的作用。同时,在肉表层有一层干膜,可以阻止微生物的侵入并具有防止肉品干燥的作用,一般在 4℃ 下存放 10 天也不会腐败变质。

3. 自溶

成熟肉长时间保持较高的温度,组织酶的活性继续存在,引起组织自体分解,此现象为肉的自溶。自溶的发生与微生物污染无关,即使肌肉深层无细菌存在,自溶仍然发生。自溶使蛋白质进一步分解,其产物有的具有碱性,使 pH 上升,为腐败微生物的繁殖创造了条件。此时,肉的弹性逐渐消失,肉质变软,肉的边缘呈现暗绿色,同时肉中的脂肪也开始分解,产生酸败味。这样的肉须经高温处理后方可食用,若自溶变化严重,有强烈的难闻气味或变黑发绿,则不能食用。内脏含酶多,故自溶速度比肌肉快。

4. 腐败

自溶阶段的肉,在大量微生物的作用下,分解并产生恶臭味的过程称为肉的腐败。腐败主要由生前或宰后污染在表层的细菌所引起。在适宜的温度下细菌大量繁殖,并沿着结缔组织和骨组织向深层侵入,厌氧菌也随之而入。在深层组织中的需氧菌的繁殖又为厌氧菌的生长创造了条件。蛋白质、脂肪和糖原被分解产生一些胺类、醛类、酮类、吲哚、粪臭素等物质,使肉伴有恶臭味、发黏、变色。腐败变质肉不能食用。

(二) 畜禽肉及其制品的卫生问题

肉类食品的卫生质量与畜禽活体的健康状况、宰后贮存条件和加工方法等因素有关。

1. 生物性污染

主要包括人畜共患病的病原体、寄生虫及虫卵和细菌的污染。

(1) 人畜共患病的病原体的污染

常见的细菌有炭疽杆菌、布氏杆菌、李氏杆菌、鼻疽杆菌、土拉杆菌、结核分枝杆菌、猪丹毒杆菌等。常见的病毒有口蹄疫病毒、狂犬病病毒、水泡性口炎病毒等。被这些病原污染的肉类食品,必需严格按照肉品卫生检验制度进行处理。

(2) 寄生虫及虫卵的污染

许多人畜共患的寄生虫病,如囊虫病、绦虫病、旋毛虫病、蛔虫病、姜片虫病等,可通过食用受到寄生虫及虫卵污染的畜禽肉品,引起人体感染寄生虫病。故必须对肉类食品进行严格检验,视污染轻重给予不同处理。

(3) 细菌污染

鲜肉中的微生物来源广泛,种类甚多,细菌可分为致病性细菌、致腐性细菌及食物中毒性细菌三大类群。

1) 常见的致腐性细菌主要包括:①革兰氏阳性产芽孢需氧菌,如蜡样芽孢杆菌、小芽孢杆菌、枯草杆菌。②革兰氏阳性球菌，如凝聚性细球菌、嗜冷细球菌、淡黄绥茸菌、金黄八联球菌、金黄色葡萄球菌、粪链球菌。③革兰氏阴性无芽孢细菌，如阴沟产气杆菌、大肠杆菌、奇异变形杆菌、普通变形杆菌、绿脓假单胞杆菌、荧光假单胞菌、腐败假单胞菌。

2）常见的致病性细菌主要包括：人畜共患病的病原微生物，如炭疽杆菌、布氏杆菌、李氏杆菌、鼻疽杆菌、土拉杆菌、结核分枝杆菌、猪丹毒杆菌。常见的病毒有口蹄疫病毒、狂犬病病毒、水泡性口炎病毒等。

3）中毒性细菌：有些致病性细菌或条件致病性细菌，可通过污染食品或细菌污染后产生大量毒素，从而引起以急性过程为主要特征的食物中毒。它包括沙门菌、志贺氏菌、致病性大肠杆菌等中毒性细菌。常见的条件致病菌，如变形杆菌、蜡样芽孢杆菌。有的细菌可在肉品中产生强烈的外毒素或产生耐热的肠毒素，也有的细菌在随食品大量进入消化道过程中，能迅速形成芽孢，同时释放肠毒素，如肉毒梭菌、魏氏梭菌。常见的致食物中毒性细菌，如链球菌、空肠弯曲菌、小肠结肠炎耶尔森氏菌。

(4) 真菌污染

真菌在鲜肉中没有细菌数量多，而且分解蛋白质的能力也较细菌弱，生长较慢，但在鲜肉变质中起一定作用。经常可从肉中分离到的真菌有交链霉、曲霉、青霉、枝孢霉、毛霉等，而以毛霉及青霉为最多。有一些真菌在肉中繁殖后产生毒素，引起中毒，此类真菌常见的有麦角菌、赤霉、黄曲霉、黄绿青霉、毛青霉等。

2. 化学性污染

主要指肉品中残留的有毒有害化学物质、加工方法及其添加剂等的污染。

(1) 肉中农药的污染

肉类食品中的化学农药的残留主要有有机氯农药 DDT、六六六等。我国某省 1976 年的调查发现，畜禽肉类 DDT、六六六检出率均为 100%，DDT、六六六检出范围分别是 0.5~1.5mg/kg 和 0.016~1.825mg/kg，这些农药性质稳定，不易分解，能在生物体内长期贮留，经富集后导致严重污染。

(2) 抗生素残留

抗生素残留是指抗菌药物及其代谢物在动物体的组织和脏器中蓄积或贮存，屠畜宰后残留于肌肉或其他脏器中。其原因有两方面：一是通过饲喂抗生素添加剂，目前各国对抗生素的使用日益广泛和严重。二是由于治疗畜禽疾病时大量使用抗生素，甚至还有滥用抗生素的现象；同时，又不遵守休药期及食品卫生规定，而任意屠宰或销售。肉中的残留抗生素进入人体后具有一定的毒性反应，可使消化道内病原菌耐药性增加，有的产生过敏性反应。畜禽业生产中一般要求使用人不常用、排泄快、吸收少、成本低的抗生素，屠宰前一定要有停药期。肉类动物用抗菌药物后的屠宰休药期及残留限量见表 3-5 和表 3-6。我国尚未制定肉类中抗生素残留限量。

表3-5 WHO与FAO规定猪、牛使用抗生素后的休药期

抗药性	宰前休药期/d 猪	宰前休药期/d 牛	应用限制
盐酸土霉素	26	22	不能用于产奶母牛
硫酸双氯链霉素	30	30	—
红霉素	7	14	不能用于犊牛
普鲁卡因青霉素G	7	10	—
泰乐菌素	4	8	不能用于犊牛
青霉素G与硫酸双氯链霉素	30	—	—
硫酸二甲基嘧啶		10	—

表3-6 美国FDA规定肉类食品的抗生素残留限量

抗生素	肉类残留量(mg/kg)
四环素	≤0.5
土霉素	≤0.25
金霉素	≤0.05
氯霉素	不得检出
青霉素	不得检出
链霉素	不得检出
红霉素	猪肉≤0.1，牛肉不得检出
新生霉素	≤0.5
林可霉素	≤0.1
螺旋霉素	≤0.05
竹桃霉素	≤0.3

(3) 激素残留

激素残留是指畜牧业生产中应用激素作为动物饲料添加剂，以促进动物生长、增加动物体质量和肥育为目的，或用于疾病防治和同步发情等而导致肉品中残留激素，主要是雌激素和雄激素。1981年WHO禁止使用己烯雌酚、己烷雌酚作为动物生长促进剂。目前使用的有睾丸酮、黄体酮、雌二醇、雌酮、雌三醇、醋酸三烯去甲睾酮等。残留于肉品中的激素一旦通过食物链进入人体，即会明显地影响机体的激素平衡，有的引起致癌、致畸，有的引起机体水、电解质、蛋白质、脂肪和糖的代谢紊乱等。国内外报道的儿童性早熟均与儿童进食动物性食品有关。FDA规定了肉用动物宰前休药期及肉类中激素残留不得检出。另外目前正在研究的肽类激素，虽然其使用的效果特别好，也无残留问题，但用激素刺激动物，使之代谢规律发生变化，大量摄入会降低自身内分泌水平，损害身体健康，还可能引起心血管疾病、糖尿病等。

(4) 兴奋剂残留

兴奋剂又叫 β-2-肾上腺素能受体兴奋剂，是一类与肾上腺素或去甲肾上腺素结构和功能类似的苯乙醇胺类衍生物，其作用类似于生长激素。这类物质俗称"瘦肉精"，医学上称克伦特罗，是一种人用的止喘药，其类似产品有息喘宁、克喘宁、舒喘灵、舒喘宁等十余种。饲料中加入克伦特罗，它选择性地作用于猪肝 2-肾上腺素能受体，激活腺苷酸环化酶(cAMP)，使环磷腺苷增加，加强脂肪分解，促进蛋白质合成，实现营养的分配，提高猪胴体瘦肉率，但残留于肉品中导致污染。克伦特罗在体内代谢慢，存留时间长，在家畜肺及肝中残留量最多，因此消费者食用家畜肺及肝更易中毒。实验证明克伦特罗完全能耐受100℃高温，要经126℃油煎5min才会破坏减半，因此常规烹调对肉食品中残留的克伦特罗起不到破坏作用。人食用含瘦肉精猪肉后会发生中毒，重症者会出现头晕、头痛、恶心、呕吐、肌肉震颤、心慌和气短等症状，若是高血压、心脏病、甲状腺功能亢进和青光眼等病人中毒后，危险性更大，甚至可引起死亡。目前没有任何一个国家批准使用，但某些商贩和企业受到利益的驱使仍在使用。

(5) 食品添加剂的污染

在肉类制品如香肠、火腿、午餐肉、腌肉等制作过程中，为了保持肉品粉红的色泽，都普遍使用硝酸盐和亚硝酸盐作为发色剂。此外，硝酸盐和亚硝酸盐还具有一定的防腐抑菌作用。但是亚硝酸盐在肉品中使用量过大，可引起亚硝酸盐食物中毒。亚硝酸盐和含胺类化合物的食品在人体内或同时进入胃内，可以合成致癌物质亚硝胺。所以，我国食品添加剂使用卫生标准规定：肉类制品中的硝酸钠使用量≤0.5 g/kg，亚硝酸钠≤0.15g/kg，残留量不得超过30mg/kg。

(6) 多环芳族物质的污染

多环芳族物质是普遍存在于烟熏、烘烤食品中的化学致癌物质。它可直接来自于燃烧不全而产生的烟雾中，也可由肉类食品的蛋白质、脂肪、胆固醇类物质在高温条件下热分解产生。多环芳族物质可附着于食品表面，并能逐渐渗透到肉品内部。多环芳族物质物质在进入人体后，很快溶于肝脏、脾、肾脏、肾上腺及卵巢等的脂肪组织，大部分可经过排泄排出，但部分残留在人体内的多环芳族物质会逐渐累积起来，引起疾病，可见其对人体危害之大。

3. 冷藏肉中的微生物

(1) 冷藏肉分类

冷藏肉包括冷却肉、冷冻肉、解冻肉三类。

1) 冷却肉是指在 -4℃下贮藏，肉温不超过3℃的肉类。冷却肉质地柔软、气味芳香，肉表面常形成一层干膜，可阻止微生物的生长繁殖，但由于贮藏温度较高，不宜久存。

2) 冷冻肉又称冻肉，系指屠宰后经过预冷，并进一步在(-20±2)℃的低温下急冻，使深层肉温达到-6℃以下的肉类，呈硬固冻结状，切开肉的断面可见细致均匀的冰晶体。

3) 解冻肉又称冷冻融化肉，冻肉在受到外界较高温度的作用下缓慢解冻，并使深层温度高至 0℃左右。通常情况下，经过缓慢解冻，溶解的组织液大都可被细胞重新吸收，尚可基本恢复到新鲜肉的原状和风味，但当外界温度过高时，因解冻速度过快，溶解的组织液难以完全被细胞吸收，营养损失较大。

（2）冷藏肉中微生物的来源及类群

冷藏肉的微生物来源，以外原性污染为主，如屠宰、加工、贮藏及销售过程中的污染。嗜冷性细菌，尤其是霉菌常可引起冷藏肉的污染与变质。冷藏肉类中常见的嗜冷细菌有假单胞杆菌、莫拉氏菌、不动杆菌、乳杆菌及肠杆菌科的某些菌属，尤其以假单胞菌最为常见。常见的真菌有球拟酵母、隐球酵母、红酵母、假丝酵母、毛霉、根霉、枝霉、枝孢霉、青霉等。

（3）冷藏肉微生物变化引起的现象

高湿度有利于假单胞菌、产碱类菌的生长，较低的湿度适合微球菌和酵母的生长，如果湿度更低，霉菌则生长于肉的表面。微生物在冷藏肉中生长，会使肉发生如下变化。

1）肉表面产生灰褐色改变或形成黏液状物质

在冷藏条件下，嗜温菌受到抑制，嗜冷菌如假单胞杆菌、明串珠菌、微球菌等继续增殖，使肉表面产生灰褐色改变，尤其在温度尚未降至较低的情况下。如降温较慢、通风不良，可能在肉表面形成黏液样物质，手触有滑感，甚至起黏丝，同时发出一种陈腐味，甚至恶臭。

2）有些细菌产生色素会改变肉的颜色，如肉中的"红点"可由黏质沙雷氏菌产生的红色色素引起，类蓝假单胞菌能使肉表面呈蓝色，微球菌或黄杆菌属的菌种能使肉变黄，蓝黑色杆菌能在牛肉表面形成淡绿蓝色至淡褐黑色的斑点。

3）在有氧条件下，酵母也能于肉表面生长繁殖，引起肉类发黏、脂肪水解、产生异味和使肉类变色（白色、褐色等）。

4. 肉制品中常见的微生物类群

肉制品的种类很多，一般包括腌腊制品（如腌肉、火腿、腊肉、熏肉、香肠、香肚）和熟制品（如烧烤、酱卤的熟制品及肉松、肉干等脱水制品）。

前者是以鲜肉为原料，利用食盐腌渍或再加入适当的佐料，经风晒成形加工而成。后者系指经过选料、初加工、切配以及蒸煮、酱卤、烧烤等加工处理，食用时不必再经加热烹调的食品。由于加工原料、制作工艺、贮存方法各有差异，因此各种肉制品中的微生物来源与种类也有较大区别。

（1）熟肉制品

常见的有细菌和真菌，如葡萄球菌、微球菌和革兰氏阴性无芽孢杆菌中的大肠杆菌、变形杆菌，还可见到需氧芽孢杆菌，如枯草芽孢杆菌、蜡样芽孢杆菌等。常见的真菌有酵母菌属、毛霉菌属、根霉属及青霉菌属等。

（2）灌肠类制品

耐热性链球菌、革兰氏阴性杆菌及芽孢杆菌属、梭菌属的某些菌类，某些酵母菌及霉菌，这些菌类可引起灌肠制品变色、发霉或腐败变质，如大多数异型乳酸发酵菌和明串珠菌能使香肠变绿。

(3) 腌腊制品

腌腊制品上多以耐盐或嗜盐的菌类为主，弧菌是极常见的细菌，也可见到微球菌、异型发酵乳杆菌、明串珠菌等。一些腌腊制品中可见到沙门菌、致病性大肠杆菌、副溶血性弧菌等致病性细菌，一些酵母菌和霉菌也是引起腌腊制品发生腐败、霉变的常见菌类。

(三) 肉与肉制品微生物污染的途径

鲜肉是动物经过停食、沐浴、击晕、刺杀、放血、去毛、去头蹄、去皮、开膛、除内脏、劈半等步骤加工而成。一般情况下，健康动物的胴体，尤其是深部组织本应是无菌的，但从解体到消费要经过许多环节，因此，不可能保证屠畜绝对无菌。鲜肉中微生物的来源与许多因素有关，如动物生前的饲养管理条件、机体健康状况及屠宰加工的环境条件、操作程序等。

1. 鲜肉中微生物污染的途径

(1) 宰前微生物的污染

1) 健康动物本身存在的微生物。健康动物的体表及一些与外界相通的腔道、某些部位的淋巴结内都不同程度地存在着微生物，尤其在消化道内的微生物类群更多。通常情况下，这些微生物不侵入肌肉等机体组织中，在动物机体抵抗力下降的情况下，某些病原性或条件致病性微生物，如沙门菌可进入淋巴液、血液，并侵入到肌肉组织或实质脏器中。

2) 有些微生物也可经体表的创伤、感染而侵入深层组织。

3) 患传染病或处于潜伏期者相应的病原微生物可能在生前即蔓延于肌肉和内脏器官中，如炭疽杆菌、猪丹毒杆菌、多杀性巴氏杆菌、耶尔森氏菌。

4) 动物在运输、宰前等过程中微生物的传染。由于过度疲劳、拥挤、饥渴等不良因素的影响，可通过个别病畜或带菌动物传播病原微生物，造成宰前的污染。

(2) 屠宰过程中微生物的污染

1) 健康动物的皮肤和皮毛上微生物的种类与数量和动物生前所处的环境有关。宰前对动物进行淋浴或水浴，可减少皮毛上微生物对鲜肉的污染。

2) 胃肠道内的微生物有可能沿组织间隙侵入邻近的组织和脏器。

3) 呼吸道和泌尿生殖道中的微生物可能造成污染。

4) 屠宰加工场所的卫生状况。

水是不容忽视的微生物污染来源，必须符合《生活饮用水卫生标准》，尽量减少因冲洗而造成的污染。屠宰加工车间的设备，如放血、剥皮所用刀具有污染，则微生物可随之进入血液，经由大静脉管而侵入胴体深部。挂钩、电锯等多种用具也会造成鲜肉的污染。另外，鲜肉在分割、包装、运输、销售、加工等各个环节，也不能忽视微生物的污染问题。

2. 肉制品中微生物污染的途径

（1）熟肉制品

1）加热不完全肉块过大或未完全烧煮透时，一些耐热的细菌或细菌的芽孢仍然会存活下来，如嗜热脂肪芽孢杆菌、微球菌属、链球菌属、小杆菌属、乳杆菌属、芽孢杆菌及梭菌属的某些种。此外，还有某些霉菌，如丝衣霉菌。

2）通过操作人员的手、衣物、呼吸道、切肉的和贮藏肉品的不洁用具等使其重新受到污染。

3）通过空气中的尘埃、鼠类及蝇虫等为媒介而污染各种微生物。

4）熟肉制品受到金黄色葡萄球菌、鼠伤寒沙门菌、变形杆菌等严重污染后，在室温下存放 10～24 小时，食前未经充分加热，就可引起食物中毒。

（2）灌肠制品

灌肠制品种类很多，如香肠、肉肠、粉肠、红肠、血肠、火腿肠及香肚。

此类肉制品原料较多，各种原料的产地、贮藏条件、产品质量及加工工艺，对成品中微生物的污染都会产生一定的影响。绞肉的加工设备、操作工艺、原料肉的新鲜度以及绞肉的贮存条件和时间等，也会对灌肠制品产生重要影响。

（3）腌腊肉制品

常见的腌腊肉制品有咸肉、火腿、腊肉、板鸭、凤鸡等。微生物来源如下：

1）原料肉的污染。

2）盐水和盐卤中，微生物大都具有较强的耐盐或嗜盐性，如假单胞菌属、不动杆菌属、盐杆菌属、嗜盐球菌属、黄杆菌属、无色杆菌属、叠球菌属及微球菌属的某些细菌及某些真菌。许多人类致病菌，如金黄色葡萄球菌、魏氏梭菌和肉毒梭菌可通过盐渍食品引起食物中毒。

3）腌腊制品的生产工艺、环境卫生状况及工作人员的素质，都与这类肉制品的污染有关。

3. 肉类的变质现象

肉类被微生物污染后，如果在 0℃ 下保存，并能以通风干燥的条件存放，一般不会很快腐败变质，但如果贮存在温度高、湿度大的条件下，则很容易发生腐败变质，通常变质有以下四种现象：

（1）发黏

这主要是由于微生物在肉的表面生长，形成了菌苔而引起的肉类表面有黏性物质产生。引起此类现象产生的微生物主要包括一些革兰氏阴性细菌、乳酸菌、酵母，一些需氧芽孢菌和小球菌等。已经发黏的肉块通常切开时会出现拉丝现象。并有臭味产生。此时带菌数量一般为 $10^7 cfu/cm^2$。

（2）变色

肉类被微生物污染后会出现变色现象。这是由于在微生物的作用下肉类中一些含硫氨基酸分解产生了 H_2S，而 H_2S 又与肌肉中的血红蛋白形成绿色的硫化氢血红蛋白，这类化合物积累在肉的表面,形成一层暗绿色的斑点。形成斑点的颜色与肉中微生物的种类有很大关系。如黏质赛氏杆菌产生红色斑点,深蓝色假单胞菌产生蓝色斑点,黄色杆菌产生黄色斑点等。某些酵母菌也可产生白色、米红色和灰色的斑点。

(3) 霉斑

霉菌会在肉类上出现霉斑,使肉呈现各种不同的颜色,这主要是由霉菌的孢子造成变色形成的。色斑与上述不同的是出现羽毛状的丝状物并带有各种颜色。常见菌有白色侧斑霉、白地霉(白色霉斑)、鑫枝孢霉(黑色霉斑)、草酸青霉(绿色霉斑)等。

(4) 气味改变

微生物引起肉类变质后常常产生各种不良气味,如脂肪酸败的哈喇味、乳酸菌和酵母发酵产生的酸味、蛋白质分解菌分解蛋白质产生的恶臭味等。

(四) 肉与肉制品的卫生检验

1. 宰前检验

通过宰前检验检出病畜,重点检出患有传染病的病畜,做到病畜肉与健康畜肉隔离、病畜与健康畜分宰,防止宰后病畜肉污染健康畜肉,保证肉品卫生质量。

宰前检验包括从畜离开饲养地到送往定点屠宰场宰杀以前所进行的各道检疫和检验,包括产地检疫、运输检疫和宰前检验。宰前检验分三步进行:入场检验、留养检验和送宰检验。采用群体检查和个体检查相结合的方法,对待宰动物进行外观和行为观察,必要时可测量体温或进行微生物学检查。外购者,除加强就地检疫外,入厂后要按地区隔离观察,经观察后再进入待宰圈。

2. 宰后检验

通过对屠畜淋巴结、肉尸、内脏所发生的病理和异常状态的检查,结合宰前资料和实验室诊断,把病畜肉检查出来,进行科学的处理,防止人畜传染病的扩散,保证人畜安全。检验程序通常包括头部检验、皮肤检验、肉尸检验、内脏检验、旋毛虫检验等。通过头部检验,检查颌下淋巴结和扁桃体有无炭疽和结核及化脓性感染,有无囊虫。检查口、唇、齿龈、鼻盘等,可发现是否有猪瘟、口蹄疫等传染病。通过皮肤检验,检查是否有传染性水疱病等。通过肉尸检验,检查有黄疸、放血不全、肌肉是否有寄生虫、胸膜及骨髓是否有结核病理变化等。通过内脏检验,观察外表、形态、大小、色泽、组织结构是否有各种病理变化和异常状态。

3. 宰后检验的处理

根据上述检查结果,无病或仅有轻度疾病的,可以判为鲜销,也可以冷却至0℃左右,再进行冷冻或冷藏。对于患有传染病或寄生虫病等的肉品,需经过无害化处理,使其传染性消失或寄生虫全部杀死,以确保食用后对人体健康无害。无害化处理有以下几种方法:

(1) 高温处理

一般传染病或寄生虫的肉尸,可以切成重2.5kg、厚8cm的肉块(脏器经剖开清洗),煮沸2h。此时深层肉的温度达到80℃以上。

(2) 熬食用油或加工肉松(干)

判定高温处理的肉尸肥膘可熬食用油,如将肉尸肥肉切成小块,100℃高温炼制20min。瘦肉加工肉松(干)。

(3) 盐腌处理

用盐量为肉重的15%~20%,20℃以下腌25~30天,热天最好不用此法,影响肉的味道。

(4) 产酸处理

将肉挂在0~6℃放48h,或6~10℃放36h,或10~12℃放12~24h。经过后熟产酸后,肌肉中的乳酸含量增加了,能杀死某些致病微生物。患口蹄疫、牛肺疫等疾病的肉类往往采用此种方法。

另外,因患病而死亡的畜禽、被判工业用的肉体、内脏及寄生虫较多及变质的肉品,应熬工业油,油渣做饲料或做肥料。若遇患有严重传染病的家畜及其产品或局部严重病变部分应销毁(烧毁或深埋)处理。如炭疽病畜及严重的囊虫病畜肉不可用于食品加工。

宰后经检验的肉品,都必须在肉尸上加盖印戳,以资识别并便于管理。肉类制品各具风味,便于长期储藏。肉制品,如香肠、火腿、咸肉均采用良质肉为原料,肉松可以用无害化处理的有条件肉。在肉品加工中要注意每道工序防止细菌污染,确保其卫生质量。

(五) 肉与肉制品的卫生评价标准

1. 肉的卫生标准

具体标准参见《鲜、冻片猪肉标准》(GB 9959.1—2001)、《分割鲜、冻猪瘦肉标准》(GB 9959.2—2008)等。

2. 肉制品的卫生标准

(1) 腌腊制品

凡加工腌腊制品的原料,必须使用兽医验讫后符合腌制卫生要求即不带毛血、粪污的肉。在贮运过程中不落地,保持清洁,防止污染,在加工前要摘除甲状腺及病变组织。具体标准参见《腌腊肉制品卫生标准》(GB2730—2005),包括以下具体品种:火腿、酱卤肉、腊肠、灌肠、香肚等。

此外,在腌腊制品生产中应注意以下几点:

1) 亚硝酸盐含量应控制在20~30mg/kg,以$NaNO_2$计。

2) 细菌总数,出厂前不应超过30 000个/g,销售控制在50 000~80 000个/g之间。大肠菌群出厂前要控制在40~70个/100g。销售时不应超过150个/100g。致病菌(金黄色葡萄球菌、沙门菌、志贺氏菌)不得检出。

腌腊制品因品种不同卫生要求也不同。在腌腊制品卫生质量中应注意氧化为哈喇味的产品的处理:腌腊制品的脂肪面发黄,切面局部肌膜稍有哈喇味,其他肉色正常无异味者可销售;脂肪氧化已深入内部但未及全部,割除发黄、哈喇味部分,好的可以销售；凡脂肪、肌肉、骨骼均哈喇味严重者，应作工业用或销毁。

（2）熟食制品

凡经兽医检验需经高温处理，供作熟食制品加工的原料肉要严格检查验收，对腐败变质或污染严重的，一律不准加工；对部分轻微变质的原料，应修割干净方可加工；对于败血症或其他原因放血不全者应慎重对待，割除脂肪后才可供加工熟食制品，尤其是乡镇企业或城镇个体经营者更应注意卫生检验及监督管理。具体标准参见《熟肉制品卫生标准》（GB 2726—2005），包括以下具体品种：肉松、肉干片（丁）、熟肉酱制品。

肉松水分控制在20%以下，水分含量低是防止霉变发生的关键因素。熟肉卤味等酱制品除选料外还应及时调整从加工到销售的间隔时间，夏季不超过12h，冬季不超过20h，可减少细菌污染。

熟肉制品在装运时必须充分冷却，运输容器必须是无毒洁净的（不得用铝制品及其他有害物质容器）。运输工具必须是专车、专船，而且每次装运后必须彻底消毒。消毒液常用0.02%有效氯溶液或0.5%过氧乙酸溶液。熟肉制品在加工及贮、运、销各环节必须严格做到不落地。做好通风、防止霉菌污染。销售时所用工具、包装纸要保证清洁卫生。

二、水产品及其制品的卫生及管理

水产类包括动物界的许多类群，如软体动物门（河蚌、田螺等）、节肢动物门（虾、蟹等）、棘皮动物门（海胆、海参等）、脊索动物门（鲭鱼、带鱼等），用于食品加工行业原料的最普遍的是鱼纲。以鱼为代表的水产类是人类膳食中优质蛋白、不饱和脂肪酸、重要矿物质和B族维生素的最好来源之一。与其他动物食物相比，它们具有易于消化吸收的特点，故营养价值高，是老人和小孩食用的良好食品。但由于环境的污染，导致鱼类动物生长水域污染，而使鱼类动物体内含有较多的重金属、农药、病原微生物及寄生虫等。

（一）水产品与其制品的污染

1. 水产品及其制品的微生物污染

水产品特别是水产鲜品和温和加工品，是一类非常容易腐败的食品。因为，此类产品pH适中、水分含量高、营养丰富，非常适合微生物的生长，这是水产品腐败变质的重要原因。

无论是淡水鱼类还是海洋鱼类，其生存的水体环境中存在着各种大量的微生物。生活状态的鱼类，虽然其组织内是无菌的，但它们的体表和消化道内都有一定量的水系环境中的微生物存在。细菌的种类与鱼类生活的水体环境中的微生物相同。

污染微生物的类型如下。

（1）腐败菌。海水鱼类机体上常见的腐败变质细菌有假单孢菌属、无色杆菌属、黄杆菌属和摩氏杆菌属的细菌。而淡水鱼类机体，除具有上述细菌外，还存在产碱杆菌属和短杆菌等属的细菌。这些微生物绝大多数在常温下生长、发育很快，引起鱼类的腐败变质。

（2）致病菌。水产品体内和体表携带的微生物很多，致病菌危害最大。来自一次污染的有副溶血性弧菌、霍乱弧菌、肉毒梭菌、李氏杆菌、气单胞菌、邻单胞菌等。副溶血性弧菌和霍乱弧菌主要分布于温热带的海滨或港湾水域中，其他细菌广泛分布于世界各地的水域中，污染水产品的机会很多。来自二次污染的有沙门菌、大肠杆菌、志贺氏菌、金黄色葡萄球菌等，这些细菌来源于人和动物的肠道、体表及呼吸道，通过排泄物和分泌物污染环境或带菌者接触食品而污染水产品。

（3）病毒。容易污染水产品的病毒有甲型肝炎病毒、诺瓦克病毒、积雪山病毒、嵌杯病毒、星状病毒等。这些病毒主要来自患者、病畜或带毒者的肠道，污染水体或与手接触后污染水产品。已报道的所有与水产品有关的病毒感染事件中，绝大多数是由于食用了生的或加热不彻底的贝类而引起。滤食性贝类的吃水量很大，导致贝类体内富集的病毒远远高于周围水体。

2. 重金属污染

鱼类动物对重金属如汞、镉、铅等有较强的耐受性，能在体内蓄积重金属物质。如日本发生水俣病地区，工厂排水口的河水汞含量为 0.3~2.0mg/L，而同一条河流生长的鱼体内蓄积的汞可达 20~60mg/kg。因此，水产品的重金属污染对人体带来的潜在危害性很大。

3. 化学农药污染

农田施用农药，农药厂排放的废水污染池塘、江、河、湖水，使生活在污染水域的鱼，不可避免地摄入农药并在体内蓄积。相比较而言，淡水鱼受污染程度高于海鱼。农药污染尤以 DDT、六六六最为严重。因此，通常监测鱼类产品 DDT、六六六残留量作为衡量其受化学农药污染的一项指标。

4. 寄生虫污染

在自然界环境中，有许多寄生虫是以淡水鱼、螺、虾、蟹等作为中间宿主，人作为其中间宿主或终末宿主。在我国常见的鱼类的寄生虫有华枝睾吸虫、肺吸虫等。华枝睾吸虫的囊蚴寄生在淡水鱼体内，肺吸虫的囊蚴常寄生在蟹体内，当生食或烹调加工的温度和时间没有达到杀死感染性幼虫的条件时，极易使人感染这类寄生虫病。

（二）新鲜水产品的变质过程

以鱼为例，捕捞后死亡的鱼类，在肌体中存在的微生物及捕捞后污染的微生物作用下，会很快变质。首先，体表黏液蛋白因细菌和鱼体本身酶的作用，可使鱼体表面呈现浑浊并失去光泽，表皮组织由坚硬变为疏松，鱼鳞脱落。同时，消化道内的细菌也快速繁殖，使消化道组织溃烂，细菌随即进入鱼体内腔，从内部造成对鱼体组织的破坏。因此，鱼机体的表面和内部的蛋白质，在酶和微生物的作用下分解为氨基酸，富含三甲胺的磷脂被还原释放出三甲胺，赋予鱼体以强烈的鱼腥味。上述所有的变化均是鲜鱼变质的初期特征。变质的第二阶段，细菌可快速地分解氨基酸，并产生吲哚、氨、类臭素、硫化氢等挥发性物质，无论鱼体在新鲜时带有多少细菌，当感官能觉察到腐臭味时，细

菌的数量一般已达 1×10^8 个/g 的级别。此外，组织的碱性增高，pH 可升至 7~8，挥发性氨基氮的量可达 30mg/100g 食物。

（三）水产品与其制品的卫生要求

1. 水产品加工厂及仓库的卫生要求

水产品加工厂、冷库、仓库必须经商检局、卫生检疫站及有关部门审核批准，按卫生部门要求注册，方可加工水产品。

2. 原料卫生要求

用于水产加工的原料，必须符合食品卫生要求。腐败变质和被有害、有毒、有异味物质污染的原料不得加工水产食品。

3. 辅料卫生要求

（1）加工用水

按加工工艺要求，水产品加工用水可分淡水和海水两种。加工用淡水必须符合《生活饮用水卫生标准》（GB5749—2006），加工用海水应满足《海水水质要求》（GB3097—1997），不得取自污水排放口的非正常海水。

（2）加工用冰

冰常用于保鲜、调运和贮藏水产品。冰分为人造冰和天然冰两种。

人造冰的生产方法一般可采用盐水间接冷却制冰法、片冰机制冰法和快速制冰法。其中，盐水间接冷却制冰法生产的冰质量最好，水产品加工和冷藏运输等企业广泛使用这种冰。

天然冰多在北方严寒季节，当江河封冻时，把冰层击破，取出冰块，储入冰窖待用。由于这种冰含杂质多，不合乎食品卫生要求，不得用于加工水产品。水产品加工用冰，必须用符合生活饮用水水质标准的自来水或井水制取。

（3）加工用盐

食盐对食品具有良好的脱水和渗透作用，广泛地应用于水产品加工，例如，腌制水产品、发酵水产品等。有时鱼类罐头、干制熏制品等也常常利用盐渍法作为加工的中间工艺。食盐按其来源不同，分为海盐、池盐、井盐、矿盐等。其主要成分都是氯化钠，其次还含有氯化镁、氯化钙、硫酸镁、水分和不溶性杂质。

不同加工制品对食盐的要求也有所差别。如腌制品的用盐要求洁净无异味。罐头生产用盐应为精盐，要求洁白干燥，含氯化钠 98.5% 以上。

从水产品的加工工艺和卫生角度来考虑，选择加工用盐时必须注意以下几点：

1）盐渍用盐应当尽量选择氯化钠含量较高的食盐。实践证明，含氯化钠 96% 以上的食盐是比较理想的加工用盐，既可以加块盐渍速度，又可以相应地减少食盐中镁、钙盐类的含量。

2）使用镁、钙类含量较高的食盐腌制水产品，会给制品带来苦咸味，影响制品质量。食盐中混杂的氯化钙、氯化镁、硫酸镁等成分能凝固蛋白，影响食盐的渗透作用。因此，最好选用钙、镁离子含量在 0.6%~1.0% 的食盐。

3）海盐包括精制海盐在内含有相当数量的、来源于海水的好盐细菌和耐盐细菌，这些细菌以杆菌为主，还有球菌和螺旋形菌，其中某些菌在加盐腌制条件下会产生胡萝卜素族的红色素，从而使腌制水产品发生"赤变"。国内外的研究结果表明，这些致赤变的盐红菌有些可以在无营养的食盐中存活许多年。

4. 对运输工具、存放容器的要求

原料运输工具、存放容器都必须保持洁净、卫生。

5. 贮藏卫生

为防止水产品发生自溶和腐败，最有效的措施是低温保藏。

（1）冰藏

刚捕获的水产品温度较高，易发生自溶和腐败，故应立即放入冰块降温，返港时水产品表面温度不得高于5℃。一般在水产品中放入碎冰或冰水冷却，直至运送到岸边。取出水产品的内脏，清洗干净后加冰，保鲜效果更好。冰藏时鱼体应与冰充分接触，鱼体的温度接近0℃，细菌的生长缓慢，但仍能发生自溶现象。如果鱼体和冰未能充分接触，鱼的保鲜效果会缩短。

（2）冷藏

冷藏只需按要求调节冷藏室温度，不需加冰而使鱼体保持低温状态。在0℃下冷藏时，水产品仍会缓慢自溶和腐败。在 -2.5 ~ -0.5℃储藏水产品时，其细菌数和挥发性盐基氮含量均随着储藏时间延长而增加，14天后出现腐败臭味，21天后腐败明显。在 -10 ~ -5℃下冷藏，仅能保藏2 ~ 3周，此后细菌开始缓慢生长，引起鱼的腐败。

（3）冷冻

选择新鲜水产品在 -25℃以下速冻，要求尽快通过最大冰晶带，速冻过程不得间断，直至深层温度达 -18℃以下。在 -20℃时，鱼的保藏期可以达到6 ~ 9个月。在冻藏中，水产品仍会发生脂肪氧化、蛋白质变性、水分蒸发等变化。因此，含脂多的水产品不宜久藏。为了抑制这些变化，常在水产品冻结后再包冰衣，使水产品不与外界氧气接触，并能抑制需氧菌的生长，从而延长其保存期。

（四）水产品与水产制品的卫生标准

我国已经制定了多种水产品国家卫生标准，主要有《鲜、冻动物性水产品卫生标准》（GB2733—2005）、《动物性水产干制品卫生标准》（GB10144—2005）、《鲜海水鱼卫生标准》（GB/T18108—2008）和《冻海水鱼卫生标准》（GB/T18109—2011）等。各类水产品的卫生标准主要包括反映新鲜度的挥发性盐基氮和组胺含量以及环境污染物、有害金属、农药含量等。

第四节 乳及乳制品的卫生及管理

鲜牛乳、马乳、羊乳和它们的制品，如奶粉、炼乳等，是人类为弥补母乳的不足，用以喂养婴幼儿的食品，也是成年人常用的辅助营养食品。目前市场上以鲜牛乳及其制品为主，乳中含有丰富的蛋白质、碳水化合物、脂类、无机盐和各种维生素，容易被人体消化吸收，是一种理想的食品。

一、乳的微生物污染

乳中因含有丰富的蛋白质、碳水化合物等营养成分，是微生物"光顾"的对象。它们的生长、繁殖会导致乳和乳制品出现各种变质现象。因此，微生物的污染和生长代谢是导致乳牛产乳异常和鲜乳的变质的重要原因。

（一）微生物引起的乳异常和变质现象

1. 病理性的异常乳

慢性和急性乳房炎是养牛业常见的流行病。患乳房炎的乳牛不仅泌乳量下降，且乳的成分也发生变化，成为异常乳。某些引起乳房炎的微生物，如大肠杆菌、葡萄球菌可产生毒性较强的毒素，即使煮沸也不能被破坏，不适合作为乳制品的原料，否则食用后可能产生严重的食物中毒和急性肠炎或婴儿的消化障碍等。

2. 正常乳因染菌而产生的变质现象

（1）产酸、产气及凝固现象。细菌利用乳中的碳水化合物，产生的乳酸、丁酸和碳酸均可使乳的酸度增高，表现在 pH 降低和酪蛋白凝固；而挥发性酸和其他气体的产生，又可使牛乳出现发泡现象。

（2）产碱。糖被分解转变为碳酸盐，从而使乳呈碱性并伴随着黏稠度增高的变质现象。

（3）胨化。在微生物分泌的胞外酶的作用下，乳液在非酸性条件下凝固。

（4）气味的变化。微生物利用乳中的营养物产生一些物质，使牛乳带有酸臭、麦芽臭、不洁臭、戊醇臭、醋臭、果实臭、苯酚臭、鱼臭等异味。

3. 牛乳中的优势微生物

鲜牛乳中的微生物优势种类是细菌、酵母菌和少数霉菌，即乳酸菌、胨化细菌、脂肪分解菌、酪酸菌、产生气体的细菌、产碱菌、霉菌和酵母菌。

乳链球菌：适宜在 30～35℃ 的条件下生长，可产生乳链菌肽，鲜乳酶自然酸败主要由它引起。

乳脂链球菌：适宜在 30℃ 条件下生长，具有较强的分解蛋白质的能力。

粪链球菌：人和动物的肠道细菌，卫生条件差时可发现该菌，在 10～45℃ 的范围内均可生长。

液化链球菌：可强烈分解蛋白质，酪蛋白分解后可产生苦味。

嗜热链球菌：适宜在 40～45℃ 的条件下生长，在 20℃ 以下时不生长。

嗜酸乳杆菌：适宜在 37～40℃ 时生长，在 15℃ 以下时不生长。

胨化菌：使不溶蛋白质在蛋白酶的作用下转变成可溶状态的现象，称为蛋白质的胨化。引起蛋白质胨化的主要细菌种类有芽孢杆菌属中的枯草芽孢杆菌、地衣芽孢杆菌、蜡状芽孢杆菌，它们生长的适宜温度在 20～40℃；假单胞菌属中的荧光假单胞菌、腐败假单胞菌，适宜生长的温度在 25~30℃。

其他细菌：脂肪分解菌，主要是革兰氏阴性的无芽孢杆菌，如无色杆菌、假单胞菌等；产生气体的菌，分解糖类产酸，如大肠杆菌群；产碱菌，可分解牛乳中有机酸的细菌，分解的结果造成乳的 pH 上升，主要是革兰氏阴性的需氧细菌，如粪产碱杆菌、黏乳产碱杆菌等。

4. 鲜乳变质时的微生物变化

（1）抑菌期。刚挤出的鲜乳由于其中含有来自动物体的抗体等多种抗菌物质，可以抑制和杀死乳中的微生物，因此，鲜乳放置适当温度和一定时间不出现变质现象，一般可持续 12h。当然保持的时间与鲜乳中菌的多少有关，此阶段称为乳的抑菌期。

（2）乳酸链球菌期。在贮藏过程中，乳中含有的抗菌物质会发生数量的变化。当抗菌物质减少或消失后，存在于乳中的微生物如乳链球菌、乳酸杆菌、大肠杆菌和一些蛋白质分解菌等开始生长繁殖。其中以乳酸链球菌生长繁殖占绝对优势，分解乳糖和其他糖类产生乳酸，使乳液酸度不断升高，乳液出现凝块。由于酸度的升高抑制了腐败菌、产碱菌的活动，当酸度升高到一定限度时（pH 为 4.5 左右），乳链球菌本身也受到抑制，不再继续繁殖，数量开始减少。

（3）乳酸杆菌期。在乳链球菌生长过程中，也伴随着乳杆菌的生长。当 pH 下降到 6 左右时，乳酸杆菌开始生长，当 pH 下降到 4.5 左右时，乳链球菌受到抑制，但乳杆菌由于有较强的酸抵抗力，因而继续进行繁殖产酸，这时乳中出现大量凝块，并伴随有乳清的析出。

（4）真菌期。随着 pH 的下降，当 pH 达 3.0~3.5 时，绝大多数的细菌生长受到抑制，甚至死亡，此时仅有酵母菌和霉菌尚能适应强酸环境，并利用其中的乳酸或其他有机酸而存活。由于酸被利用，乳液的酸度降低，pH 回升，并逐渐接近中性，这时乳就失去食用价值。

（5）胨化细菌期。经过以上几个阶段，乳中的乳糖含量已基本消耗掉，导致蛋白质和脂肪含量相对增高。此时能分解蛋白质和脂肪的细菌开始活跃，凝乳块逐渐被消化，乳的 pH 不断上升，向碱性转化，并伴随有腐败细菌的生长繁殖，如芽孢杆菌、假单胞菌、变形杆菌等都可能生长，于是牛奶出现腐败的臭味。

（二）乳中微生物污染的途径

1. 微生物的体内来源

从乳牛的乳房挤出的鲜奶并不是无菌的，在健康乳牛的乳房内也有细菌存在，其中最常见的是小球菌属和链球菌属，棒状杆菌和乳杆菌属也偶尔出现，这些细菌称为乳房内细菌，它主要存在于乳头管及其分枝中。乳头前端容易与外界接触，常被侵染，细菌在乳头管中常形成菌块栓塞，它是微生物富集的地方，常称作"细菌塞"。在牧场挤奶时常把初挤出的奶单独存放或弃之不用，防止污染其他的奶。乳房内微生物包括乳房链球菌、金黄色葡萄球菌、化脓棒状杆菌以及埃希氏杆菌属等，它们也是引起乳房炎的微生物。患有乳房炎的乳液性状发生很大的变化，轻度感染者，应立即送消毒站消毒；严重感染有化脓者,所产的奶应销毁,防止食物中毒。

2. 微生物在挤奶环境中对奶的侵染

挤奶过程中最容易污染微生物。污染的微生物种类、数量直接受牛体表面卫生状况、牛舍的空气、挤奶用具(机械、设备、容器、滤布容器)和挤奶工人个人卫生情况的影响。

另外,挤出的奶若不及时加工或冷藏,不仅会增加新的污染机会,而且会使原来存在于鲜乳内的微生物数量增多,这样很容易导致鲜乳变质,所以挤奶后要很快进行过滤并及时冷却。

3. 致病菌对奶的污染

奶中的致病菌有许多是人畜共患的病原体,一定要控制它们的侵染。

结核菌:该菌在牧场是多发的致病菌,有的牧场由于卫生环境不佳,患牛可达1/3。乳牛应每半年检查一次,结核素试验呈阳性反应的奶牛的奶经巴氏杀菌后,可制成奶制品;结核病症状明显的奶牛的奶不能食用,防止传染给人。

布氏杆菌:被布氏杆菌感染的奶牛的奶,挤出后经巴氏杀菌后方可出售。

口蹄疫病毒:患口蹄疫病奶牛的奶,挤出后立即煮沸5min,喂饲犊牛或其他仔畜。

炭疽菌:患炭疽的奶牛其泌乳量明显下降,在疾病后期,乳中往往混有血液,这种奶不能食用,应该销毁。

单核细胞李斯特菌:在发酵和未发酵的乳制品中都发现了单核细胞李斯特菌,从而促使食品生产商更加重视工厂的卫生环境和产品的安全性。单核细胞李斯特菌广泛分布于自然界中,并经常被带入家畜肠道中。在正常的健康人群中,约5%的粪便中含有这种微生物。5%~10%的生牛奶中含有单核细胞李斯特菌。

由于李斯特菌污染冰淇淋和干酪产品,从而使乳制品加工厂改善加工过程和卫生操作规程。许多生产商自愿采用消毒牛奶制品的A级标准。

其他致病菌:溶血性链球菌、葡萄球菌、小球菌、芽孢菌、放线菌、大肠杆菌等是患乳房炎的奶中常见的微生物。仅有轻度感染,同时奶的性状正常者,挤出后立即消毒后可以食用。如有葡萄球菌引起严重化脓性状的奶牛产的奶,不能食用,应该销毁。

(三) 防止乳中微生物污染的措施

乳制品包括生鲜牛乳、酸牛乳、全脂乳粉、淡炼乳、奶油、干酪、稀奶油等。要保证乳制品卫生,要求做到以下几点:

(1) 牛舍及牛体要保持清洁,防止污染乳汁;

(2) 开始挤出的一二把乳汁,产犊前、后15天的胎乳、初乳,应用抗生素5天的乳汁,乳房炎乳及变质乳等均不得食用或作为原料乳使用;

(3) 挤下的乳汁必须尽快冷却或及时加工,消毒乳、酸牛乳在出库前应置于10℃以下冷库保藏,奶油应置于-15℃以下冷库保藏,防止变质。

刚挤出的奶含有溶菌酶,能够抑制细菌的生长,溶菌酶保持的时间与奶中原始菌数和存放的温度有关，奶中微生物的数量随着贮存时间长短和温度高低而变化。

挤出的奶应及时冷却（最好使奶冷却到10℃以下）方可保持溶菌酶抑制菌的能力，这对牛奶的保鲜有积极作用。原菌数少，溶菌酶的抑菌时间就会相对延长。尤其是夏季，温度越高越应及时将奶尽早分送到各个需用点，尽早送至消费者手中，对防止微生物污染有重要意义。

另外，鲜奶随着贮藏时间的延长，温度的升高，溶菌酶逐渐地被破坏，杀菌和抑菌作用减弱，存在奶中的微生物即迅速繁殖。这时一些细菌的繁殖（乳链球菌、乳酸杆菌、大肠杆菌和一些蛋白质分解菌等）占绝对优势，奶的性状发生变化，乳糖分解，产生乳酸。当酸度升高到蛋白质的等电点时（乳蛋白及球蛋白 pI 为5.19，酪蛋白 pI 为4.7），奶中蛋白质开始凝固，奶的性状表现为絮状沉淀物，并有明显的酸味（有酸味的乳 pH 为6），奶的腐败变质出现，这种奶不能作为原料奶。

（4）乳的净化：乳经净化、消毒后方可出售，生乳禁止上市。乳汁中不得掺水，不得加入任何其他物质。各类乳制品所使用的食品添加剂应符合现行的食品添加剂使用卫生标准。

1）净化的目的。除去鲜乳中被污染的非溶解性杂质。因为杂质上带有一定数量的微生物，杂质污染鲜乳后，微生物可扩散到乳液中，因而净化可以减少微生物污染的数量，对以后的消毒起辅助作用。

2）净化的方法。过滤法和离心法。过滤法的效果取决于过滤器孔隙大小，一般用3~4层纱布过滤。过滤净化器应注意滤布的清洗和灭菌，不清洁的滤布往往是细菌和杂质的污染源。滤布更换时要彻底清洗灭菌。一般乳品厂均用两个过滤器交替使用。过滤器要经过流动蒸汽消毒，以确保乳的卫生质量。离心法是奶在离心罐中受到强大离心力作用，使乳液达到净化（杂质与细菌到了分离钵的内壁上）。使用离心净乳机可以显著提高净化效果，有利于提高乳品质量。

（5）乳的消毒。指用热进行杀菌，主要是杀死乳中的病原微生物及一部分其他微生物，并不能杀死所有微生物。

牛乳消毒的时间和温度是根据要保证最大限度地消灭微生物和最大限度地保留牛乳的营养成分和风味而制定的。消灭微生物，首先消灭病原菌，结核杆菌是乳中常见的病原菌之一，也是比较耐热的一种无芽孢杆菌，因此要消灭乳中全部病原菌，首先必须保证消灭结核杆菌。目前鲜乳的灭菌方法主要有低温长时间消毒法（LTLT）、高温短时消毒法（HTST）、超高温瞬时消毒法（UHT）。

消毒后的鲜乳由于残留有耐热的细菌，因而可以造成变质，尤其是污染越严重的鲜乳，消毒后残留的细菌越多。因此常常会出现这种状况，即消毒后的乳液中病原菌和大肠菌群检不出，但含有的杂菌数却相当高，常常超过了卫生标准规定的含菌数。

目前，比较盛行的乳灭菌方法是超高温瞬时灭菌法。这种灭菌方法是将物料在连续流动的状态下，经热交换器加热至135~150℃保持几秒钟，以达到商业无菌水平（完全破坏其中可以生长的微生物和芽孢），然后迅速冷却到一定温度后再进行无菌灌装，以最大限度地减少产品在物理、化学及感观上的变化。

(6) 乳的包装。包装材料必须符合食品卫生要求，没有任何污染，并要避光、密封和耐压。包装容器在使用前，应用饱和蒸汽、双氧水、紫外辐射等方法灭菌，以达到无菌要求。灭菌乳的灌装应使用无菌灌装系统。为保证乳的卫生质量，包装必须严密完整，并须注明品名、厂名、生产日期、批号、保存期和食用方法。包装外食品标签必须与内容相符，严禁伪造、假冒的乳制品。

(7) 乳的储藏和运输。巴氏杀菌乳的储藏温度为 2~6℃。灭菌乳可在常温下储藏，仓库必须卫生、干燥，不得与有害、有毒、有异味，或者对产品产生不良影响的物品同库储藏。运输产品时应用冷藏车，车辆应清洁卫生，专车专用，夏季运输产品时应在 6h 内分送到户。在运输中避免剧烈震荡和高温，并要防尘和防蝇，避免日晒和雨淋，不得与有害、有毒或有异味的物品混装运输。

二、农药残留的污染

农药残留是影响奶及其制品质量安全的因素之一。由于动物饲料、生存环境日益受到农药的污染，使奶中农药残留量增加。目前，仍以 DDT、六六六的残留来反应奶受农药污染的情况。毒理学专家经过大量的试验研究证明，牛奶中农药残留污染对人体健康的危害，属于长时期、微剂量、慢性细微毒性效应。这种毒性效应可以在人体生理、生化或自身免疫功能、致畸、致癌、致突变等方面反映出来。控制奶产品中农药残留污染，确保乳品安全，日益受到人们的关注。

三、乳中动物激素的残留

（一）动物激素的来源

动物激素是动物的生长激素，实际上目前许多国家都不允许使用。这种生长激素是动物脑中分泌的一种蛋白质，用于促进动物的生长。它可以促进奶牛产奶，增加产奶量。

（二）对人体的危害

残留激素进入人体后不仅可以导致与内分泌相关的肿瘤、出生缺陷和生育缺陷，还会对婴儿和青少年的生长发育造成严重影响，雌激素可使女性幼儿提前发育，男性儿童乳腺发育呈女性化，使男性生殖系统发育异常与病变及女性乳腺癌和子宫内膜异位症发生率上升等。因此，食品中的激素污染问题日渐被人们所关注。

（三）乳中动物激素残留的预防措施

(1) 完善法律法规，加强乳卫生监督管理和执法力度；
(2) 加强宣传教育，提高使用企业和人员对激素危害的觉悟和意识。

四、乳中抗生素残留

（一）牛奶中抗生素的来源

目前，为了预防疾病的发生，在奶牛的饲料中添加一定比例的抗生素已经十分普遍，这也是牛奶中残留抗生素的主要来源。其次，对乳牛用药不当也是造成牛奶中抗生素残留的另一来源。特别是当使用乳房灌注法治疗奶牛的乳房炎时，容易造成牛奶中残留抗生素。此外，在高温季节，一些不法产奶户为了防止牛奶酸败，往往向牛奶中加入各种抗生素，这也是牛奶中抗生素残留的来源之一。经过调查表明，使用经过抗生素治疗的乳牛用过的挤乳器给正常乳牛挤乳，也可使正常牛的牛乳中残留抗生素。由此可见，挤乳是牛奶中抗生素残留的又一个来源。

（二）对人体的危害

饮用含抗生素残留的牛奶，会对人体造成伤害，尤其是那些长期饮用者。牛奶中含有抗生素，对长期饮用者来说无疑是等于长期服用小剂量的抗生素，那些对抗生素过敏的人服用残留抗生素的牛奶后会发生过敏反应，如皮疹、过敏性休克等，严重时甚至会危及生命。即使是正常的饮用者也会破坏肠道内的菌群平衡，会使病菌、念珠菌大量增殖而导致局部或全身感染，并引起胃肠疾病和生理紊乱，使体内的某些致病菌产生耐药性，使该种抗生素失去对患者的治疗效果。而且抗生素具有一定的毒性，长期服用含抗生素的牛奶会对服用者的肝肾功能造成一定的伤害，严重的还会引起致癌、致畸甚至致突变。从牛奶加工的角度看，抗生素残留会抑制发酵细菌的生长，影响牛奶的发酵。而市场不允许出售含抗生素残留过量的牛奶又造成了牛奶生产者经济上的损失。

（三）乳中抗生素残留的预防措施

（1）加强对饲料的检测，防止饲料中出现抗生素药物。随着市场经济的发展，有关兽药的法律法规不断地加以完善。目前，一些兽药厂、饲料厂、养殖场等为追求经济利益，饲料中滥加药物，以及非法添加禁用药物的现象必须得到遏制。只有保证饲料的质量安全，才能有效地避免抗生素的残留，同时对饲养奶牛的饲料经常进行定期和不定期的检测，大力提倡并合理地饲喂无公害的饲料和添加剂。

（2）控制奶牛乳腺炎的发病率。乳腺炎不仅影响泌乳功能，而且降低产奶量，影响奶的品质，给奶牛养殖业造成巨大的损失。在干奶期进行乳腺炎的防治，可以有效地控制奶牛乳腺炎的发病率。

（3）控制使用抗生素，并要严格遵守休药期规定。当必需使用抗生素时，医师选择的抗生素必须对致病细菌有药效，含有抗生素的药物必须以足够的浓度注入到感染部位。实际操作中，建议使用抗菌谱较窄的抗生素，以保证较高的效力，并降低对共生菌的选择压力。抗生素联用必须适度并符合协同和附加作用规则。适当的休药期可避免抗生素残留超标，因此不少国家规定用抗生素治疗之后 72~96h 之内的乳不能食用。我国食品卫生法规定，在应用抗生素期间和停药后 5 天内的乳不能食用。

（4）加强饲养管理。将患病奶牛单独隔离饲喂，要及时淘汰部分奶牛。即使只对一个乳区进行治疗，所有 4 个乳区的牛奶都会含抗生素。因此，即便是只有一个乳区进行了治疗，所有四个乳区的牛奶都要系统地进行排除。其挤奶器具不得混用，做到安全挤奶，及时做好鲜奶的卫生处理。

（5）对牛奶进行科学加工。加工工具和餐具要经常消毒，防止耐药菌株相互传递。

通过清水冲洗和高温烹调可使抗生素流失、降减,可以大大减少抗生素残留引发超敏反应的发生率,提高牛奶及制品的食用安全性。

(6) 加强法规体系建设。加强法规体系的建设应从以下5方面采取措施:①加强乳品安全体系建设;②加强兽药管理,建立兽药残留监测体系;③建立统一的监督管理体系;④推进无公害产地认证;⑤在畜牧养殖业全面推行HACCP体系。

(四) 其他污染

奶牛饲料也容易受到来自环境的金属毒物和放射性物质的污染,使得牛奶中同样可检出金属毒物和放射性物质。某些经营者为了牟利,在牛奶中掺假,甚至加入三聚氰胺等有毒物质,降低了牛奶的营养价值,欺骗消费者,应该引起足够的重视,加强市场管理。

五、乳及其制品的卫生评价

(一) 生乳的卫生标准

生乳的卫生标准(GB19301—2010)中感官指标见表3-7,理化指标见表3-8,微生物指标见表3-9。

表3-7 感官指标

项目	指标
色泽	呈乳白色或微黄色
滋味、气味	具有乳固有的香味、无异味
组织状态	呈均匀一致状态液体、无凝块、无沉淀、无正常视力可见异物

表3-8 理化指标

项目	指标
冰点[a,b](℃)	-0.500 ~ -0.560
相对密度(20℃/4℃)	≥1.027
蛋白质(g/100g)	≥2.8
脂肪(g/100g)	≥3.1
杂质度(mg/kg)	≤4.0
非脂乳固体(g/100g)	≥8.1
酸度(°T)	
牛乳[b]	12 ~ 18
羊乳	6 ~ 13

注:a 挤出3小时后检测;b 只适用于荷斯坦奶牛。

表 3-9 微生物指标

项目	限量 [cfu/g(mL)]
菌落总数	$\leq 2 \times 10^6$

(二) 乳制品的卫生标准

乳制品的卫生标准有《巴氏杀菌乳卫生标准》(GB19645—2010),《灭菌乳卫生标准》(GB 25190—2010),《调制乳卫生标准》(GB25191—2010),《发酵乳卫生标准》(GB19302—2010),《炼乳卫生标准》(GB13102—2010),《稀奶油、奶油和无水奶油卫生标准》(GB19646—2010),《干酪卫生标准》(GB5420—2010),《婴儿配方食品卫生标准》(GB10765—2010)。

第五节 蛋类及其制品的卫生及管理

蛋类及其制品营养价值丰富,不仅蛋白质的消化吸收率高,而且富含有人体所需的多种维生素和矿物质,作为食品其种类包括鸡蛋、鸭蛋、鹅蛋和鹌鹑蛋等。其中尤其鸡蛋产量最大,食用最普遍,在食品工业中也使用最广泛。

一、蛋类的卫生及管理

(一) 蛋类的卫生问题

1. 微生物的污染

蛋通常指禽类动物产生的卵,包括鸡蛋、鸭蛋、鹅蛋和鸽蛋以及鹌鹑蛋等。其中,人们日常生活消费和食品工业生产中用量最大的是鸡蛋及其制品,其次是鸭蛋。

在正常情况下,家禽的卵巢是无菌的,家禽的输卵管也具有防止和排除微生物污染的自卫机制,因此,通常在新产下的鲜蛋里是没有微生物存在的。新产蛋的蛋壳表面有一层黏液胶质层,具有防止水分蒸发、阻止外界微生物侵入的作用;在蛋壳膜和蛋白中,存在一定的溶菌酶,在一定的条件下,也可以杀灭侵入壳内的微生物。微生物在禽蛋腐败变质过程中起着主要作用。禽蛋含有丰富营养成分,当微生物侵入蛋内后,在适当的环境条件下迅速生长和繁殖,把禽蛋中复杂的有机物分解为简单的有机物和无机物,使禽蛋发生腐败变质。

微生物的生长、繁殖与环境因素(如温度、湿度)有密切的关系。若生长、繁殖环境适宜,则禽蛋易腐败变质;反之,禽蛋则不易腐败变质,有利于保鲜。

蛋类微生物污染的途径有如下几种:

(1) 蛋形成过程中的污染

母禽生殖器官虽然与泄殖腔直接相邻,但在正常的情况下是没有微生物的,它具有一定的防御机能。然而病鸡,其蛋在形成过程中就可能污染微生物。首先,因为生病的鸡体质弱、抵抗力差，若饲料中污染有沙门菌，其中的沙门菌可通过鸡的消化道进入血液，最后转到卵巢侵入蛋内，这使得蛋内容物污染沙门菌。其次，病鸡的卵巢和输卵管中往往有病原菌侵入，而使鸡蛋有可能污染各种病原菌。例如，母鸡患白痢时，鸡白痢沙门菌便能在卵巢内存在，该鸡所产的蛋随之能染上鸡白痢沙门菌。

（2）蛋贮存过程中的污染

禽蛋对防止蛋壳上的微生物入侵具有一定的防御能力，外蛋壳膜、内蛋壳膜和蛋白膜均具有防御功能，蛋白中的溶菌酶能杀灭侵入蛋液里的各种微生物。但是，这些功能会随着贮存时间的延长而逐渐下降，使微生物慢慢变得易于侵入而得到繁殖。

鲜蛋进入流通领域都有一个长短不同的保存期，在这个过程中由于各种环境的影响，外界微生物会接触蛋壳通过气孔或裂纹侵入蛋内，引起内容物发生变化。

蛋内常发现的微生物主要有细菌和霉菌，且多为好气性菌，但也有嫌气性菌。蛋内发现的细菌主要有葡萄球菌、链球菌、大肠杆菌、变形杆菌、假单胞菌属、沙门菌属等。蛋内发现的霉菌有曲霉菌、青霉菌、毛霉菌、地霉菌和白霉菌等。

（3）禽蛋腐败变质的种类

禽蛋的腐败变质大致可分为细菌性腐败变质和霉菌性腐败变质两类。

1）细菌性腐败变质

细菌性腐败变质是指以细菌为主的微生物而引起的腐败变质。由于细菌种类不同，蛋的变质情况也非常复杂。

细菌侵入蛋内后，一般蛋白先开始变质，然后祸及到蛋黄。蛋白腐败初期，一小部分呈淡灰绿色，随后这种颜色扩大到全部蛋白，蛋白变成稀薄状和具有腐败气味。蛋黄上浮，粘附于蛋壳上并逐渐干结，蛋黄失去弹性而破裂形成散黄蛋。这种蛋的蛋液混浊不清，腐败的进程非常迅速，产生大量硫化氢并很快变黑，简称为黑腐蛋。这种蛋呈灰色，并从蛋气孔向外逸出臭味。黑腐蛋由于气体的积聚，蛋壳可能受到内部气体的压迫而爆破，内容物流出来发出强烈的臭味，黑腐蛋是蛋腐败的最高阶段。

2）霉菌性腐败变质

霉菌性腐败变质是指以霉菌为主的微生物而引起的腐败变质。蛋中常出现褐色或其他颜色的丝状物，主要是由于褐霉菌等所引起；青霉菌、曲霉菌、白霉菌等也可使禽蛋发生不同程度的腐败变质。

生长在蛋壳上的霉菌通常肉眼能看到，经蛋壳气孔侵入的霉菌菌丝体首先在内蛋壳膜上生长起来，靠近气室部分的霉菌的繁殖最快，因为气室里含有其需要的足够氧气。然后就破坏内蛋壳膜和蛋白膜，进入蛋白，继续进一步发育繁殖。霉菌繁殖的部分形成一个十分微小的菌落，照光透视待查时，有时是带淡色的小斑点的形状，有时全部蛋壳内充满了微细的小斑点，这是初步变质阶段。由于霉菌菌落继续繁殖及相近菌落的汇合，霉斑扩大，使蛋成为"斑点蛋"，这时蛋的变质又进了一步。最后，由于霉菌不断发育和霉斑的集合，整个蛋的内部被密集的霉菌覆盖，这种蛋在灯光下透视时已不透明，内部混黑一片，成为"霉菌腐败蛋"。这时蛋的腐败变质发展到了严重的程度,受霉菌侵害腐败变质的蛋具有一种特殊的霉气味以及酸败气味。一个腐败变质的蛋,很少是由于侵入一种微生物而引起的,而是由多种微生物共同引起腐败变质的。

2. 鲜蛋贮存过程中的变化

鲜蛋气室较小,随着贮存期水分的缓慢蒸发,气室逐渐增大。当气室增大到超过蛋的直径的1/3时,即有变质可疑。一般贮存过程中,由于酶和微生物的作用,首先是蛋白质分解导致蛋黄移位;其次是蛋黄膜破裂,形成散黄蛋;若蛋黄贴在蛋壳上称为贴壳蛋;进一步发展下去,由蛋黄与蛋清混为一体,称为浑汤蛋,这种蛋带有恶臭味,不能食用;霉菌侵入蛋内,在适宜条件下可形成霉斑,有恶臭味和霉臭味,称为黑斑蛋。凡是已经腐败变质的蛋类食品,不能食用,应予以销毁。

鲜蛋的贮存,要求在1~5℃的冷库内,并保持空气中的相对湿度在87%~97%之间,一般可保存4~5个月。

3. 蛋类的农药、抗生素残留

蛋类农药残留直接与家禽饲料受农药污染有关。当鸡饲料中DDT含量为0.05mg/kg时,所产蛋中的DDT为0.06mg/kg。目前有机氯农药已经禁用,蛋品中的有机氯农药残留量逐渐下降。通过饲料添加或治疗疾病时使用的抗生素可残留于蛋品中,FDA规定了各种抗生素在蛋品中的允许残留量:如四环素≤0.3mg/kg,金霉素≤0.05mg/kg,土霉素≤0.3mg/kg,氯霉素不得检出,青霉素不得检出,链霉素、双氢链霉素≤0.5mg/kg,红霉素≤0.025mg/kg。

(二) 蛋类的管理

蛋类的卫生主要在于控制蛋类的微生物污染,控制措施如下。

1. 保持环境清洁

产蛋和存放鲜蛋的场所清洁,则鲜蛋被微生物污染的机会减少,有利于禽蛋的保鲜。

2. 适宜的温度

气温是影响禽蛋腐败变质的一个极为重要的环境因素。鲜蛋在较高的气温下容易腐败变质,因为蛋壳内、外的细菌大部分是属于嗜温菌,其生长所需温度为10~45℃(最适温度为20~40℃)。较高的气温是细菌生长繁殖的适宜条件,使在蛋壳外的微生物容易进入蛋内,在蛋内的微生物迅速发育繁殖,分解蛋液内的营养物质,导致禽蛋迅速发生化学和生物化学的变化。所以,炎热的夏季最易出现腐败蛋。

高温可加快蛋内的水分从蛋壳气孔向外蒸发的速度,增加蛋白水分向蛋黄的渗入,使蛋黄膜过度紧张失去弹性,崩解而成散黄蛋。高温使蛋内酶的活动加强,加速了蛋中营养物质的分解,促进了蛋的腐败变质。

3. 适宜的湿度

禽蛋在高湿度环境下容易腐败变质,因为微生物的生长和繁殖除需要适宜的温度外，还必须有一定的湿度。例如，大肠杆菌在适宜的温湿度条件下，每20min繁殖一代，经过24h就可以繁殖亿万个后代。如果只有适宜的温度而没有适宜的湿度，则微生物的生长和繁殖就要停止，甚至死亡。因此，在适合微生物活动的温湿度环境下，蛋壳上的微生物活跃、繁殖力增强，必然易于侵入蛋内，并在蛋内大量繁殖，使蛋迅速腐败变质。

霉菌的生长、繁殖与湿度的关系最密切，只要湿度适宜，即使在低温下甚至零度下也能生长繁殖。蛋壳上正在繁殖的霉菌同样地能向蛋内侵入。因此，在湿度较高的环境下，最易使蛋发生霉菌性的腐败变质。

4. 保护壳外膜

壳外膜的作用主要是保护禽蛋不受微生物侵入，它是禽蛋防止微生物入侵的第一道防线。壳外膜很容易消失或脱落，一旦发生，外界的细菌、霉菌等微生物便通过气孔侵入蛋内，加速蛋的腐败变质。

5. 勿使蛋壳破损

蛋壳具有使蛋液不受微生物入侵的保护作用，如果蛋壳破损了，那么微生物更容易侵入蛋液，加速禽蛋的腐败变质。

（三）原料蛋的卫生检验

1. 感官检验法

主要通过眼看、手摸、耳听、鼻嗅四种方法，综合判断是否为鲜蛋。

眼看是观察蛋的形状、大小、色泽、清洁度。鲜蛋蛋壳上有一层霜状粉末，色泽鲜艳。如果蛋呈灰白色，则蛋内容物已黑腐。

手摸是用手摸蛋的表面、重量。如手摸感到光滑，多为孵化蛋。把蛋放在手中颠动，过轻说明水分蒸发为陈蛋，过重不是熟蛋就是水灌蛋，一般鸡蛋一只约50g。将蛋放在桌上翻转几次，如老是一面向下，则为贴壳蛋。

耳听是把蛋拿在手中，蛋碰蛋，听其声。如清脆为好蛋，哑声为裂纹蛋，戛戛声为孵化蛋，空空声为水花蛋。

鼻嗅是用嘴向蛋壳吹口热气，用鼻子嗅一嗅。如有霉味为霉蛋，有臭味为黑腐蛋，有酸味为泻黄蛋。由于鸡喂料不当或贮藏于有异味的场所，蛋会具有青草味或特殊气味。

2. 灯光透视法

质量上乘的鲜蛋在照蛋器上呈微红色，无裂纹，内容物澄清透明，可见蛋黄移动的影子，无其他团块存在。

（四）鲜蛋的卫生评价

对鲜蛋的卫生质量评价，主要是通过感官检验、理化检验来判断其质量优劣。鲜蛋的感官指标见表3-10，鲜蛋的理化指标见表3-11。

表 3-10　鲜蛋的感官指标

项目	指标
色泽	具有禽蛋固有的色泽
组织状态	蛋壳清洁、无破裂，打开后蛋黄凸起、完整、有韧性，蛋白澄清透明、稀稠分明
气味	具有产品固有的气味，无异味
杂质	无杂质内容物，不得有血块及其他鸡组织异物

表 3-11　鲜蛋的理化指标

项目	指标
无机砷（mg/kg）	≤0.05
铅（mg/kg）	≤0.2
锡（mg/kg）	≤0.05
总汞（以 Hg 计）（mg/kg）	≤0.05
六六六、DDT	按 GB2763 规定执行

二、蛋制品的卫生及管理

（一）蛋制品的卫生问题

蛋制品是以禽蛋为原料，通过不同的加工方式生产的制品，包括再制蛋品、冰蛋等。其卫生问题同蛋类原料的卫生。同时注意在做加工品时选择新鲜蛋类较好，其微生物污染很少，甚至无菌，陈旧蛋和变质蛋的微生物污染严重，更容易腐败变质。

（二）蛋制品的卫生评价

蛋制品的卫生评价，主要是通过感官检验、理化检验和微生物检验来判断其质量优劣。详细情况参考蛋制品卫生标准（GB2749—2003），蛋制品的感官指标见表 3-12，蛋制品的理化指标见表 3-13，蛋制品的微生物指标见表 3-14。

表 3-12　蛋制品的感官指标

品种	指标
巴氏杀菌冰全蛋	坚洁均匀，呈黄色或蛋黄色，具有冰全蛋正常气味，无异味，无杂质
冰蛋黄	坚洁均匀，呈黄色，具有冰蛋黄的正常气味，无异味，无杂质
冰蛋白	坚洁均匀，白色或乳白色，具有冰蛋白正常气味，无异味，无杂质
巴氏杀菌全蛋粉	呈粉末状或极易松散之块状，均匀淡黄色，具有全蛋粉的正常气味，无异味，无杂质
蛋黄粉	呈粉末状或极易松散之块状，均匀淡黄色，具有蛋黄粉的正常气味，无异味，无杂质
蛋白片	呈晶片状，均匀浅黄色，具有蛋白片的正常气味，无异味，无杂质

续表

品种	指标
咸蛋	外壳包泥(灰)或涂料均匀洁净,去泥后蛋壳完整,无霉斑,灯光透视时可见蛋黄阴影;剖检时蛋白液化,澄清,蛋黄呈橘红色或黄色环状凝胶体。具有咸蛋正常气味无异味
皮蛋	外壳包泥(灰)或涂料均匀洁净,蛋壳完整无霉变,敲摇时无水响声;剖检时蛋体完整,蛋白呈青褐、棕褐或棕黄色,呈半透明状,有弹性,一般有松花花纹。蛋黄呈深浅不同的墨绿色或黄色,略带糖心或凝心。具有皮蛋应有的滋味和气味,无异味
糟蛋	蛋形完整,蛋膜无破裂,蛋壳脱落或不脱落,蛋白呈乳白色、浅黄色,色泽均匀一致,呈糊状或凝固状。蛋黄完整,呈黄色或橘黄色,半凝固状。具有糟蛋正常的醇香味,无异味

表3-13 蛋制品的理化指标

项目	指标
水分(g/100g)	
巴氏杀菌冰全蛋	≤76.0
冰蛋黄	≤55.0
冰蛋白	≤88.5
巴氏杀菌全蛋粉	≤4.5
蛋黄粉	≤4.0
蛋白片	≤16.0
脂肪(g/100g)	
巴氏杀菌冰全蛋	≥10
冰蛋黄	≥26
巴氏杀菌全蛋粉	≥42
蛋黄粉	≥60
游离脂肪酸(g/100g)	
巴氏杀菌冰全蛋	≤4.0
冰蛋黄	≤4.0
巴氏杀菌全蛋粉	≤4.5
蛋黄粉	≤4.5
挥发性盐基氮(mg/100g)	
咸蛋	≤10
酸度(以乳酸计)(g/100g)	
蛋白片	≤1.2

续表

项目	指标
铅(mg/kg)	
皮蛋	≤2.0
糟蛋	≤1.0
其他蛋制品	≤0.2
锌(mg/kg)	≤50
无机砷(mg/kg)	≤0.05
总汞(以 Hg 计)(mg/kg)	≤0.05
六六六、DDT	按 GB2763 规定执行

表 3-14　蛋制品的微生物指标

项目	指标
菌落总数(cfu/g)	
巴氏杀菌冰全蛋	≤5000
冰蛋黄、冰蛋白	≤1000000
巴氏杀菌全蛋粉	≤10000
蛋黄粉	≤5000
糟蛋	≤100
皮蛋	≤500
菌落总数(MPN/100g)	
巴氏杀菌冰全蛋	≤1000
冰蛋黄、冰蛋白	≤1000000
巴氏杀菌全蛋粉	≤90
蛋黄粉	≤40
糟蛋	≤30
皮蛋	≤30
致病菌(沙门菌、志贺氏菌)	不得检出

第六节　保健食品和转基因食品的卫生及管理

一、保健食品的卫生及管理

（一）保健食品的概念

保健食品是中国对某类食品的统一名称，我国有"功能食品"、"疗效食品"、"营养保健食品"等称谓。国际上对保健食品有"功能食品"（如日本）、"健康食品"（如欧洲国家）、"膳食补充剂"（如美国）、"设计食品"、"药物食品"、"化学防止剂和植物化合物"等数种提法，比较混乱。

1996年卫生部颁布了《保健食品管理办法》，第一次为保健食品明确了概念，定义为："保健食品是指表明具有特定保健功能的食品，即适宜于特定人群食用，具有调节机体功能，不以治疗疾病为目的的食品。"1997年我国颁布、实施的《中华人民共和国保健(功能)食品通用标准》进一步规范了保健(功能)食品的定义，规定，"保健食品是食品的一个种类，具有一般食品的共性，能调节人体功能，适于特定人群食用，不以治疗疾病为目的。"2003年我国保健食品的管理由卫生部转给国家食品药品监督管理局。2005年7月1日，国家食品药品监督管理局颁布并施行了《保健食品注册管理办法(试行)》，规定："保健食品是指声称具有特定保健功能或者以补充维生素、矿物质为目的的食品，即适宜于特定人群食用，具有调节机体功能，不以治疗疾病为目的，并且对人体不产生任何急性、亚急性或者慢性危害的食品。"2005年对保健品的定义与1996年卫生部所给定义基本一致，前者进一步明确了保健食品是包含以补充维生素、矿物质为目的的食品(营养素补充剂)，并强调了保健食品的食用安全性。

我国保健食品必须申请注册，经国家食品药品监督管理局审查批准后方可称为保健食品。我国保健食品的产品标签由保健食品标志和保健食品批准文号组成。保健食品标志为天蓝色的俯视人像和"保健食品"中文字样构成，批准文号在标志下方或并排，分为上下两行，上行为"国食健字G×××××××"，下行为"国家食品药品监督管理局批准"，右图为保健食品标志。

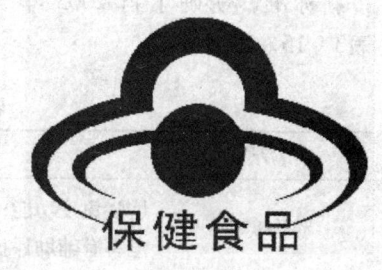

(二) 保健食品与普通食品、药品的区别

将保健食品混同于普通食品或药品宣传，是一些保健食品生产企业进行违法宣传的惯用手段。保健食品与普通食品、药品有着本质的区别。

1. 保健食品和普通食品的共性与区别

保健食品和普通食品都能提供人体生存必需的基本营养物质，都具有特定的色、香、味、形。其区别在于：

(1) 保健食品具有一定量的功效成分，能调节机能，具有特定的功能，而一般食品不强调特定功能；保健食品的标签说明书可以标示保健功能，而普通食品的标签不得标示保健功能。

(2) 保健食品一般有特定的食用范围(特定人群)，而一般食品无特定的食用范围。

2. 保健食品与药品的区别

保健食品与药品的最大区别是保健食品不以治疗为目的，但可以声称保健功能，不能有任何毒性，可以长期食用。保健食品在提供营养、满足人们感官需要的同时，还调节人体的生理状态，除特殊情况外，无剂量限制，长期大量食用不会引起毒副作用。而以治疗疾病为目的的药品具有选择性，有严格的适应证、禁忌证与程度不等的毒性，有严格的剂量限制、用法及疗程的限制，不能长期过量使用，即使在剂量范围内服用，有时也会引起毒副作用，必须在医生指导下服用。

（三）保健食品的活性成分

保健食品的活性成分有多种，目前常用的有功能性低聚糖、活性多糖、活性多肽、功能性油脂、功能性甜味剂、抗氧化类物质（超氧化物歧化酶、谷胱甘肽氧化酶和大豆异黄酮）、维生素类、无机盐、双歧杆菌、乳酸菌、植物甾醇及姜黄素等。它们主要具有防治心血管疾病、抗衰老、增强机体免疫力、健脑增智、抑制动脉血栓的形成、控制血糖、抗氧化、预防肿瘤、降血脂、抗微生物及助消化等生理功能。

（四）保健食品的功能分类与评价

1. 保健食品的功能分类

2003年4月，我国卫生部发布了《保健食品功能学评价程序与检验方法规范》。这一新标准，明确了自2003年5月1日起，卫生部受理的保健功能分为27项，见表3-15。

表3-15 保健食品功能分类

实验项目	功能分类
动物实验	增强免疫功能；改善睡眠功能；缓解体力疲劳；提高缺氧耐受力功能；对辐射危害有辅助保护功能；增加骨密度功能；对化学肝损伤有辅助保护功能
人体实验	缓解视疲劳功能；去痤疮功能；祛黄褐斑功能；改善皮肤水分功能；改善皮肤油分功能
动物和人体实验	辅助降血脂功能；辅助降血糖功能；抗氧化功能；辅助改善记忆功能；促进排铅功能；清咽功能；辅助降血压功能；促进泌乳功能；减肥功能；改善生长发育功能；改善营养性贫血；调节肠道菌群功能；促进消化功能；通便功能；对胃黏膜损伤有辅助保护功能

2011年8月1日，国家食品药品监督管理局发布《保健食品功能范围调整方案（征求意见稿）》，将保健食品现有27项功能取消5项，涉及胃肠道功能的4项合并为1项，涉及改善面部皮肤代谢功能的2项合并为1项。功能种类总数从27项降至18项。

保健功能大体可分为三种类型：

（1）营养保健食品

营养保健食品是以增进健康和各项体能为主要目的的保健食品，食用对象可以是一般健康人群或亚健康人群。

这类保健食品一般含有较全面的营养素，或是易于消化吸收、提高人体营养水平、增强机体免疫功能、具有一定的滋补性，从而起到保健作用。在我国保健食品中，主要以调节人体免疫功能而审批的大部分属于这一类，如枸杞子、鳖精、灵芝类产品、北芪神茶、蜂产品、螺旋藻类产品；有抗疲劳、调节肠胃功能的，如乳酸菌、双歧杆菌、

SOD 产品大部分也属于此类；另外，包括氨基酸补剂、维生素补剂、微量元素补剂、各种钙补剂等"营养素补充剂"也属于此类。

(2) 专用保健食品

专用保健食品是以特殊生理需要或特殊工种需要的人群为食用对象的保健食品。这类食品强调其成分能充分显示身体防御功能，并调节生理节律。这类保健食品包括中老年抗衰老食品、婴儿保健食品、儿童益智食品、促进生长发育食品、孕妇保健食品以及适合特殊工作条件的人群(如井下、高空、低温、高温环境下工作的及运动员)需要的保健食品等。

(3) 防病保健食品

防病保健食品是主要供给健康异常的人食用的保健食品，以防病抗病为目的。这类保健食品着眼于特殊消费群体，专一性比较强。如糖尿病患者、高血脂患者、心脑血管患者、胃肠功能不适患者及肥胖患者，在积极治疗的同时，通过食用相关的保健食品，通过自身功能的调节作用，达到预防并发症、促进康复的目的。

2. 保健食品功能性评价的基本要求

功能性评价，是对保健食品的功能进行动物或/和人体试验，加以评价确认。保健食品所宣称的生理功效，必须是明确而肯定的，且经得起科学方法的验证，同时具有重现性。

(1) 受试样品的要求

1) 提供受试样品的原料组成或尽可能提供受试样品的物理、化学性质(包括化学结构、纯度、稳定性等)等有关资料。

2) 受试样品必须是规格化的定型产品，即符合既定的配方、生产工艺及质量标准。

3) 提供受试样品的安全性毒理学评价的资料以及卫生学检验报告，受试样品必须是已经过食品安全性毒理学评价确认为安全的物质。

4) 应提供功效成分或特征成分、营养成分的名称及含量。

5) 如需提高受试样品违禁药物检测报告时，应提交与功能性评价同一批次样品的违禁药物检测报告。

(2) 实验动物的要求

1) 根据各种试验的具体要求，合理选择实验动物。常用大鼠和小鼠，品系不限，推荐使用近交系动物。

2) 动物的性别、年龄可根据试验需要进行选择。实验动物的数量要求为小鼠每组至少 10 只(单一性别)，大鼠每组至少 8 只(单一性别)。动物的年龄可根据具体试验需要而定，但一般多选择成年动物。

3) 实验动物应达到二级实验动物要求。

(3) 受试样品的剂量及时间要求

1) 各种试验至少应设 3 个剂量组，另设阴性对照组，必要时可设阳性对照组或空白对照组。剂量选择应合理，尽可能找出最低有效剂量。在 3 个剂量组中，其中一个剂量应相当于人推荐摄入量的5倍(大鼠)或10倍(小鼠),且最高剂量不得超过人体推荐摄入量的30倍(特殊情况除外),受试样品的功能实验剂量必须在毒理学评价确定的安全剂量范围之内。

2)给受试样品的时间应根据具体实验而定,一般为30天。当给予受试样品的时间已达30天而实验结果仍为阴性时,则可终止实验。

(4) 受试样品处理的要求

1)受试样品推荐量较大,超过实验动物的灌胃量、掺入饲料的承受量等情况时,可适当减少受试样品的非功效成分的含量。

2)对于含乙醇的受试样品,原则上应使用其定型的产品进行功能实验性,其三个剂量组的乙醇含量与定型产品相同。如受试样品的推荐量较大,超过动物最大灌胃量时,允许将其进行浓缩,但最终的浓缩液体应恢复原乙醇含量,如乙醇含量超过15%,允许将其含量降至15%。调整受试样品乙醇含量应使用原产品的酒基。

3)液体受试样品需要浓缩时,应尽量选择不破坏其功效成分的方法。一般可选择60~70℃减压进行浓缩。浓缩的倍数依具体实验要求而定。

4)对于以冲泡形式食用的受试样品,可使用该受试样品的水提取物进行功能性实验,提取的方式应与产品推荐饮用的方式相同。如产品无特殊推荐饮用方式,则采用下述方法提取:常压,温度80~90℃,时间30~60min,水量为受试样品体积的10倍以上,提取2次,将其合并浓缩至所需浓度。

(5) 给受试样品方式的要求

必须经口给予受试样品的,首选灌胃;如无法灌胃的,则加入饮水或掺入饲料中。

(6) 合理设置对照组的要求

以载体和功效成分(或原料)组成的受试样品,当载体本身可能具有相同功能时,应将该载体作为对照。

3. 功能性评价的影响因素

人的可能摄入量,除一般群体的摄入量外,还应考虑特殊的和敏感的群体,如儿童、孕妇及高摄入量群体。

由于存在着动物与人之间的种属差异,在将动物试验结果外推到人时,应尽可能收集群体服用受试样品后的效应资料。若体外或体内动物试验,未观察到或不易观察到食品的保健效应,或观察到不同效应,而有关资料提示对人有保健作用时,在保证安全的前提下,应按照有关规定进行必要的人体试食试验。

在将所列试验的阳性结果用于评价功能性食品的保健作用时,应考虑结果的重复性和剂量反应关系,并由此找出其最低有效剂量。

(五) 保健食品的主要卫生问题

考虑保健食品的卫生质量问题时,首先应想到保健食品与普通食品的区别和联系。根据它们的异同得出保健食品卫生质量安全问题包括两方面内容:一是不以传统食品为载体的保健品具有其特有的卫生质量安全问题;二是以传统食品为载体的,还要考虑相应的食品卫生安全问题。所以以传统食品为载体的保健食品,其质量安全与一般食品质量安全的考虑大致类同。例如,以植物源传统食品如大米、蔬菜、瓜果、玉米、植物油为载体的,肯定要考虑农药残留、植物生长刺激素、有机污染物等;而以动物源传统食品,如以鱼、贝、虾、海参、禽肉蛋、蜂蜜、乳制品、蜂胶、王浆为载体的,要考虑抗生素、激素、抗菌类药物、有害元素、微生物污染等。同时作为保健食品特有的质量安全问题,我们须高度关注:保健食品中加入化学药物的问题;各种功效成分、提取物内源性毒物卫生问题;新资源、新技术、功能食品安全问题;进口保健食品卫生问题;伪劣保健食品问题等。

(六) 保健食品的管理

保健食品作为一类特殊食品,因既具有一般食品的共性,又具有特定的保健功能,而备受特定人群喜爱。尤其在现代社会中,随着人们自我保健意识的增强,保健食品更为人们所青睐。进入20世纪90年代,市场上保健食品琳琅满目,但由于法规建设跟不上,保健食品的研制、生产和销售缺乏监督和管理,处于一种无序状态。保健食品市场出现了真假难分、良莠难辨的危机,逐渐在人们心目中丧失了应有的信誉。因此,加快法律法规建设,加强保健食品的监督管理,已迫在眉睫了。

2009年2月28日,第十一届全国人民代表大会常务委员会第七次会议通过《中华人民共和国食品安全法》,标志着我国保健食品发展进入一个新的里程碑,使整个保健食品行业逐步走上健康发展轨道。

1. 保健食品的审批

根据《中华人民共和国食品安全法》(以下简称《食品安全法》),国家对声称具有特定保健功能的食品实行严格监管,具体管理办法由国务院规定。据此可以看出,本法对保健食品的审批作了严格的规定。《保健食品管理办法》具体规定:凡声称具有保健功能的食品必须经卫生部审查确认。研制者应向所在地的省级卫生行政部门提出申请,填写"保健食品申请表"并报送下列资料:

(1) 保健食品申请表。
(2) 保健食品的配方、生产工艺及质量标准。
(3) 毒理学安全性评价报告。
(4) 保健功能评价报告。
(5) 保健食品的功效成分名单以及功效成分的定性或定量检验方法,稳定性试验报告。在现有技术条件下,不能明确功效成分的,则须提交食品中与保健功能相关的主要原料名单。
(6) 产品的样品及卫生学检验报告。
(7) 标签及说明书(送审样)。
(8) 国内外有关资料。
(9) 根据有关规定或产品特性应提交的其他材料。

按照《保健食品评审技术规程》,由所在地的省级卫生行政部门成立由食品卫生、营养、毒理、医学及其他相关专业的专家组成的评审委员会对上述资料进行初审,初审同意后,上报卫生部审批,卫生部评审委员会每年举行四次评审会,一般在每季度的最后一个月召开。卫生部根据评审委员会的意见,在评审后的30个工作日内作出是否批准的决定,对评审合格的,卫生部发给申请者"保健食品批准证书",批准文号为"卫食健字( )第( )号",并获得准许使用卫生部规定的保健食品标志。如果申请者申请获准进口保健食品时,申请书应由进口商或代理人向卫生部提出。

2. 保健食品的生产与监督管理

(1) 保健食品的生产

在生产保健食品前,食品生产企业必须向所在地省级卫生行政部门提出申请,经同意后,并在申请者卫生许可证上加注"××保健食品"的许可项目后方可生产。

保健食品生产者必须按照批准内容组织生产,不得改变产品配方、生产工艺、企业产品质量标准以及产品的名称、标签、说明书等。

(2) 保健食品的监督管理

各级卫生行政部门对保健食品进行监督及管理,经审查不合格者或不接受重新审查者由卫生部撤销"保健食品批准证书"。

卫生部可根据以下情况确定对已经批准的保健食品进行重新审查。

1) 对原来审批的保健食品的功能有认识上的改变。

2) 产品的配方、生产工艺以及保健功能受到可能有改变的质疑。

3) 保健食品监督监测工作需要。经审查不合格者或不接受重新审查者,由卫生部撤销其"保健食品批准证书"。合格者,原证书仍然有效。

二、转基因食品的卫生及管理

(一) 转基因食品的概念

要明确转基因食品的概念,首先要明确转基因技术和转基因生物两个概念。

转基因技术是指使用基因工程或分子生物学技术(不包括传统育种、细胞及原生质体融合、杂交、诱变、体外受精、体细胞变异及多倍体诱导等技术),将遗传物质导入活细胞或生物体中,产生基因重组现象,并使之表达并遗传的相关技术。

转基因生物是指遗传物质通过转基因技术改变,而不是以自然增殖或自然重组的方式产生的生物,包括转基因植物、转基因动物和转基因微生物三大类。转基因食品,又称为基因改性食品,是指用转基因生产的食品、食品原料及食品添加剂等。它是通过一定的遗传学技术将有利的基因转移到另外的微生物、植物或动物细胞内而使它们获得有利特性,如增强动植物的抗病虫害能力、提高营养成分等,由此可增加食品的种类、提高产量、改进营养成分的构成、延长货架期等。通俗地说,转基因食品就是利用现代生物技术将植物、动物或微生物的基因从细胞中取出并插入到另外的生物细胞中去,改造生物的遗传物质,使其在形状、营养品质、消费品质等方面向人们所需要的目标转变,以转基因生物为直接食品或为原料加工生产的食品就是"转基因食品"。

(二) 转基因食品的种类

21世纪是生物技术的世纪，而转基因技术是生物技术的重点。有统计数字表明，在转基因作物方面，自1983年首例转基因烟草问世以来，目前国际上已经培育出以抗虫、抗病、抗除草剂的转基因棉花、大豆、玉米、油菜、马铃薯为重点的至少120种转基因植物。据资料显示，2011年，29个国家的1670万农民种植转基因作物，涉及的土地达1.6亿km^2（超过2010年的1.48亿公顷），其中包括19个发展中国家及10个工业化国家。自1996年转基因作物商业化以来，全世界29个国家的农民决定种植与翻种转基因作物的次数超过1亿次，种植面积达12.5亿多公顷，超过美国或中国土地总面积的25%。该种植率表明用于种植转基因作物的土地面积是1996年的94倍，这使得转基因作物成为近代史上最快被采纳的种植技术。

从不同转基因作物种类来看，转基因大豆发展最快，2002年全球转基因大豆面积首次突破大豆种植总面积的51%，达到3650万hm^2，占世界大豆总产量的30%，它们中的很大比例是用作豆油生产的原料。其次是转基因棉花。2002年全球3400万hm^2棉花中转基因棉花有680万hm^2。仅我国2005年转基因抗虫棉（即转Bt棉花）的种植面积就达到500万hm^2，占全国所有棉田的80%。因此，可以这样说，现在很多国人吃的是转基因的油，穿的是转基因的棉。中国已经是商品化抗虫棉的生产大国。美国、巴西、阿根廷、墨西哥等是转基因玉米种植大国，全球转基因玉米面积为玉米总种植面积1400万hm^2的9%。

目前在批量商业化生产的转基因食品中，90%以上为转基因植物及其衍生产品。因此，现阶段所说的转基因食品实际上主要是指转基因植物性食品。有资料表明了国际及国内流通的转基因食品的品种及现状，在国际上，乳酸菌、酵母菌等微生物来源的凝乳酶、酸奶、奶酪、面包等转基因食品超过5000种；大豆、玉米、油菜、番茄、番木瓜等植物来源的色拉油、饼干、薯片、蛋糕、番茄酱、木瓜等超过3000种；欧洲即将上市转基因马铃薯。可以说，过去十多年，全世界几十亿人多多少少直接或间接都接触过转基因食品。我国主要种植和商业化应用的是转基因抗虫棉和抗病毒的番木瓜，曾经也有少量的番茄。2009年，抗虫水稻和植酸酶玉米获得了安全证书，但是产业化的应用可能还需要一段时间。最近，抗虫和耐除草剂玉米的研究进展比较快。

三、转基因食品的安全性及安全性评价

（一）转基因食品的安全性

转基因产品具有抗性强、产量高、品质好及商品经济效益高等优点，但其安全性问题在全世界范围内引起了广泛的争论。国际社会对转基因技术和转基因产品安全性问题的态度主要有三种：一是以美国、阿根廷和巴西为代表的食品输出国，对转基因技术持较积极和开放的态度；二是以欧盟和日本等为代表的食品进口国，则持反对态度；三是大多数发展中国家认为，对转基因技术和转基因食品的安全性问题需要进一步探讨。我国有关这方面的研究开发也一直在继续进行。我国对转基因食品的官方意见是，鼓励相

关的研究开发，对转基因食品是否会对人体产生影响进行科学的探讨。

转基因产品的安全性问题表现为两方面：一方面是食品安全性；另一方面是环境安全性。

1. 转基因食品对人体健康可能产生的影响

转基因食品可能对人类健康的可能危害主要有以下几方面：

（1）可能含有已知或未知的毒素，引起人类急性、慢性中毒或有"三致"作用。

（2）可能含有已知或未知的免疫或致敏物质，引起机体产生变态反应或过敏性反应。

例如，1996年科学家把一种巴西豆的基因转入到大豆里面，导致部分人发生过敏反应，迫使后来这个计划被放弃了。再有美国的星联玉米（Star link 玉米）事件。这种玉米是1998年美国环保局批准商业化生产的，用作动物性饲料，不用于人食用，因为它对人体有过敏反应，可能使人产生皮疹、腹泻。但是在2000年，市场上有30多种玉米食品当中发现了这种玉米的成分，所以美国政府下令把所有的这种转基因玉米收回。

（3）转基因产品中的主要营养成分、微量营养成分及抗营养因子可能产生变化，会降低食品的营养价值，使其营养结构失衡，使人体出现某种病症等。

在科学上，对一种没有表现短期毒性和安全问题的食品，如果怀疑其可能存在隐患，则必须观察其远期毒性和安全问题是否存在，这种远期跟踪监测通常要用一二十年。因此，截至目前，科学界尚未对转基因食品的安全性产生定论。

2. 转基因食品对环境可能产生的影响

（1）基因漂移

目前转入植物的基因以抗除草剂的为多，其次是抗虫和抗病毒的。通过花粉的传播与受精，这些基因（主要是抗除草剂基因）有可能漂入野生近缘种或近缘杂草上而产生难以控制的"超级杂草"或"超级害虫"，更难于防治。根瘤菌基因如果转移到杂草上，将促进野生杂草的繁殖，给农业生产带来隐患，如1998年和1999年的加拿大"超级杂草"事件。

（2）抗性

研究表明，棉铃虫已对转基因抗虫棉产生抗性。转基因抗虫棉对第一、第二代棉铃虫有很好的毒杀作用，但第三代、第四代棉铃虫已对转基因棉产生抗性。如果这种具有转基因抗性的害虫变成对转基因表达蛋白具有抗性的超级害虫，就需要喷洒更多的农药，将会对农田和自然生态环境造成更大的危害。

（3）对生物多样性的影响

一些动物试验证明，植物引入了具有抗除草剂或抗虫的基因后，有些小生物食用了具有杀虫功能的转基因作物可能死亡，如1999年《科学》杂志报道了Bt抗虫玉米杀死非目标昆虫；有的使一些害虫产生抵御杀虫剂的抗体；有的造成生物数量剧减甚至有使其灭绝的危险等（如"美国斑蝶"事件以及"墨西哥玉米"事件）。中国是大豆的起源地和品种多样性的集中地，有6000多种野生大豆品种，占全球90%以上。进口转基因大豆，从运输到加工的各个环节中，都可能有一部分转基因大豆遗落到田野，或被农民私自种植。如果野生大豆一旦受到污染，中国大豆的遗传多样性就有可能丧失。目前，中国没有批准转基因大豆的商业化生产。

（二）转基因食品的安全性评价

1. 转基因食品安全性评价的目的

任何新技术的出现都是一把"双刃剑"。转基因技术在为农业生产、人类生活和社会进步带来巨大利益的同时，也可能对生态环境和人类健康产生潜在的危害，关键是要权衡利弊、作出抉择。

转基因食品安全性评价的目的是：

(1) 提供科学决策的依据；
(2) 保障人类健康和环境安全；
(3) 回答公众疑问；
(4) 促进国际贸易，维护国家权益；
(5) 促进生物技术的可持续发展。

2. 实质等同性原则与安全性评价

(1) 实质等同性原则的定义

1990年召开的第一届FAO/WHO专家咨询会议，讨论了在进行转基因食品安全性评价时的一般性和特殊性问题，认为基于毒性分析的传统食品安全性评价，并不一定完全适合于生物技术产品，生物技术产品的安全性需根据其分子生物学及化学性质来决定。

1993年经济合作发展组织（OECD）提出了食品安全性评价的实质等同性原则。其含义是"在评价生物技术产生的新食品和食品成分的安全性时，现有的食品或食品来源生物可以作为比较的基础。如果一种转基因食品与现有的传统同类食品相比较，其特性、化学成分、营养成分、所含毒素以及人和动物食用和饲用这种食品情况是类似的，那么它们就具有实质等同性。"

1996年FAO/WHO召开的第二次生物技术安全性评价专家咨询会议建议"以实质等同性原则为依据的安全性评价，可以用于评价转基因生物衍生的食品和食品成分的安全性"。实质等同性可以证明转基因产品并不比传统食品不安全，但并不能证明它是绝对安全的，因为证明绝对安全是不切合实际的；会议将转基因食品的实质等同性分为三类：与现有食品或食品成分具有完全实质等同性；除了某些特定差异外，与现有食品及成分具有实质等同性；某一食品没有比较的基础，即它是一种全新的食品，与现有食品无实质等同性。

(2) 确定实质等同性的比较内容

对这三类不同的转基因食品，其安全评价的差异非常大，因此判定转基因食品的实质等同性就显得非常重要。一般来说进行实质等同性比较应包括以下几个方面：

1) 生物学特性的比较。对植物来说包括形态、生长、产量、抗病性及其他有关的农艺性状；对微生物来说包括分类学特性（如培养方法、生物型、生理特性）、侵染性、寄主范围、有无质粒、抗生素抗性、毒性等；动物方面是形态、生长生理特性、繁殖、健康特性及产量等。

2）营养成分比较。包括主要营养素、抗营养因子、毒素、过敏原等。主要包括脂肪、蛋白质、碳水化合物、矿物质、维生素等；抗营养因子主要指一些能影响人对食品中营养物质的吸收和对食物消化的物质，如豆科作物中的一些蛋白酶抑制剂、脂肪氧化酶以及植酸等；毒素指一些对人有毒害作用的物质，在植物中有马铃薯的茄碱、番茄中的番茄碱等；过敏原则指能造成某些人群食用后产生过敏反应的一类物质，如巴西坚果中的2S白蛋白。

(3) 安全性评价的主要内容和步骤

转基因食品安全性评价的主要内容和步骤可用图3-2进行描述。

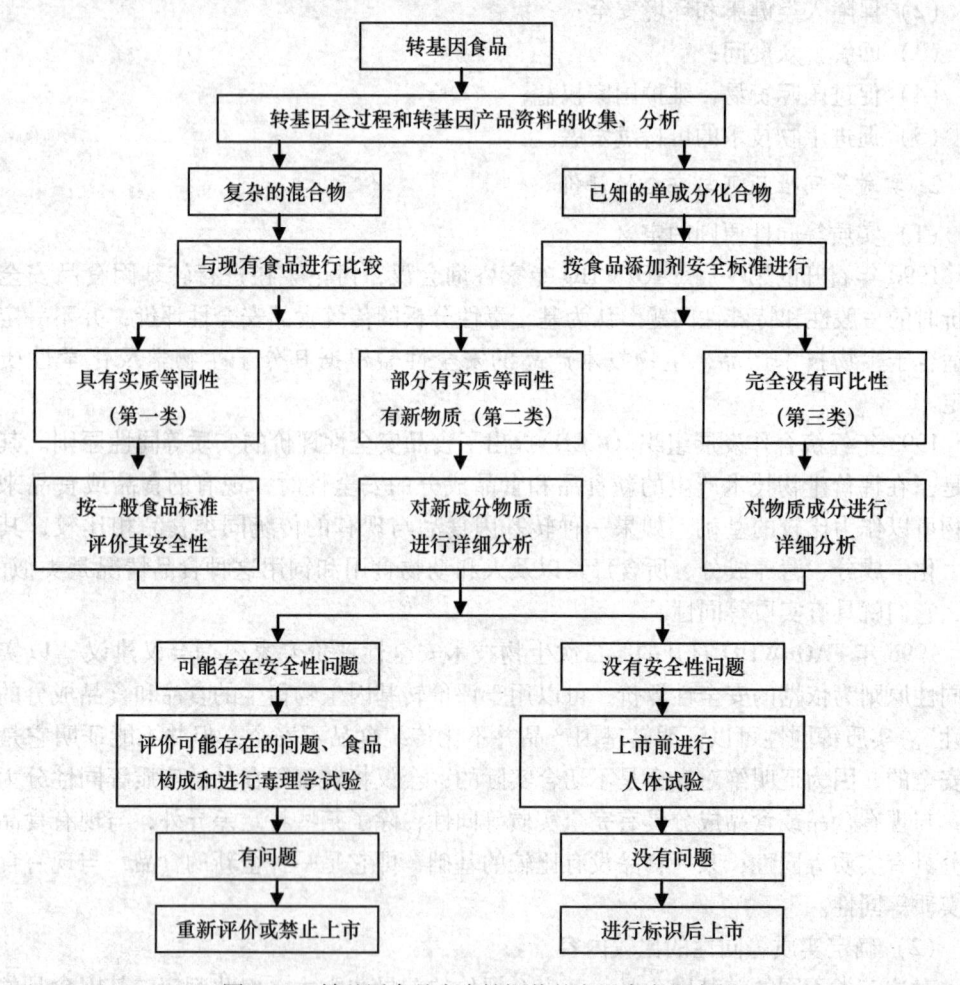

图3-2 转基因食品安全性评价的主要内容和步骤

从图3-2中可以看出，转基因食品安全性评价的程序包括以下几个方面：

1）新基因产品特性的研究；
2）分析营养物质和已知毒素含量的变化；
3）潜在致敏性的研究；
4）转基因食品与动物或人类肠道中的微生物群进行基因交换的可能性及其影响；
5）活体和离体的毒理和营养评价。

值得注意的是实质等同性是一个指导原则，并不是代替安全性评价，它是从事和管理安全性评价的科学家的有用工具；在评价新食品、饲料或加工产品的安全性时为鉴定中提出的问题提供帮助指导，并不是评价的终结。

四、国内外对转基因食品的管理

世界主要发达国家和部分发展中国家都已制定了各自对转基因生物（包括植物）的管理法规，负责对其安全性进行评价和监控。主要分为两大集团，美国、加拿大、阿根廷以及中国香港地区对转基因生物采取自愿标识的管理办法；其他国家及地区主要采取强制标识的管理办法。一些国际组织如经济合作发展组织（DECD）、联合国工业发展组织（UNIDO）、联合国粮农组织（FAO）和世界卫生组织（WHO）等在近年来都组织和召开多次专家会议，积极组织国际协调，试图建立多数国家（尤其是发展中国家）能够接受的生物技术产业统一管理标准和程序。但由于存在许多争议，目前尚未形成统一的条文。

1. 美国、加拿大

美国的转基因食品主要由美国食品与药物管理局（FDA）、美国农业部（USDA）和美国环保局（EPA）负责检测、评价和监督。其中，FDA 的食物安全与应用营养中心是管理绝大多数食物的法定权力机构，美国农业部的食品安全和检测部门则负责肉、禽和蛋类产品对消费者的安全与健康影响的管理，EPA 则负责管理食品作物杀虫剂的使用和安全。各部门的管理范围由转基因（GMO）产品的最终用途而定。一个产品可能涉及多个部门的管理，而且各部门相对独立，分工明确，权责明晰，相互协调统一，且运作效率高。由于美国对转基因食品的管理采取相对宽松的政策，美国的转基因作物和转基因食品发展非常快，在世界上处于垄断地位。但美国在转基因食品管理、法律方面仍存在严重的不足，即认为转基因食品只要通过审核，即可视为传统食品，不需标识；只有在成分、营养价值和致敏性方面跟同类传统食品差别很大的转基因食品才加上转基因食品标签。2001 年 1 月 17 日之后，FDA 对上述转基因食品管理过程转为强制性，要求开发商在转基因食品进入市场之前至少 120 天，向 FDA 提出申请并提供此类食品的相关研究资料，以确认此类食品与相应的传统产品具有同等的安全性。

加拿大主要由两家管理机构负责对转基因植物产品进行监督：一是加拿大食品检查服务站（CFIA），主要负责环境排放、田间测试、对环境的安全性、种子法案、饲料法案、品种登记等。二是加拿大健康组织（HC），主要负责新型食品的安全性评估。加拿大规定转基因食品（GMF）的厂家须在生产前向"健康保护部门"备案，并得到该部门的审批；此类食物及其产品都应符合所有适用进入市场之后的标准；生产厂商应负责确保食物及产品安全,而且符合条例管理要求。

根据加拿大《食品药品法》(Food and Drugs Act),加拿大卫生部(Health Canada)是负责公共卫生、食品安全和营养的政府机构。在加拿大转基因食品(GM 或 GE foods)统属于生物技术,GM 食品指的是使用基因改造(genetic modification)技术生产的食品,GE 食品是指使用基因工程(genetic engineering)技术生产的食品,均属于新食品类别(novel foods)。对于新食品在加拿大的销售,加拿大卫生部严格按照《食品药品条例》(Food and Drugs Regulations)中的相关规定执行。

在加拿大,对于转基因食品通常要用 7~10 年时间进行研究、开发和测试等及安全评估。如果生产商或进口商希望在加拿大销售转基因食品,他们必须向加拿大卫生部提供相关数据用来进行上市前的安全评估。卫生部鼓励企业就转基因食品与其食品司的新食品处就安全评估问题进行早期沟通。这样做的益处是可以对任何安全问题有机会得到早期解决。当企业将转基因食品安全性的全部资料提交给加拿大卫生部后,新食品处的科技人员将对该产品的安全性进行彻底的评估,评估的标准在《加拿大卫生部新食品安全评估指南》有明确的规定。

加拿大对转基因食品的安全评估涉及分子生物学、毒理学、化学、营养学以及微生物学等,包括以下 8 个方面:

(1) 生物改造的研发中基因改变特点的分子生物数据;
(2) 转基因食品与非转基因食品营养成分比较;
(3) 该食品生产中潜在新毒性;
(4) 潜在的过敏反应;
(5) 该食品微生物和化学的安全性;
(6) 任何潜在的无法预料副作用;
(7) 关键营养成分和毒素;
(8) 主要成分包括脂肪、蛋白质和碳水化合物等;次要成分包括矿物质和维生素等。

如果加拿大卫生部发现有关转基因食品的信息不充分,将要求申请人补交进一步的文件,只有在全部文件交齐后才开始评估。在评估人员完成评估时,他们会在评估报告中提交他们的发现和建议。在对食品的评估完成后,会准备一份加拿大卫生部裁定建议书(Health Canada Food Rulings Proposal),该建议书由高级别官员(Directors and Director General)核准以保证所有的问题都提到了。一旦该建议书完成,是否批准该产品的决定已经做出。如果产品成功完成了安全评估和其他法律规定的评估,如环保评估和饲料安全评估,一封"无异议函"(Letter of No Objection)会发给申请人。该函将定义该产品可以在加拿大按其规定的要求销售,并对销售是否有限制条款和规定做了说明。加拿大卫生部在其官方网站的 Novel Foods and Ingredients 网页上将公布该决定。

根据加拿大的《食品和药品法》,加拿大卫生部和加拿大食品检验局(Canadian Food Inspection Agency,CFIA)都有权管理食品标签。加拿大卫生部对食品标签的管理侧重于食品的健康和安全问题,加拿大食品检验局负责制定联邦政府对普通食品标签的管理和规定。更确切地说,加拿大食品检验局负责制定食品标签和广告的规定以保护消费者免于被虚假的食品标签、包装和广告的侵害。在加拿大食品标签是法定的,如果食品涉及健康和安全问题在标签中必须标出;如营养值和食品构成发生了改变,或者在食品中有易于过敏的成分,标签也必须如实标出。在这种情况下,需要特殊的标签标识提醒消费者和易于过敏的人群。该规定适用所有食品,包括转基因食品。根据加拿大通用标准委员会(Canadian General Standards Board)制定的标准,加拿大有关自愿标识转基因食品的标准,即《基因工程食品和非基因工程食品自愿标签和广告规定》(Voluntary Labelling and Advertising of Foods Thant Are and Are Not Products of Genetic Engineering)已经对非健康和安全标签(还有食品生产方法,比如无论食品是否通过基因工程生产)做了规定。该委员会包括各方面人士,如消费者团体、食品企业、生产商、相关团体、大学和政府等。在2004年4月,加拿大标准委员会通过了加拿大全国标准。加拿大全国的标准旨在提供有意义的标签标准,对消费者易于理解的信息和连贯的政策保障标签的真实性。

2. 欧盟

欧盟对转基因生物标识采取了非常严格的管理办法。从1990年到2003年先后四次颁布实施欧盟理事会条例对转基因产品的标识作出了严格的规定。其特点是:

(1) 逐步对转基因产品实行强制性、细致、规范、严格而科学的标识制度;

(2) 强制性地要求对来源于转基因生物的产品,无论是否可以检测出含有转基因的DNA和蛋白质成分,都必须标识;

(3) 标识的阈值上限由1%降低到0.9%,即由于偶然因素或技术上不可避免的因素而造成的某一个产品中的每一个独立成分中转基因成分超过此独立成分的0.9%,则这一产品必须标识。

在对转基因产品实施严格标识的同时,2003年9月欧洲议会和欧洲理事会的1830/2003条例提出了关于转基因生物的可追溯性和标识,及由转基因生物制成食品和饲料产品的可追踪性。条例要求由转基因生物制成的产品投放市场时,经销者必须保证向下一级经销者传递以下信息:

(1) 标明食品中每一种由转基因生物制成的成分;

(2) 指明每一种由转基因生物制成的饲料物质或添加剂;

(3) 产品没有成分表,必须指出产品是由转基因生物制成。

此外,经销者需要建立适当的系统和程序,保证自交易发生的5年内能够说明其产品从何而来,又转给了哪个经销者。

奥地利政府还制定了一部纯净种子的法律,禁止常规种子受到高于检测限的转基因品种的污染,该项法律的颁布使得奥地利成为15个欧盟成员国中率先对转基因种子污染应用"零允许量"原则的国家。

3. 中国

20世纪80年代,中国在开展转基因技术研究的同时,国务院有关部门就十分重视基因工程的安全问题，相继颁布了一系列的相关规定，使农业转基因生物的安全管理工作走上了法制化轨道，并制定了一系列转基因产品的管理办法。1993年12月，科技部颁布了《基因工程安全管理条例》。1996年7月，农业部颁布了《农业生物基因工程安全管理实施办法》，以规范转基因技术的应用和管理。1997年，农业部开始受理在中国境内从事基因工程研究、试验、环境释放和商品化生产的转基因植物、动物、微生物的安全评价与审批，对转基因生物及其产品的商品化生产进行了严格的安全评价。1998年5月，农业部生物工程安全委员会批准了6个准许商业化的许可证，其中3个涉及食品，即抗病番茄、抗病甜椒和耐贮番茄。1999年，国家环境保护总局发布了《中国国家生物安全框架》，提出了我国在生物安全方面的政策体系、法规框架、风险评估、风险管理技术准则等，同时成立了有关的机构。2001年5月，国务院以304号令公布了《农业转基因生物安全管理条例》，对农业转基因生物进行了定义，规定了生产、加工要取得生产许可证，经营要取得经营许可证；要求在中国境内销售列入目录的农业转基因生物要有明显的标志；对进口与出口作了相应的规定，对所有出口到中国来的转基因生物以及加工的原料，都需要中国颁发的转基因生物安全证书，如果不符合要求，要退货或者销毁处理。2002年3月，农业部发布了三个配套的管理办法。2002年4月，卫生部也发布了《转基因食品卫生管理办法》，从2002年7月1日实施，也是对所有的转基因食品要求标识。

我国规定转基因食品作为一类新资源食品，经卫生部审查批准后方可生产或者进口，未经卫生部批准的转基因食品不得生产或者进口，也不得用作食品或食品原料；转基因食品应当符合《食品卫生法》有关法规规章标准的规定，不得对人体造成急性、慢性或其他潜在性健康危害；转基因食品的食品用安全性和营养质量不得低于对应的原有食品等。还规定了转基因食品的生产、经营、食用安全性、营养质量评价、申报及审批以及标识和监督管理等。消费者在购买转基因食品时，可向经营者询问商品的性能、质地、有效期限、生产厂商等问题；经营者有义务、有责任向消费者说明情况。消费者如果"吃"进了没有粘贴标识的食品，可以向当地卫生、工商等职能部门举报，将根据有关规定对其进行依法查处。

以上各项工作的开展，使中国农业生物基因工程安全管理从无到有，逐步走上规范管理的轨道，对于促进我国农业生物技术研究的健康发展，维护我国民族生物技术产业的发展和转基因食的安全，保护农业生态环境和人类健康，起到了重要的作用。

4. 澳大利亚、新西兰

2001年7月，开始对所有转基因食物实施标识制度，阈值为每种成分的1%，即当某一种成分内的转基因成分超过1%，则必须标识为转基因食物。澳新标准局2012年5月24日发布131号食品标准修订公告，批准对《澳新食品标准法典》第1.3.3章"加工助剂"的修订，允许在所有食品中使用二溴二甲基海因作为洗涤剂加工助剂，允许使用麦芽糖转葡糖基酶作为加工助剂；批准对《澳新食品标准法典》第1.3.4章"同一及等质等量规定"的修订，增加二溴二甲基海因的技术说明；批准对

《澳新食品标准法典》第1.5.2章"使用基因技术生产的食品"的修订,在使用基因技术生产的食品清单中增加来源于改基因(MON87708系列)抗麦草畏除草剂大豆的食品。

5. 瑞士

2000年1月,开始将转基因药品纳入标识制度,使瑞士成为第一个把药物纳入转基因标识制度的国家。对转基因生物及其产品实施"零允许量"。2003年3月,瑞士议会通过新法,对转基因生物造成的损失实行"全额赔偿",并采用"污染者赔付原则"。瑞士至今未批准转基因生物的商业生产。2005年3月1日起,瑞士联邦卫生局实施新修订的《食品卫生法令》。此次修改主要参照了欧盟的相关规定。新法令的实施有一年过渡期,即至2006年2月28日过渡期结束。此次修改的主要内容有:①加工、使用或销售转基因食品,如果转基因含量大于0.9%,必须明确标示、说明其含有转基因;用转基因产品作为原料提炼而成的产品(如用转基因大豆提炼的大豆油),虽然转基因含量较低,但仍须特别注明;②对传统食品与转基因食品的生产、上市流通渠道进行分离,尤其是在货架上传统食品与转基因食品的摆放要分隔明显,以方便消费者辩别;含转基因成分食品的生产必须建立可追溯制度,有关档案必须保存至少5年。

6. 巴西

2003年4月,实施新的标识制度,要求对所有转基因食品以及食品成分实施标识,阈值为每种成分的1%,但是,对2003年后巴西生产的专用于人类和动物消费的转基因大豆产品,标识为"可能含有转基因大豆"。

综上所述,美国和加拿大对转基因植物的管理较为宽松。美国在2000年种植的转基因作物面积达3030万hm^2,占当年全世界转基因作物种植面积的70%。若再加上加拿大和阿根廷,这三国种植的转基因作物占全世界的98%。与此形成鲜明对照的是欧洲国家。

从研究水平上来说,欧洲国家,特别是英国、法国、德国等在农业生物技术领域都开展了广泛深入的研究,开发出一批可用于生产的转基因作物。但直到现在,欧洲作为商品种植的转基因作物还很少,欧洲的消费者很难接受转基因食品。

扩展阅读:新资源食品管理办法

第一章 总 则

第一条 为加强对新资源食品的监督管理,保障消费者身体健康,根据《中华人民共和国食品卫生法》(以下简称《食品卫生法》),制定本办法。

第二条 本办法规定的新资源食品包括:

(一)在我国无食用习惯的动物、植物和微生物;

(二)从动物、植物、微生物中分离的在我国无食用习惯的食品原料;

(三)在食品加工过程中使用的微生物新品种;

（四）因采用新工艺生产导致原有成分或者结构发生改变的食品原料。

第三条 新资源食品应当符合《食品卫生法》及有关法规、规章、标准的规定，对人体不得产生任何急性、亚急性、慢性或其他潜在性健康危害。

第四条 国家鼓励对新资源食品的科学研究和开发。

第五条 卫生部主管全国新资源食品卫生监督管理工作。县级以上地方人民政府卫生行政部门负责本行政区域内新资源食品卫生监督管理工作。

第二章 新资源食品的申请

第六条 生产经营或者使用新资源食品的单位或者个人，在产品首次上市前应当报卫生部审核批准。

第七条 申请新资源食品的，应当向卫生部提交下列材料：

（一）新资源食品卫生行政许可申请表；
（二）研制报告和安全性研究报告；
（三）生产工艺简述和流程图；
（四）产品质量标准；
（五）国内外的研究利用情况和相关的安全性资料；
（六）产品标签及说明书；
（七）有助于评审的其他资料。

另附未启封的产品样品1件或者原料30克。

申请进口新资源食品，还应当提交生产国（地区）相关部门或者机构出具的允许在本国（地区）生产（或者销售）的证明或者该食品在生产国（地区）的传统食用历史证明资料。

第三章 安全性评价和审批

第八条 卫生部建立新资源食品安全性评价制度。新资源食品安全性评价采用危险性评估、实质等同等原则。

卫生部制定和颁布新资源食品安全性评价规程、技术规范和标准。

第九条 卫生部新资源食品专家评估委员会（以下简称评估委员会）负责新资源食品安全性评价工作。评估委员会由食品卫生、毒理、营养、微生物、工艺和化学等方面的专家组成。

第十条 评估委员会根据以下资料和数据进行安全性评价：新资源食品来源、传统食用历史、生产工艺、质量标准、主要成分及含量、估计摄入量、用途和使用范围、毒理学；微生物产品的菌株生物学特征、遗传稳定性、致病性或者毒力等资料及其他科学数据。

第十一条 卫生部受理新资源食品申请后，在技术审查中需要补正有关资料的，申请人应当予以配合。

对需要进行验证试验的，评估委员会确定新资源食品安全性验证的检验项目、检验批次、检验方法和检验机构，以及是否进行现场审查和采样封样，并告知申请人。安全性验证检验一般在卫生部认定的检验机构进行。

需要进行现场审查和采样封样的,由省级卫生行政部门组织实施。

第十二条　卫生部根据评估委员会的技术审查结论、现场审查结果等进行行政审查,做出是否批准作为新资源食品的决定。

在评审过程中,如审核确定申报产品为普通食品的,应当告知申请人,并做出终止审批的决定。

第十三条　新资源食品审批的具体程序按照《卫生行政许可管理办法》和《健康相关产品卫生行政许可程序》等有关规定进行。

第十四条　卫生部对批准的新资源食品以名单形式公告。根据不同新资源食品的特点,公告内容一般包括名称(包括拉丁名)、种属、来源、生物学特征、采用工艺、主要成分、食用部位、使用量、使用范围、食用人群、食用量和质量标准等内容;对微生物类,同时公告其菌株号。

第十五条　根据新资源食品使用情况,卫生部适时公布新资源食品转为普通食品的名单。

第十六条　有下列情形之一的,卫生部可以组织评估委员会对已经批准的新资源食品进行再评价:

(一)随着科学技术的发展,对已批准的新资源食品在食用安全性和营养学认识上发生改变的;

(二)对新资源食品的食用安全性和营养学质量产生质疑的;

(三)新资源食品监督和监测工作需要。

经再评价审核不合格的,卫生部可以公告禁止其生产经营和使用。

第四章　生产经营管理

第十七条　食品生产经营企业应当保证所生产经营和使用的新资源食品食用安全性。

符合本法第二条规定的,未经卫生部批准并公布作为新资源食品的,不得作为食品或者食品原料生产经营和使用。

第十八条　生产新资源食品的企业必须符合有关法律、法规、技术规范的规定和要求。

新资源食品生产企业应当向省级卫生行政部门申请卫生许可证,取得卫生许可证后方可生产。

第十九条　食品生产企业在生产或者使用新资源食品前,应当与卫生部公告的内容进行核实,保证该产品为卫生部公告的新资源食品或者与卫生部公告的新资源食品具有实质等同性。

第二十条　生产新资源食品的企业或者使用新资源食品生产其他食品的企业,应当建立新资源食品食用安全信息收集报告制度,每年向当地卫生行政部门报告新资源食品食用安全信息。发现新资源食品存在食用安全问题,应当及时报告当地卫生行政部门。

第二十一条　新资源食品以及食品产品中含有新资源食品的,其产品标签应当符合国家有关规定，标签标示的新资源食品名称应当与卫生部公告的内容一致。

第二十二条　生产经营新资源食品，不得宣称或者暗示其具有疗效及特定保健功能。

第五章　卫生监督

第二十三条　县级以上人民政府卫生行政部门应当按照《食品卫生法》及有关规定，对新资源食品的生产经营和使用情况进行监督抽查和日常卫生监督管理。

第二十四条　县级以上地方人民政府卫生行政部门应当定期对新资源食品食用安全信息收集报告情况进行检查，及时向上级卫生行政部门报告辖区内新资源食品食用安全信息。省级卫生行政部门对报告的食用安全信息进行调查、确认和处理后及时向卫生部报告。卫生部及时研究分析新资源食品食用安全信息，并向社会公布。

生产经营或者使用新资源食品的企业应当配合卫生行政部门对食用安全问题的调查处理工作，对食用安全信息隐瞒不报的，卫生行政部门可以给予通报批评。

第二十五条　生产经营未经卫生部批准的新资源食品，或者将未经卫生部批准的新资源食品作为原料生产加工食品的，由县级以上地方人民政府卫生行政部门按照《食品卫生法》第四十二条的规定予以处罚。

第六章　附　则

第二十六条　本办法下列用语的含义：

危险性评估，是指对人体摄入含有危害物质的食品所产生的健康不良作用可能性的科学评价，包括危害识别、危害特征的描述、暴露评估、危险性特征的描述四个步骤。

实质等同，是指如某个新资源食品与传统食品或食品原料或已批准的新资源食品在种属、来源、生物学特征、主要成分、食用部位、使用量、使用范围和应用人群等方面比较大体相同，所采用工艺和质量标准基本一致，可视为它们是同等安全的，具有实质等同性。

第二十七条　转基因食品和食品添加剂的管理依照国家有关法规执行。

第二十八条　本办法自 2007 年 12 月 1 日起施行，1990 年 7 月 28 日由卫生部颁布的《新资源食品卫生管理办法》和 2002 年 4 月 8 日由卫生部颁布的《转基因食品卫生管理办法》同时废止。

复习思考题

1. 豆类食品的有毒、有害因子有哪些？如何去除？
2. 试述肉及肉制品微生物污染的途径、种类及预防措施。
3. 试述蛋及蛋制品微生物污染的种类、途径及预防措施。
4. 试述乳及乳制品微生物污染的种类、途径及预防措施。
5. 蔬菜的污染途径有哪些？如何预防？
6. 水果的污染途径有哪些？如何预防？

7. 谷类食物有哪些形式的污染？如何预防？
8. 怎样看待转基因技术对食品安全的影响？
9. 转基因食品安全性评价时应注意哪些问题？
10. 转基因食品主要存在哪几个方面的安全性问题？
11. 试述保健食品与普通食品的共性与区别。
12. 保健食品存在哪些卫生问题？
13. 如何对保健食品进行安全管理？

第四章 食品添加剂的卫生

> 学海导航

(1) 了解食品添加剂的分类；
(2) 了解各类食品添加剂的作用；
(3) 掌握食品添加剂的卫生管理及使用原则；
(4) 了解食品添加剂的发展趋势。

第一节 食品添加剂概述

一、食品添加剂的定义

食品添加剂这一术语尽管是随着现代食品工业的发展而出现的，但是人类实际使用食品添加剂的历史相当悠久，中国传统点制豆腐的凝固剂——盐卤，约在2000年前的东汉时期就有应用，并一直流传至今；北魏末年（公元6世纪）农业科学家贾思勰所著《齐民要术》就曾记载从植物中提取天然色素的方法；作为肉制品防腐和发色剂的亚硝酸盐，大约在800年前的南宋时就用于腊肉的生产，并在公元13世纪时传入欧洲。在国外，公元前1500年的埃及墓碑上就描绘了糖果的着色；在公元前4世纪葡萄酒也已经人工着色了，这些大都是食品添加剂应用的结果。

按照《中华人民共和国食品卫生法》第54条和《食品添加剂卫生管理办法》第28条，以及《食品营养强化剂卫生管理办法》第2条和《中华人民共和国食品安全法》第99条，我国对食品添加剂的定义为：为改善食品品质和色、香、味以及为防腐、保鲜和加工工艺的需要而加入食品中的人工合成或者天然物质。

由于各自理解的不同，各国对食品添加剂的概念或定义不尽相同。欧盟定义为：食品添加剂是指在食品的生产、加工、制备、处理、包装、运输或贮存过程中,由于技术性目的而人为添加到食品中的物质;日本对食品添加剂的定义是:为了食品加工、保藏而在食品中加入、混合或掺入的物质;联合国粮农组织(FAO)和世界卫生组织(WHO)联合食品法规委员会对食品添加剂的定义为:食品添加剂是有意识地一般以少量添加于食品,以改善食品的外观、风味和组织结构或贮存性质的非营养物质。按照这一定义,以增强食品营养成分为目的的食品强化剂不应该包括在食品添加剂范围内。但是,一般认为食品营养强化剂虽有营养作用也不能随便乱用,应参照食品添加剂的原则予以适当管理。美国食品和营养委员会规定,食品添加剂是由于生产、加工,贮存或包装而存在于食品中的物质或物质的混合物,而不是基本的食品成分。基于此,他们将其分为直接食品添加剂和间接食品添加剂两类,前者是指故意向食品中添加,以达到某种作用的食品添加剂,又称为有意的食品添加剂;后者则是指在食品的生产、加工,贮存和包装中少量存在于食品中的物质,又称为无意的或伴随的添加剂。例如,残留农药、微量包装材料或者来自加工设备的某些物质。对于美国的这种间接食品添加剂,我们通常称之为污染物。

二、食品添加剂的分类

1. 按来源分类

食品添加剂按来源不同,分为天然食品添加剂和人工化学合成品两大类。天然食品添加剂又分为由动植物提取制得和利用生物技术方法由发酵或酶法制得两种;化工合成法又可分为一般化学合成品与人工合成天然等同物,如天然等同香料、天然等同色素等。

2. 按生产方法分类

食品添加剂按生产方法不同可分为化学合成、生物合成(酶法和发酵法)、天然提取物三大类。

3. 按作用和功能分类

按照《食品添加剂使用标准》(GB2760—2011)把食品添加剂分为23大类:酸度调节剂、抗结剂、消泡剂、抗氧化剂、漂白剂、膨松剂、胶基(糖果中基础剂物质)、着色剂、护色剂、乳化剂、酶制剂、增味剂、面粉处理剂、被膜剂、水分保持剂、营养强化剂、防腐剂、稳定和凝固剂、甜味剂、增稠剂、食品用香料、食品工业用加工助剂和其他。

目前,我国商品分类中的食品添加剂种类共有35类,包括增味剂、消泡剂、膨松剂、着色剂、防腐剂等,含添加剂的食品达万种以上。其中,《食品添加剂使用标准》和卫生部公告允许使用的食品添加剂分为23大类(表4-1),共2400多种,制定了国家或行业质量标准的有364种。

表4-1 食品添加剂的分类

类别	品种举例
酸度调节剂	富马酸、富马酸钠等
抗结剂	二氧化硅、碳酸钙、亚铁氰化钾和硅铝酸钠等
消泡剂	有机硅氧烷、聚醚、硅等
抗氧化剂	茶多酚、丁基羟基茴香醚(BHA)、二丁基羟基甲苯(BHT)等
漂白剂	二氧化硫、硫黄、亚硫酸钠等
膨松剂	磷酸氢二铵、磷酸氢二钾、磷酸氢钙、磷酸三钙等
胶基糖果中基础剂物质	松香季戊四醇酯、硬脂酸(又名十八烷酸)等
着色剂	胭脂红、柠檬黄、叶绿素等
护色剂	葡萄糖酸亚铁、硝酸钠、硝酸钾等
乳化剂	铵磷脂、山梨糖醇、山梨糖醇液等
酶制剂	胃蛋白酶、葡萄糖氧化酶等
增味剂	氨基己酸、L-丙氨酸、辣椒油树脂等
面粉处理剂	偶氮甲酰胺、溴酸钾、过氧化苯甲酰、二氧化氯等
被膜剂	巴西棕榈蜡、白油等
水分保持剂	聚葡萄糖、三聚磷酸钠、磷酸二氢钠、六偏磷酸钠等
营养强化剂	维生素A、β-胡萝卜素、大豆蛋白、乳清蛋白等
防腐剂	苯甲酸钠、苯甲酸、山梨酸钾等
稳定剂和凝固剂	可得然胶、乙二胺四乙酸二钠
甜味剂	甘草、甘草酸铵、糖精钠、环己基氨基磺酸钠等
增稠剂	醋酸酯淀粉、刺云实胶、瓜尔胶等
食品用香料	香兰素、丁香叶油等
食品工业用加工助剂	白油、二氧化硅、食品级单宁、乙醇、丙酮等
其他	冰结构蛋白、高锰酸钾、二甲基聚硅氧烷等

三、食品添加剂的作用

食品添加剂大大促进了食品工业的发展，并被誉为现代食品工业的灵魂，它给食品工业带来许多好处，其主要作用如下。

1. 增加食品的保藏性，防止食品腐败变质

防腐剂可以防止由微生物引起的食品腐败变质，延长食品的保存期，同时还具有防止由微生物污染引起的食物中毒作用。抗氧化剂还可阻止或推迟食品的氧化变质，以提

高食品的稳定性和耐藏性，同时可防止有害的油脂自动氧化物质的形成。此外，还可用来防止食品，特别是水果、蔬菜的酶促褐变与非酶褐变。这些对食品的保藏都具有一定意义。

2. 改善食品感官性状

食品的色、香、味、形态和质地等是衡量食品质量的重要指标。食品加工后，有的褪色，有的变色，风味和质地也会有所改变，如若适当使用着色剂、护色剂、漂白剂、食用香料以及乳化剂、增稠剂等食品添加剂，可以明显提高食品的感官质量，满足人们的不同需要。

3. 保持或提高营养价值

食品质量的高低与其营养价值密切相关，防腐剂和抗氧化剂在防止食品腐败变质的同时对保持食品的营养价值有一定作用。此外，在食品加工时适当地添加某些属于天然营养范围的食品营养强化剂，可以大大提高食品的营养价值，这对防止营养不良和营养缺乏、促进营养平衡、提高人们健康水平具有重要意义。

4. 便于加工

在食品加工中使用消泡剂、助滤剂、稳定剂和凝固剂等，有利于食品的加工操作，适应生产的机械化和连续化。例如，当使用葡萄糖酸δ内酯作为豆腐凝固剂时，可有利于豆腐生产的机械化和自动化。

5. 方便供应

增加品种和方便性。现在市场上已拥有多达20000种以上的食品可供消费者选择，尽管这些食品的生产大多通过一定包装及不同加工方法处理，但在生产过程中，一些色、香、味俱全的产品，大都不同程度地添加了着色、增香、调味乃至其他食品添加剂。正是这些众多的食品，尤其是方便食品的供应，给人们的生活和工作带来了极大的方便。

6. 其他作用

食品应尽可能满足人们的不同需求。例如，糖尿病患者不能吃糖，则可用无营养甜味剂或低热能甜味剂，如三氯蔗糖或天门冬酰苯丙氨酸甲酯制成无糖食品供应。

四、食品添加剂的卫生评价

安全与卫生是食品添加剂用于食品中的首要条件。因此，需要对食品添加剂进行一定的卫生评价，以保障消费者的身体健康。

卫生评价的内容包括生产工艺、理化性质、质量标准、使用效果、范围、加入量、毒理学评价以及检验方法等综合性的安全评价。其中，毒理学评价至关重要，它可通过人体观察和实验研究两方面进行。迄今为止，动物毒性试验是取得毒理学评价资料最重要的方法，一般包括急性毒性试验、亚急性或亚慢性毒性试验、慢性毒性试验、蓄积毒性试验、繁殖试验、致畸试验、致癌试验、致突变试验、代谢试验和致敏试验等。通过毒理学评价制订出每人每日容许摄入量(ADI)。

ADI 是即使人体终生持续摄食也不会出现明显危害的食品添加剂摄入量，以 mg/kg 体重表示，它可以由动物的最大无作用量(MNL)或无作用量(NL)推测而来。此量对动物是安全的。但对人来说，考虑到人和动物敏感性的差异，人群中老弱病孺等的个体差异以及各自抵抗力和敏感性的不同，不应将此数据直接引用于人，必须有一个安全系数，此安全系数一般定为 100。这是根据种间毒性差约 10 倍，而同种动物的个体敏感性也差约 10 倍定出来的（$10 \times 10 = 100$）。这是一种粗略的估计值，实际应用时还应根据具体情况决定。例如，当受试动物毒性资料完整，并有人体观察资料，证明受试物可参与人体正常代谢过程时，此系数可以缩小。反之，如动物毒性试验期较短，毒理学资料不足则可加大安全系数。通常把动物的 MNL 除以安全系数(100)即可求得 ADI 值。

由于动物试验和计算方法的不同，所制订的 ADI 值亦可有不同。目前各国大多以 FAO/WHO 联合食品添加剂专家委员会(JECFA)所订 ADI 值为标准。对于毒理学资料不完善的品种，可以制订暂定 ADI 值，有待根据进一步的工作重新评价；对于毒理学资料不足的品种则不建立 ADI 值。

五、食品添加剂的卫生管理及使用原则

食品添加剂关系到人民的身体健康，因而各国都采取一定的法规形式对其进行卫生管理。生产、经营和使用食品添加剂都应严格遵守有关的法规和条例。应注意以下几点。

（1）各种食品添加剂都必须经过适当的安全性毒理学评价。生产、经营和使用食品添加剂应符合卫生部颁发的《食品添加剂使用卫生标准》和《食品添加剂卫生管理办法》，以及国家标准局颁发的《食品添加剂质量规格标准》。

（2）鉴于有些食品添加剂具有一定毒性，应尽可能不用或少用，必须使用时应严格控制使用范围和使用量。

（3）应有利于食品的生产、加工和贮存等过程，具有保持营养成分、防止腐败变质，改善感官性状和提高产品质量等作用。

（4）不得以掩盖食品腐败变质或伪造、掺假为目的而使用食品添加剂；不得销售和使用污染或变质的食品添加剂。

（5）专供婴儿的主辅食品，除按规定可以加入食品营养强化剂外，不得加入人工甜味剂、色素、香精、谷氨酸钠和不适宜的食品添加剂。

（6）复合食品添加剂中的各单项物质必须符合食品添加剂的各有关规定。

（7）生产、使用新的食品添加剂，应事先提出卫生学评价资料和实际使用的依据，逐级审批后报卫生部和国家标准局批准，按规定执行。

（8）进口食品添加剂必须符合我国规定的品种和质量的标准，并按我国有关规定办理审批手续；出口食品添加剂可根据国外要求生产，但转内销时必须符合我国规定。

六、食品添加剂的标准化和国际化组织

食品添加剂的安全性和有效性是食品添加剂使用中最重要的两个方面,为了保证食品添加剂的合理使用,国内外大多通过建立法规标准来规范食品添加剂的使用原则,规定允许使用的食品添加剂品种、质量要求、使用范围和使用量等。由于各国饮食习惯及各自理解的不同,其有关食品添加剂的法规亦不相同,同一添加剂由于试验结果不同,有的国家不许可使用,有的国家许可使用,所使用范围和最大使用量,甚至质量规格标准均有可能不同,致使造成国际贸易障碍,随着国际交往的发展,食品添加剂的标准化和国际化日益重要。

早在20世纪50年代,有人提出召开国际会议建立国际组织共同讨论食品添加剂问题。此后很多国家尽量使本国的食品添加剂标准化,并符合国际上的规定。

我国于1973年建立"全国食品添加剂卫生标准科研协作组",开始了食品添加剂的标准化工作。1980年成立"全国食品添加剂标准化技术委员会",全面研究食品添加剂的标准化和国际化问题。在这方面,国际上最重要的组织是FAO/WHO联合食品添加剂专家委员会和FAO/WHO食品添加剂法规委员会。通过多年的不断完善和发展,我国已经构建了比较完整的食品添加剂标准体系,制、修订了一系列的食品添加剂相关标准,在保证食品添加剂的合理使用中发挥了重要的作用。

1. 中国食品添加剂标准化技术委员会

该组织是在国家标准局领导下聘请有关专家组成的专业性标准化工作、技术组织,于1980年5月筹备成立,同年10月召开第一次全国食品添加剂标准化技术委员会,以后每年开会一次。具体的任务是:

(1) 向国家标准局和有关主管部门提出食品添加剂标准化工作的方针、政策和技术措施的建议;

(2) 提出食品添加剂、制修订工作的年度计划和长远规划的建议;

(3) 根据国家标准局和有关主管部门批准的计划,审查食品添加剂国家标准草案,定期复审已经颁发的标准,提出修订、废止和执行的建议;

(4) 调查了解标准执行情况,向主管部门提出督促标准实施的建议;

(5) 收集国内外资料,进行技术交流。向生产、销售和使用单位,以及消费者提供技术咨询服务工作和宣传指导。

2. FAO/WHO联合食品添加剂专家委员会(JECFA)

1955年JECFA在FAO/WHO联合召开第一次国际食品添加剂会议时成立;1956年召开第一次会议。以后,除1962年外每年召开一次,参加会议的成员每次可有不同,视讨论内容而定,分别由FAO和WHO聘请。FAO聘请化学、微生物学、食品化学、食品工程学、食品行政管理等方面的专家,负责食品添加剂的使用情况、工艺效果、质量规格和测定方法等方面的工作。WHO聘请毒理学方面的专家,负责食品添加剂的毒理学评价和制订每人每日容许摄入量(ADI)。被聘请的委员都是世界上最有权威的专

家，他们以个人的身份出席会议，在科学资料的基础上评价食品添加剂，确定"ADI"值和"食品添加剂的鉴定和纯度规格"。会议的结论发表在每年 FAO 和/或 WHO 的报告中。毒理学评价摘要由 WHO 发表在《WHO 技术报告丛书》和《WHO 食品添加剂丛书》中。食品添加剂的鉴定和纯度规格由 FAO 发表在《食品和营养文集》中。

3. FAO/WHO 食品添加剂法规委员会(CCFA)

该组织是 FAO/WHO 食品法规委员会(CAC)下设组织，1963 年在日内瓦成立，由有关国家的政府代表和国际组织代表组成，负责世界范围的食品添加剂标准化工作。一般每年开会一次，1980 年、1983 年和 1984 年我国曾派观察员参加，从 1985 年起我国作为正式会员国参加会议。该委员会的主要任务如下：

（1）批准或制订单个食品添加剂的最大使用量和特定食品中污染物的最大容许量；
（2）制订由 JECFA 优先评价的食品添加剂和污染物名单；
（3）审阅 JECFA 对食品添加剂的鉴定和纯度规格；
（4）考虑在食品中的分析测定方法。

七、食品添加剂的发展趋势

食品添加剂在食品中已经得到广泛使用，可以说，没有食品添加剂就没有现代食品工业。食品添加剂对现代食品工业的发展作出了很大贡献。但是，随着科学技术的进步、人们生活和消费水平的提高，人们对食品的安全水平提出了更高的要求，食品添加剂的发展也将呈现出新的趋势。

1. 研究开发天然食品添加剂

人类进步的核心是健康、和谐。随着人们对健康要求的提高，食品的安全标准也越来越严。各国政府在快速修订食品安全标准、提高食品安全水平和国民健康水平的同时，也通过"绿色壁垒"来保护本国食品工业，减少国外食品对本国食品工业的冲击。因此，绿色食品成为当今食品发展的大潮流，在这其中，天然食品添加剂是当然的主角。当前，人们对食用色素、防腐剂的安全问题越来越关注，大力开发天然色素、天然防腐剂等食品添加剂，不仅有益于消费者的健康，而且能促进食品工业的发展。

2. 大力研究生物食品添加剂

近年来，人们逐渐认识到天然食品添加剂一般都有较高的安全性，因此天然食品添加剂的应用越来越广泛。但自然界植物、动物生产周期很长，生产效率低，采用现代化生物技术生产天然食品添加剂不仅可以大幅度提高生产能力，而且还可以生产一些新型的食品添加剂，如红曲色素、乳酸链球菌素、溶菌酶等。

3. 研究新型食品添加剂合成工艺

传统的食品添加剂本身有很好的使用效果，但由于制造成本高、产品价格昂贵，应用受到了限制，迫切需要开发一些高效节能的工艺。

4. 研究食品添加剂的复配及其他应用技术

生产实践表明，很多食品添加剂复配可以产生增效作用或派生出一些新的效用。研究食品添加剂的复配不仅可以降低食品添加剂的用量，而且可以进一步改善食品的品质，提高食品的食用安全性，其经济意义和社会意义是不言而喻的。

为了降低食品添加剂的使用量，最大强度地发挥其作用效果，引入了控制释放技术。由于使用了控制释放技术，使原来不易贮存，易受外界不良因素干扰，或者在多组分制品中不能直接接触的物质，如部分酶类、维生素类、挥发性风味物质、食品功能性物质，可以很方便地应用到食品工业中，从而避免这些物质在食品加工与贮存过程中的损失。

5. 研究专用功能性食品添加剂

目前功能性食品日益兴起。功能性食品是指特点全面，具备美味、营养、防病、治病、防衰老、免疫、美容等性能的保健食品，这为食品添加剂的应用提供了广阔的空间。

6. 研究高分子型食品添加剂

增稠剂基本上都是天然的或改性天然水溶性高分子，其他食品添加剂除了少数生物高分子外，基本上都是小分子物质。实践表明，若能把普通食品添加剂高分子化，往往可以具有食用安全性大大提高、热值低、效用耐久化的特点。

7. 积极开发保鲜剂及保鲜技术

我国每年蔬菜收购量约为 800 万 t，但夏季蔬菜损失约 15%，南菜北运中腐烂损失 30%~40%，北方冬季大白菜贮存损失约为 5%，我国年产水果 700 万 t，但水果贮存期间的霉烂问题长期未能很好解决，损失约为 15%~20%。还有粮食防霉保鲜也是十分迫切需要解决的问题。据有关部门统计，我国粮食、果蔬、肉类和水产品等腐烂损失每年高达 40 亿元。因此，食品保鲜剂的开发对于合理利用自然资源、调节市场经济有重大现实意义。

第二节 防腐剂和抗氧化剂

一、防腐剂

防腐剂是能防止由微生物引起的腐败变质，延长食品保藏期的食品添加剂。它也有防止微生物繁殖引起的中毒的作用，亦可称为抗微生物剂。但是，它不包括食盐、糖、醋、香辛料等，这些物质在正常情况下对人体无害，通常作为调味品对待。目前世界各国所用的食品防腐剂约有 30 多种。食品防腐剂在中国被划定为第 17 类，有 28 个品种。

（一）食品防腐剂的分类

食品防腐剂按作用分为杀菌剂和抑菌剂。二者常因浓度、作用时间和微生物性质等的不同而不易区分；按性质也可分为有机化学防腐剂和无机化学防腐剂两类。此外还有乳酸链球菌素，这是一种由乳链球菌产生，含 34 个氨基酸的肽类抗菌素；防腐剂按来源可分为化学防腐剂和天然防腐剂两大类。化学防腐剂又分为有机防腐剂与无机防腐剂。前者主要包括苯甲酸、山梨酸等；后者主要包括亚硫酸盐和亚硝酸盐等。天然防腐剂，通常是从动物、植物和微生物的代谢产物中提取的，如乳酸链球菌素是从乳酸链球菌的代谢产物中提取得到的一种多肽物质，多肽可在机体内降解为各种氨基酸。世界各国对这种防腐剂的规定也不相同，我国对乳酸链球菌素有使用范围和最大许可用量的规定。

（二）几种常用防腐剂的特性

1. 苯甲酸及苯甲酸钠

苯甲酸又名安息香酸，因其在水中的溶解度较低，多使用其钠盐——苯甲酸钠。

（1）性质

苯甲酸钠大多为白色颗粒，无味或微带安息香气味，味微甜，有收敛性；pH 在 8 左右；苯甲酸钠在碱性介质中无杀菌、抑菌作用；其防腐最佳 pH 是 2.5~4.0，一般以低于 pH 4.5~5 为宜。此时，它对一般微生物完全抑制的最低浓度为 0.05%~0.1%。由于需要在酸性环境中通过未解离的分子起抗菌作用，故称酸型防腐剂。

（2）毒性

在食品中添加少量苯甲酸时，对人体并无毒害。世界各国多年来的应用和毒性试验表明，如按 0.06g/kg 添加，苯甲酸均无蓄积性、致癌、致畸、致突变和抗原等作用。苯甲酸在体内能很快被吸收，苯甲酸会与甘氨酸结合形成马尿酸，其余的会与葡萄糖醛酸结合而形成 1-苯甲酰葡萄糖醛酸。75%~80% 的苯甲酸在 6h 内从人体排出，10~14h 后可以全部从体内排出（FAO，1974），这种解毒作用使苯甲酸不会在体内蓄积。应该指出的是，猫对苯甲酸比较敏感，生产宠物食品时，应该加以注意。用含有 2.39% 苯甲酸的肉喂猫，28 只猫中有 17 只表现为神经过敏、兴奋、失去平衡和视力（FAO，1974）。

另外，苯甲酸钠与维生素 C 反应会生成苯（苯是致癌物质），所以在果脯等富维生素 C 食品中使用苯甲酸钠是有害的。苯甲酸钠普遍存在于饮料中，柠檬酸钠不会和维生素 C 反应，可以选择此类饮品。

近来有报告称苯甲酸及苯甲酸钠可引起过敏性反应，苯甲酸对皮肤、眼睛和黏膜有一定的刺激性，苯甲酸钠可引起肠道不适，再加上它们有不良味道（苯甲酸钠可尝出味道的最低量为 0.1%），近年来有逐渐减少使用的趋势。

（3）使用范围及使用量

1）中国《食品添加剂使用卫生标准》（GB 2760—2011）规定使用苯甲酸钠，亦以苯甲酸计，不得超过用量，ADI：0~25mg/kg 体重（苯甲酸及其盐的总量，以苯甲酸计）。

2）在一般汽水、果汁中使用时，应在配制糖浆时添加。如先将糖溶化、煮沸、过滤后，一边搅拌一边将苯甲酸钠投入糖浆中。也可在溶糖时添加，待苯甲酸钠充分溶解后，即可分别先后加入悬浊剂及柠檬酸。应注意苯甲酸钠、柠檬酸、悬浊剂必须分别先后加入，尤其是苯甲酸钠与柠檬酸，如果同时加入，就会出现絮状物。

3）用于酱油中，苯甲酸钠要在加热杀菌工序中添加。通常是将生酱油放入杀菌装置，加热至杀菌温度时（一般在 65~75℃，根据季节与品质具体掌握）添加苯甲酸钠。苯甲酸钠可先用适量的热水或近 80℃ 的三油溶解后加入。

4）用于醋中，应在淋出、调整好酸度后添加。

综上所述，苯甲酸及苯甲酸钠一般使用方法是加适量水溶解后加入食品中，但具体使用时又可有所不同，要根据实际生产而定。

2. 山梨酸及山梨酸钾

山梨酸又名花楸酸，是国际粮农组织和卫生组织推荐的高效安全的防腐保鲜剂，因其在水中溶解度较低、实际使用时多为山梨酸钾。

山梨酸及其钾盐对霉菌、酵母和需氧菌均有抑制作用。但对厌氧芽孢杆菌与乳酸杆菌几乎无效，山梨酸的防腐效果随 pH 升高而降低，但适宜的 pH 范围比苯甲酸广，以在 pH 5~6 以下使用为宜，亦属酸型防腐剂。

山梨酸是一种不饱和脂肪酸，在体内可参加正常脂肪代谢，最后被氧化成二氧化碳和水，几乎没有毒性。近年来亦有报告其对皮肤稍有刺激。

由于山梨酸的毒性比苯甲酸小，抑菌作用的适宜 pH 范围比苯甲酸广，且无不良味道，故近年来发展较快，需要量大增，有取代苯甲酸的趋势。我国允许使用的食品范围和最大使用量与苯甲酸基本相同。

ADI：0~25mg/kg 体重（山梨酸及其盐的总量，以山梨酸计）。

3. 丙酸及其盐

丙酸及其盐也是酸型防腐剂，其抑菌作用较弱，但对霉菌和需氧芽孢杆菌或革兰氏阴性杆菌有效，特别对抑制引起食品发黏的菌类有效，如枯草杆菌。其最小抑菌浓度在 pH 5.0 时为 0.01%；pH 6.5 时为 0.5%。本品对酵母菌基本无效。

丙酸可以认为是食品的正常成分，也是人体代谢的正常中间产物，安全性高。近年来被世界各国广泛应用于面包、糕点等的防霉。我国规定丙酸钙可用于面包、糕点、酱油和醋。丙酸钠可用于糕点，其最大使用量均为 2.5g/kg。此外，我国有关部门证明，它们在防霉的同时，还能防止产生黄曲霉毒素。

ADI：不需要规定。

4. 对羟基苯甲酸酯类

对羟基苯甲酸酯类是苯甲酸的衍生物。它们对细菌、霉菌和酵母有广泛的抑制作用。其中对霉菌和酵母的作用较强，对细菌特别是对革兰氏阴性杆菌及乳酸菌作用较弱。

对羟基苯甲酸酯类的抑菌作用比苯甲酸和山梨酸强。因其是酯类，不易受 pH 影响，故作用范围比苯甲酸和山梨酸都广，通常在 pH 4~8 的范围内效果较好。

对羟基苯甲酸酯类进入体内后的代谢途径与苯甲酸基本相同，且毒性比苯甲酸低，现被世界各国普遍使用，羟基苯甲酸乙酯用于酱油和醋，其丙酯可用于果汁和饮料等，最大使用量依不同食品而异，最大不超过 0.20g/kg。

ADI：0~10mg/kg 体重（以对羟基苯甲酸甲酯、乙酯和丙酯总量计）。

5. 乳酸链球菌素

乳酸链球菌素是由乳酸链球菌经培养发酵，科学精练而获得的一种多肽物质，是一种高效、无毒、性质优良的天然食品防腐保鲜剂。对乳酸链球菌素的微生物毒性研究表明，无微生物毒性或致病作用，其安全性很高，可广泛用于罐装食品、肉制品、乳制品、植物蛋白食品及经高温灭菌处理密封包装食品的防腐保鲜。

乳酸链球菌素对厌氧芽孢杆菌作用很强，因而对抑制肉毒梭状芽孢杆菌有效。若在肉类罐头工业生产中应用可大大降低灭菌温度和时间。乳酸链球菌素对革兰氏阳性菌有效，对抑制葡萄球菌、奈氏球菌等也有效，但对革兰氏阴性菌无效，对霉菌和酵母的作用也很弱，因此对防止水果蔬菜霉变，或对水果罐头意义不大。当产品存在非革兰氏阳性菌污染时，与其他防腐剂联合使用，效果更理想。乳酸链球菌素摄入后可被消化道中的蛋白水解酶所降解，安全性高，现在国外多应用于干酪的生产。

二、抗氧化剂

氧化不仅会使食品中的油脂变质，而且还会使食品褪色、变色和破坏维生素等，从而降低食品的感官质量和营养价值，甚至产生有害物质，引起食物中毒。食品抗氧化剂就是阻止或延缓食品氧化变质、提高食品稳定性和延长贮存期的食品添加剂。

（一）抗氧化剂的分类

抗氧化剂按作用可分为天然抗氧化剂和人工合成抗氧化剂；按溶解度可分为油溶性抗氧化剂、兼容性抗氧化剂和水溶性抗氧化剂。常用的油溶性抗氧化剂有丁基羟基茴香醚(BHA)、二丁基羟基甲苯(BHT)和没食子酸丙酯(PG)等人工合成的油溶性抗氧化剂；混合生育酚浓缩物及愈创树脂等天然的油溶性抗氧化剂。水溶性抗氧化剂有抗坏血酸及其钠盐、异抗坏血酸及其钠盐等人工合成品；还有从米糠、麸皮中提制的天然品植酸即肌醇六磷酸。兼容性抗氧化剂有硫辛酸。

我国允许使用的抗氧化剂品种有 BHA、BHT、PG 和异抗坏血酸钠。

（二）几种常用抗氧化剂的特性

1. 丁基羟基茴香醚(BHA)

BHA 通常是 α-异构体和 β-异构体的混合物，不溶于水、可溶于油脂、对热相当稳定。在弱碱性条件下不易被破坏，广泛用作焙烤食品和油炸食品等的抗氧化。BHA 与其他抗氧化剂混合或增效剂柠檬酸等并用，可大大提高其抗氧化作用。

过去人们一向认为 BHA 毒性较低，它也被世界各国普遍许可使用。但是，1982 年日本发现它对大鼠前胃有致癌作用，并决定从 1983 年 2 月开始禁用，此后因国际上对此意见有分歧，日本宣布延期禁用。

1986 年 JECFA 第 30 次会议在重新评价 BHA 的有关资料后，再次将其暂定 ADI 从 0.5mg/kg 体重降至 0.3mg/kg 体重。1987 年 CCFA 第 19 次会议同意这一规定。目前世界各国仍许可使用，但实际应用有减少的趋势。

我国《食品添加剂使用卫生标准》（GB2760—2011）中规定：丁基羟基茴香醚可用于脂肪、油、乳化脂肪制品、油炸面制品、干鱼制品、饼干、方便米面、坚果与籽粒罐头、腌腊肉制品、即食谷物等，其中胶基糖果最大使用量为0.4g/kg，其他最大使用量为0.2g/kg（以油脂中的含量计）。

2. 二丁基羟基甲苯（BHT）

BHT与BHA同是酚型油溶性抗氧化剂，其抗氧化作用较强、耐热性好，且没有BHA那样的特异臭，用于焙烤食品和需长期保存的食品很有效。

BHT的急性毒性比BHA高，但无致癌性。1986年JECFA在对其重新评价时将其暂定ADI值从0.5mg/kg体重降至0.125mg/kg体重。现仍为世界各国普遍使用。我国许可使用的食品范围与BHA基本相同，有脂肪、油、乳化脂肪制品、油炸面制品、干鱼制品、饼干、方便米面、坚果与籽类罐头、腌腊肉制品、即食谷物、干制蔬菜（仅限脱水马铃薯粉）等，其中胶基糖果最大使用量为0.4g/kg，其他最大使用量为0.2g/kg。BHA和BHT混合使用时，总量不得超过0.2g/kg。最大使用量以油脂中的含量计。

3. 没食子酸丙酯

没食子酸丙酯对猪油的抗氧化作用比BHA和BHT强。若与BHA、BHT并用，效果更好。没食子酸丙酯与铜、铁等金属离子反应有呈色的缺点，但与柠檬酸或酒石酸等并用，不但有增效作用，还可防止变色。

没食子酸丙酯摄入后被机体水解，没食子酸大部分变成葡萄糖醛酸随尿排出体外，安全性较高。本品为世界各国普遍许可使用，欧共体还许可使用没食子酸辛酯和十二酯。我国允许使用的食品范围同BHA和BHT，但最大使用量为0.1g/kg。当与BHA、BHT并用时，BHA和BHT的总量不得超过0.1g/kg，没食子酸丙酯不得超过0.05g/kg。其ADI：0~2.5mg/kg体重

4. 混合生育酚浓缩物

生育酚即维生素E，广泛存在于高等动、植物体内，具有抗氧化作用。已知天然的生育酚有α-、β-、γ-、δ-等七种，作为抗氧化剂使用的是它们的混合物——混合生育酚浓缩物。它是目前国际上唯一大量生产的天然抗氧化剂。

生育酚的热稳定性高，在较高温度下仍有良好的抗氧化能力。例如，猪油中的BHA于200℃加热2h后全部挥发，而生育酚在220℃加热3h仅消失一半，尤其是天然生育酚比合成的α-生育酚的热稳定性还大，因此本品很适合于在高温油炸时使用。此外，本品耐光、耐紫外线、耐放射线的性能也比BHA和BHT强。

α-生育酚是人体必需的营养素，但是过多摄食可引起出血，在临床研究中，每天α-生育酚的膳食剂量大于720mg时可有体弱、疲劳、肌酸尿以及影响类固醇代谢等不良作用。1986年FAO/WHO联合食品添加剂专家委员会规定其ADI为0.55~2.0mg/kg体重。

5. 抗坏血酸及其钾、钠盐

抗坏血酸即维生素C，是水溶性抗氧化剂，可由葡萄糖合成，干燥状态较稳定，水

溶液遇光、热易破坏，特别是在碱性条件下和在金属离子存在时破坏更严重。

抗坏血酸常用做啤酒、软饮料、果蔬制品和肉制品等的抗氧化剂，用于防止褪色、变色、变味和其他由于氧化而引起的质量问题。此外，它还有钝化金属离子的作用。

抗坏血酸是人体正常生长所必需的营养素，通常的剂量对人体无害。因抗坏血酸呈酸性，对不适合添加酸性物质的食品可使用抗坏血酸钠等。

ADI：0~15mg/kg体重（以抗坏血酸总量计）。

6. 异抗坏血酸及异抗坏血酸钠

异抗坏血酸和异抗坏血酸钠是抗坏血酸和抗坏血酸钠的异构体，它们几乎没有维生素C的抗坏血病作用，但是抗氧化作用却与抗坏血酸和抗坏血酸钠相似。

关于异抗坏血酸及其钠盐的安全性问题，有人提出它们可能在人体内与抗坏血酸起竞争性作用，影响抗坏血酸消化吸收，以至不能发挥抗坏血酸的生理作用。但是实际使用时其量甚微，我国允许将异抗坏血酸钠应用于啤酒、果汁、果酱、水果、蔬菜、罐头、冷冻鱼、肉及肉制品等食品的生产，最大使用量依食品不同而异，最多不超过1.0g/kg。

ADI：0~5mg/kg体重（以异抗坏血酸计）。

第三节　食用色素

食用色素是以食品着色，改善食品的色泽为目的的食品添加剂。通常分为食用合成色素和食用天然色素两大类。

一、食用合成色素

食用合成色素主要是用人工合成的方法进行化学合成所制得的有机色素。按其溶解性质可分为油溶性和水溶性两类。油溶性色素不溶于水，进入人体后不易排出体外，毒性较大，现在各国基本上不再用它进行食品着色。水溶性色素排出体外较快，毒性较油溶性色素低。

现将我国和世界各国普遍使用的几种食用合成色素扼要介绍如下：

1. 苋菜红

苋菜红亦称蓝光酸性红，为水溶性偶氮类色素。多年来公认其安全性高而并被世界各国普遍列为法定许可使用的色素。但是，本品1968年报告有致癌性，1972年JECFA将ADI从0~1.5mg/kg体重修改为暂定ADI为0~0.7mg/kg体重。1976年美国禁用。1978年和1982年JECFA两次将其暂定ADI延期。1984年再次评价时制定其ADI为0~0.5mg/kg体重。

根据我国《食品添加剂使用卫生标准》（GB 2760—2011）规定：蜜饯凉果、腌渍的蔬菜、可可制品、巧克力和巧克力制品（包括代可可脂巧克力及制品）以及糖果、糕点上彩装、焙烤食品馅料及表面用挂浆（仅限饼干夹心）、果蔬汁（肉）饮料（包括发酵型产品等)、碳酸饮料、风味饮料(包括果味饮料、乳味、茶味、咖啡味及其他味饮料等)(仅限果味饮料)、固体饮料类、配制酒、果冻等,最大使用量为 0.05g/kg。冷冻饮品(03.04 食用冰除外)最大使用量为 0.025g/kg。

2. 胭脂红

胭脂红亦称丽春红 4R,属水溶性偶氮类色素,本品经动物试验证明无致癌、致畸作用。

目前,胭脂红是我国允许添加的少数几种人工合成色素之一。2011 年 6 月 20 日新实施的《食品添加剂使用标准》(GB2760—2011)中规定:胭脂红及其铝色淀允许在 12 大类 30 种食品中添加,胭脂红允许在红肠肠衣、豆奶饮料、虾片、糖果包衣和冰淇淋中使用,最大使用量为 0.025g/kg。不允许在维生素功能饮料中添加。目前,除美国不许可使用外,绝大多数国家均许可使用。

ADI:0~4mg/kg 体重。

3. 赤藓红

赤藓红亦称樱桃红,属水溶性非偶氮类色素。红色或红褐色颗粒或粉末,无臭,易溶于水,溶于乙醇、丙二醇和甘油,不溶于油脂,耐热性、耐碱性、耐氧化还原性好,耐细菌性和耐光性差,遇酸则沉淀,吸湿性差。具有良好的染着性,特别是对蛋白质染着性尤佳。根据其性状,在需高温焙烤食品和碱性及中性食品中着色力较其他合成色素强。

1974 年 JECFA 规定赤藓红的 ADI 为 0~2.5mg/kg 体重。1984 年认为无作用剂量资料不足,将其降为暂定 ADI 为 0~1.25mg/kg 体重。1986 年因其抑制甲状腺素的脱碘作用和在高水平时激活垂体中促甲状腺激素的分泌,再次降低暂定 ADI 为 0~0.6mg/kg 体重。

我国《食品添加剂使用卫生标准》(GB2760—2011)规定其用于调味酱时最大使用量为 0.05g/kg;用于高糖果汁(味)或果汁(味)或果汁(味)饮料、碳酸饮料、配制酒、糖果、糕点上彩装、青梅的最大使用量为 0.05g/kg;用于红绿丝、染色樱桃(系装饰用),最大用量为 0.10g/kg。

4. 新红

新红属水溶性偶氮类色素,是我国研制并批准许可使用的合成色素。本品经长期动物试验除偶见有肾盂移行上皮增生外,未见有致癌、致畸和致突变性。最大无作用剂量(MNL)为 0.5%。

5. 柠檬黄

柠檬黄亦称酒石黄,属水溶性偶氮类色素,本品经长期深入的动物毒性试验,认为安全性高,为世界各国普遍许可使用。ADI 为 0~7.5mg/kg 体重。但是有报告称本品可在某些人群中引起过敏反应,尤其对阿司匹林过敏的人发病率很高,甚至有威胁生命的气喘症状。

6. 日落黄

日落黄属水溶性偶氮类色素。本品经长期动物毒性试验，认为安全性高，被世界各国普遍许可使用。ADI 为 0~2.5mg/kg 体重。但是最近报告其亦可在某些人群中引起过敏反应。

7. 亮兰

亮兰属水溶性非偶氮类（三苯甲烷）色素。本品经动物毒性试验认为安全性高，ADI 为 0~12.5mg/kg 体重。但是近年来有报告称其亦可在某些人群中引起过敏反应。

8. 靛蓝

靛蓝属水溶性非偶氮类（靛类）色素。本品经动物试验认为安全性高，ADI 为 0~5mg/kg 体重，为世界各国普遍许可使用，但因其稳定性较差，实际应用较少。

二、食用天然色素

由动物、植物组织以及矿物中提取的可供食用的微生物色素、动植物色素及矿物性色素称为天然食用色素。绝大部分来自植物组织，特别是水果和蔬菜。安全性高，有的还兼具营养作用（如 β-胡萝卜素）。

天然食用色素按来源可分为植物色素（如叶绿素）、动物色素（如紫胶红）、微生物色素（如红曲色素）。此外，它还包括某些无机色素，如金、银、铝、二氧化钛和氧化铁等，无机色素应用很少，且多限于表面着色；按结构尚可分为叶啉类（如叶绿素）、异戊二烯类（如 β-胡萝卜素）、多酚类（如花色素苷）、酮类（如姜黄素）、醌类（如紫胶红）和甜菜红、焦糖色等。

天然色素能更好地模仿天然物质的颜色，色调较自然，但成本较高，保质期短。且着色易受金属离子、水质、pH、氧化、光照、温度的影响，一般较难分散；染着性、着色剂间的相溶性较差。

截至 1998 年底，国家批准允许使用的食用天然色素共有 48 种。主要包括天然 β-胡萝卜素、甜菜红、姜黄、红花黄、紫胶红越橘红、辣椒红、辣椒橙、焦糖色（不加氨生产）、焦糖色生产焦糖色（加氨生产）、红米红、菊花黄浸膏、黑豆红、高粱红、玉米黄、萝卜红、可可壳色、红曲米、红曲红、落葵红、黑加仑红、栀子黄、栀子蓝、沙棘黄、玫瑰茄红、橡子壳棕、NP 红、多惠柯棕、桑葚红、天然芥菜红、金樱子棕、姜黄素、花生农红、葡萄皮红、蓝锭果红、藻兰、植物炭黑、密蒙黄、紫草红、茶黄色素、茶绿色素、柑橘黄、胭脂树橙（红木素/降红木素）胭脂虫红、氧化铁（黑）等。常用的天然着色剂有辣椒红、甜菜红、红曲红、胭脂虫红、高粱红、叶绿素铜钠、姜黄、栀子黄、胡萝卜素、藻蓝素、可可色素、焦糖色素等。

1. 花色素苷

花色素苷是一类水溶性植物色素，由糖和花色素苷配基组成，广泛存在于绝大部分陆生植物的液泡中（除仙人掌、甜菜外），是水溶性黄酮类色素中最重要的一类，赋予水果、蔬菜、饮料制品等花卉红色、粉红、蓝色、紫色等五彩缤纷的颜色，特定条件下出现黑色。也就是说，花色素苷可带来除绿色之外的所有颜色。

花色素苷在酸性时呈红色，pH＜4时颜色稳定，碱性时呈蓝色。对光热敏感，铜、铁等金属离子会加速其降解或变色。常见种类有以下几种。

（1）越橘红

越橘果实提取制得，主要呈色物质是含矢车菊素和芍药素的花色素苷。深红色液体、膏状、固体或粉末，稍有特异臭。易溶于水和酸性乙醇。国标规定：果汁、冰激凌着色2~4g/kg，汽水果子露3g/kg。

（2）萝卜红

由红萝卜提取制得，是含天竺葵素的花色素苷。深红色液体，膏状、固体或粉末，易溶于水，稍有特异臭，稳定性相对较高。国标规定：可按正常比例生产需要添加于饮料、糖果、配制酒、罐头、蜜饯、糕点上彩、糕点冰棍、果冻等。当饮料中含量为0.02~0.7g/kg，糖果中含量为0.1~0.6g/kg，饼干糕点中含量为0.4~0.8g/kg时，其安全性高。

（3）黑豆红

由黑豆皮提取制得，深红色液体，黑紫色膏状物或粉末，易溶于水，其水溶液在酸性条件下为红色，中性及偏碱性时为红棕色。耐光、耐热性较好，适用于多种酸性食品及饮料的着色。国标规定饮料、糖果、配制酒、糕点中最大量为0.8g/kg，糖果中含量为0.4~0.6g/kg，汽水、葡萄酒等饮料中含量为0.5~0.8g/kg时，其安全性高。

（4）红米红

由红蜜糖提取制得，是含矢车菊素的花色素苷。深红色液体，黑紫色膏状物或粉末，易溶于水和乙醇，在盐酸乙醇溶液中呈紫红色，随pH上升变成红褐色，碱性时为青绿色，加热变成黄色。本品安全性高。国标规定：正常生产需要加于冰激凌、糖果、配制酒中时为0.2g/kg以下。

（5）玫瑰茄红

由玫瑰茄干萼片提取制得，含飞燕草苏和矢车菊素的花色素苷。深红色液体，膏状或固体粉末，稍有特异臭，易溶于水、乙醇和甘油，难溶于油脂。国标规定：生产需要可添加于饮料、糖果和配制酒。用量为硬糖3~6g/kg，琼脂软糖1.6~2.4g/kg。用于糖果着色时需注意：若冷却迅速虽经过135℃高温也很少降解；若冷却时间较长，则应在品温75℃以下着色，否则明显降解。

（6）桑葚红

由桑葚果种提取制得，深紫红色浸膏，易溶于水和稀乙醇，不溶于非极性有机溶剂。在pH 2.8的柠檬酸-柠檬酸钠的缓冲溶液中最稳定，在513nm处有最大吸收值，安全性高。国标规定：糖果着色的最大用量为2g/kg，果冻山楂糕为5g/kg，果酒饮料为1.5g/kg。

2. 甜菜红

甜菜红从食用红甜菜（俗称紫菜头）中提取制得。其主要着色成分是甜菜苷，为甜菜苷配基的D-吡喃葡萄糖苷。易溶于水，呈玫瑰红色，pH 4~7时颜色稳定，遇碱变黄，耐火性较好，耐热性差，金属离子和水分活度对其稳定性有一定影响。

本品安全性较高。1976年JECFA曾规定其暂定ADI不需要规定，1978年将其暂定ADI延期。1982年考虑到应用较广且已有纯品甜菜苷出现而毒理学资料不足，撤销其暂定ADI，不需要规定。1987年再次评价，规定其ADI不需要规定，但应控制硝酸盐的含量。

3. 辣椒红

辣椒红从红辣椒中提取制得，属类胡萝卜类色素。不溶于水而溶于油脂。乳化、分散、耐热、耐酸性均好，耐光性稍差，金属离子无影响，着色力强，色调依用量不同可产生从浅黄到橙红一系列的色泽。本品安全性较高，世界各国均普遍许可使用。

4. 红花黄

红花黄由菊科植物红花中提取制得，属黄酮类色素，可溶于水，不溶于油脂，耐光性较好，耐热性较差。在pH 4.5~7时呈黄色，色调稳定，在碱性溶液中则带红色。本品经动物试验认为无毒，可作食用色素。

5. β-胡萝卜素

β-胡萝卜素天然存在于胡萝卜、南瓜、辣椒等蔬菜中，水果、谷物、蛋黄和奶油中也广泛存在，过去主要是从胡萝卜制得（胡萝卜油），现在多采用化学合成法制得。在日本用合成法制得者按化学品对待。

本品不溶于水而溶于油脂，色调在低浓度时呈黄色，在高浓度时呈橙红色。在一般食品的pH范围（pH 2~7）内较稳定，且可不受还原物质如抗坏血酸的影响，但对光和氧不稳定，铁离子可促进褪色。

β-胡萝卜素是食物的正常成分，化学合成品经严格的动物试验证明安全性高。世界各国普遍许可使用。

ADI：0~5mg/kg体重。

6. 姜黄和姜黄素

姜黄是从多年生草本植物姜黄的地下茎干燥、粉碎制得。姜黄素则是姜黄经乙醇等有机溶剂提取制得，不溶于水，可溶于乙醇，易溶于冰乙酸和碱性溶液；在中性及酸性溶液中呈黄色；碱性时变成红褐色；对光、热、氧化作用及铁离子不稳定，但着色强，特别是对蛋白质着色好。

1986年JECFA确定，因姜黄（姜黄粉）常被认为是食品，不做为食品添加剂，不必规定ADI。姜黄素暂定ADI：0~0.1mg/kg体重。

7. 叶绿素铜钠

叶绿素广泛存在于一切绿色植物中，用有机溶剂从植物抽提出叶绿素后经皂化、铜代制成叶绿素铜钠。叶绿素铜钠呈粉末状墨绿色，易溶于水，水溶液呈蓝绿色，耐光性较叶绿素强。

本品经动物试验认为安全性高，除美国外，各国普遍许可使用。日本按化学合成品对待。ADI：0~15mg/kg体重。

8. 紫胶红

紫胶红是从寄生在植物上的紫胶虫分泌的紫梗原胶中提取而来。其主要着色物质为紫胶酸。本品可溶于水，但溶解度不大，纯度愈高溶解度愈小。色调随 pH 而变，pH<4时为橙黄色；pH 4.0~5.0 时为橙红色；pH>6 时为紫色。在酸性溶液中对光和热稳定；在碱性环境(pH>12)中褪色。本品经动物试验，认为可做食用色素。

9. 红曲米和红曲色素

红曲米是将稻米蒸熟后接种红曲霉后发酵制成的。红曲色素则从红曲中提取制得。红曲色素有多种不同成分，其主要着色物质是红斑素和红曲红素。本品对 pH 稳定，耐光、耐热性强，几乎不受金属离子和氧化还原剂的影响，对蛋白质着色性良好。

红曲米是中国自古以来传统使用的食用色素，DDT、六六六及黄曲霉毒素等检验合格，安全性高，但是近年来研究发现，红曲霉在生长中会产生一种代谢产物——橘霉素，橘霉素为一种真菌毒素，对人体的肾脏有损害，所以红曲的安全性受到质疑。现在许多国家都对红曲产品进行橘霉素检测。

10. 焦糖色

焦糖俗称酱色，是由饴糖或蔗糖在高温下进行不完全分解并脱水而形成的物质。使用氨水、硫酸铵、碳酸氢铵及尿素做催化剂者为氨法酱色，也有非氨法酱色。本品呈深褐色，易吸湿的粉末或黏稠液体，有苦味和焦气，可溶于水，对光和热稳定性良好。

焦糖是一种在食品中应用范围十分广泛的天然着色剂，是食品添加剂中的重要一员。20 世纪 60 年代，由于其环化物 4-甲基咪唑的问题，曾一度被怀疑对人体有害而被各国政府禁用。后经科学家们的多年努力研究，证明它是无害的，联合国粮食与农业组织(FAO)、联合国世界卫生组织(WHO)、国际食品添加剂联合专家委员会(JECFA)，均已确认焦糖是安全的。

普通法焦糖 ADI：不需要规定。

氨法和亚硫酸铵法焦糖暂定 ADI：0~100mg/kg 体重。

第四节 发色剂和漂白剂

一、发色剂

发色剂是指在食品加工过程中，添加适量的化学物质，与食品中某些成分作用，使制品呈现良好的色泽，这类物质称为发色剂或呈色剂。能促使发色的物质称为发色助剂。发色剂有单独使用的，也有与发色助剂(抗坏血酸钠、异抗坏血酸钠等)并用的。发色剂可分为肉类使用的亚硝酸盐、硝酸盐和蔬菜、果实中使用的硫酸亚铁两类。

在肉制品生产中最常用的发色剂是硝酸盐和亚硝酸盐，发色助剂为 L-抗坏血酸(即维生素 C)、L-抗坏血酸钠及烟酰胺(即维生素 PP)等。为了使肉制品呈鲜艳的红色，在加工过程中多添加硝酸盐与亚硝酸盐的混合盐。硝酸盐在细菌作用下还原成亚硝酸盐。亚硝酸盐在一定的酸性条件下会生成亚硝酸。一般屠宰后的肉因含乳酸，pH 在 5.6～5.8 的范围，所以不需外加酸即可生成亚硝酸。亚硝酸很不稳定，即使在常温下也可分解产生亚硝基，并与肌红蛋白(Mb)反应生成鲜艳的、亮红色的亚硝基肌红蛋白(Mb-NO)，保持肉制品的良好色泽。反应机理如下：

$$3HNO_2 = HNO_3 + 2NO + H_2O$$
$$Mb + NO = MbNO$$

亚硝酸盐是添加剂中急性毒性较强的物质之一，是一种剧毒物，可使正常的血红蛋白变成高铁血红蛋白，失去携带氧的能力，从而导致组织缺氧。其次亚硝酸盐为亚硝基化合物的前体物，其致癌性引起了国际性的注意，因此各方面要求在保证发色的情况下，把硝酸盐和亚硝酸盐的添加量限制在最低水平。

抗坏血酸与亚硝酸盐有高度亲和力，在体内能防止亚硝化作用，从而几乎能完全抑制亚硝基化合物的生成。所以在肉类腌制时添加适量的抗坏血酸，有可能防止生成致癌物质。

虽然硝酸盐和亚硝酸盐的使用受到了很大限制，但至今国内外仍在继续使用。其原因是亚硝酸盐对保持腌制肉制品的色、香、味有特殊作用，迄今未发现理想的替代物质。更重要的原因是亚硝酸盐对肉毒梭状芽孢杆菌有抑制作用。但对使用的食品及其使用量和残留量有严格要求。我国规定仅许可使用硝酸钠和亚硝酸钠，前者可用于肉类制品，最大使用量为 0.50g/kg；后者可用于肉类罐头和肉类制品，最大使用量为 0.15g/kg，并且规定残留量以亚硝酸钠计，肉类罐头不得超过 0.05g/kg；肉类制品不得超过 0.03g/kg。用亚硝酸盐进行肉类加工时，同时加入适量的维生素 C 和维生素 E，可阻止亚硝胺的形成。

亚硝酸盐可与食物或胃中的仲胺类物质反应生成亚硝胺，而亚硝胺则是确认的强致癌物。为此，多年来人们力图寻找适当的代用品，但是，由于亚硝酸盐除了发色作用外，还具有抑菌和增强风味的作用，特别是能防止肉毒梭状芽孢杆菌产生肉毒。其作用是现有新型肉制品发色剂所不能及的，因此还没有理想的替代品。

目前已有的新型肉制品发色剂的应用情况见本章扩展阅读二。

ADI：硝酸钾和硝酸钠为 0～5mg/kg 体重(以硝酸钠表示，天然存在的除外)；亚硝酸钾和亚硝酸钠暂定为 0～0.2mg/kg 体重(以亚硝酸钠表示)。

二、漂白剂

漂白剂是破坏、抑制食品的发色因素，是使食品褪色或使其免于褐变的物质，可分为氧化漂白和还原漂白两类。

漂白剂除可改善食品色泽外，还具有抑菌等多种作用，我国允许使用的漂白剂有二氧化硫、亚硫酸钠、硫黄、过氧化苯甲酰、二氧化氯、溴酸钾、过氧化氢等几种，其中硫磺仅限于蜜饯、干果、干菜、粉丝、食糖的熏蒸，并有明确的使用量限制。

1. 氧化漂白剂

氧化漂白剂如溴酸钾和过氧化苯甲酰,多用于面粉的品质改良,又称面粉改良剂或面粉处理剂。我国《食品添加剂使用卫生标准》(GB2760—86)将其列为品质改良剂,主要通过其所放出的[O]起到氧化漂白和面粉改良的作用。

过氧化苯甲酰是略带刺激性气味的白色粉末,在加热或受到摩擦时易产生爆炸,对人体上呼吸道有刺激性,对皮肤有强烈刺激及致敏作用,联合国粮农组织和世界卫生组织食品添加剂和污染专家委员会的研究结果也表明,动物食用625mg/kg过氧化苯甲酰的饲料后会出现不良症状。过多的苯甲酸会加重肝脏负担,严重时肾、肝会出现病理变化,寿命和生长都将受到影响;面粉中残留的未分解的过氧化苯甲酰,在面食加热制作过程中能产生苯自由基,进而会形成苯、苯酚、联苯,这些产物都有毒性,对健康有不良的影响;自由基氧化会加速人体衰老,导致动脉粥样硬化,甚至诱发多种疾病。我国的国家标准中曾规定面粉中过氧化苯甲酰的最大使用量为0.06g/kg。

但是,2011年2月11日我国卫生部等六部委发布通告,自2011年5月1日起,禁止在面粉生产中添加过氧化苯甲酰、过氧化钙。

我国新的小麦粉(即面粉)国家标准,专家审定通过已经3年多时间了,因为里面有"小麦粉中不得添加过氧化苯甲酰、过氧化钙"化学增白剂的条款,有关部门一直意见不一,致使过氧化苯甲酰的标准至今不能正式发布。

2. 还原漂白剂

还原漂白剂是当其被氧化时将有色物质还原而呈现强烈漂白作用的物质。我国许可使用的品种有:亚硫酸钠、低亚硫酸钠(即保险粉)、焦亚硫酸钠或亚硫酸氢钠和硫黄。

亚硫酸钠为强还原剂,能产生还原性的亚硫酸。亚硫酸与着色物质作用,将其还原,显示强烈的漂白作用。亚硫酸钠对氧化酶的活性有很强的阻碍、破坏作用,所以对防止植物性食品的褐变,如制造果脯、果干时用于防止酶促褐变,有良好的效果。此外,亚硫酸能与葡萄糖发生反应,所以阻断了含羰基的化合物与氨基酸的缩合反应,因此防止了美拉德反应所造成的非酶褐变。亚硫酸盐因具有还原作用,可抑制某些微生物活动所需的酶,还具有酸型防腐剂的特性。

亚硫酸及其盐(如亚硫酸钠),以及其他含硫的制剂如低硫酸钠、焦亚硫酸钠等的漂白作用,可因二氧化硫的消失而变色,因此,在食品加工后,成品中应有一定量的二氧化硫残存。但是若残留过高对人体有害。我国规定亚硫酸钠、低亚硫酸钠、焦亚硫酸钠或亚硫酸氧钠可用于蜜饯类、饼干、罐头、葡萄糖、食糖、冰糖、饴糖、糖果、液体葡萄糖、竹笋和蘑菇的漂白,其最大使用量依不同品种而异,为0.4~0.6g/kg。硫黄可用于蜜饯类、干果、干菜、粉丝和食糖的漂白,但只限于熏蒸。上述还原漂白剂应用后的残留量以二氧化硫计,竹笋、蘑菇残留量不得超过0.25g/kg;饼干、食糖、粉丝和罐头不得超过0.05g/kg;赤砂糖及其他品种不得超过0.1g/kg。

上述含硫化合物有一定毒性。食品中残留的亚硫酸盐进入人体后,被氧化为硫酸盐,并与钙结合成为硫酸钙,可通过正常解毒后排出体外。人内服4g亚硫酸钠,即呈现中毒症状；内服5.8g时，则呈现明显的胃肠刺激症状。二氧化硫是一种有害气体，空气中含量较高时对眼睛和呼吸道黏膜有强烈刺激性。如1L空气含数毫克时可因声门痉挛窒息而死。我国规定二氧化硫在车间空气中的最高容许浓度为15mg/m³；使用上述还原漂白剂，特别是进行熏硫处理时必须注意安全。

ADI：上述各种还原漂白剂均为0~0.7mg/kg体重(以SO_2计)。

第五节 调味剂

调味剂是指改善食品的感官性质，使食品更加美味可口，并能促进消化液的分泌和增进食欲的食品添加剂。食品中加入一定的调味剂，不仅可以改善食品的感观性，使食品更加可口，而且有些调味剂还具有一定的营养价值。调味剂的种类很多，主要包括咸味剂(主要是食盐)、甜味剂(主要是糖、糖精等)、鲜味剂、酸味剂及辛香剂等。本节仅就常作为食品添加剂使用的酸味剂、甜味剂和鲜味剂作简要介绍。

一、酸味剂

酸味剂是以赋予食品酸味为主要目的的食品添加剂。主要有柠檬酸、酒石酸、苹果酸、乳酸、醋酸等。

酸味剂分为有机酸和无机酸。食品中天然存在的酸主要是有机酸，如柠檬酸、酒石酸、苹果酸和乳酸等。目前作为酸味剂使用的主要也是这些有机酸。最近用发酵法或人工合成制取的延胡索酸(富马酸)、琥珀酸和葡萄糖酸-δ-内酯等也广泛用于食品调味。无机酸主要是磷酸，一般认为其风味不如有机酸好，应用较少。

酸味具有增进食欲，促进消化、吸收的作用，并给人以清凉、爽快的感觉。酸味剂的酸味一般是氢离子的性质。但是，酸味的强弱并不能仅用pH表示。不同的酸有不同的酸味感。这与其pH、酸根种类、可滴定酸度、缓冲作用和其他物质特别是糖的存在有关。

我国许可使用的酸味剂如柠檬酸、酒石酸、苹果酸、乳酸、乙酸、偏酒石酸和磷酸均可在其许可使用的范围内按正常生产需要使用。其中，柠檬酸是酸味剂中最温和、可口的酸味剂，已广泛应用于各种汽水、饮料、果汁、水果罐头、蔬菜罐头等，需要量也最大。苹果酸、乳酸等酸味剂的应用也在发展中。葡萄糖酸-δ-内酯用作豆腐的凝固剂时，其最大使用量为3.0g/kg。

ADI：柠檬酸、乳酸(DL-乳酸)、苹果酸(DL-苹果酸)和乙酸，不需要规定；L(+)酒石酸为0~30mg/kg体重；延胡索酸为0~6mg/kg体重；磷酸为0~70mg/kg体重(以磷计，包括由食品和食品添加剂摄入的磷)。

二、甜味剂

甜味剂是指赋予食品以甜味的食品添加剂。

目前甜味剂种类较多，按其来源可分为天然甜味剂和人工合成甜味剂；按其营养价值分为营养型甜味剂和非营养型甜味剂。营养型甜味剂是指某甜味剂与蔗糖甜度相同时,其热值在蔗糖热值的2%以上,非营养型甜味剂是指热值低于蔗糖热值的2%;按其化学结构和性质分为糖类和非糖类甜味剂。葡萄糖、果糖、蔗糖、麦芽糖、淀粉糖和乳糖等糖类物质,虽然也是天然甜味剂,但因长期被人食用,且是重要的营养素,通常视为食品原料,在我国不作为食品添加剂。通常所说的甜味剂是指糖醇类甜味剂、非糖天然甜味剂和人工合成甜味剂3类。现将我国许可使用的几种甜味剂介绍如下。

1. 糖醇类

糖醇类甜味剂多由人工合成,糖醇类的甜度比蔗糖低,但有的和蔗糖相当。主要品种有山梨糖醇、甘露醇、麦芽糖醇、木糖醇等。

目前应用较多的是木糖醇、山梨糖醇和麦芽糖醇。因为糖醇类甜味剂热值较低,而且和葡萄糖有不同的代谢过程,因而有某些特殊的用途。例如,山梨糖醇的甜度约为蔗糖的一半,易溶于水,耐热、耐酸,且不易与氨基酸、蛋白质发生褐变反应。摄入后在血液中不转化为葡萄糖,所以是糖尿病人的理想甜味剂。ADI值不需要规定。

麦芽糖醇可由麦芽糖氢化制得。甜度约为蔗糖的85%~95%,易溶于水,稳定性高,即使加热也不与氨基酸、蛋白质发生褐变反应。摄入后不被消化、吸收,不升高血糖,不产生能量,是心血管病、糖尿病患者理想的甜味剂。本品安全性高,我国许可在冷饮类、糕点、浓液果汁、饼干、面包、酱菜类和糖果中按正常生产需要使用。

2. 非糖天然甜味剂

非糖天然甜味剂的主要产品有甜菊糖、甘草、甘草酸二钠、甘草酸三钠(钾)、竹芋甜素等。

甘草不仅是我国常用的中药材之一,也是我国民间传统使用的一种非糖天然甜味剂,将其根茎干燥后粉碎制得。其甜味成分是甘草酸与二分子葡萄糖醛酸缩合成的甘草苷,这可进一步从甘草中提取制得,还可将其精制成钠盐,甜度约为蔗糖的200倍。甘草是我国传统使用的甜味剂,长期以来未见对人体有害。我国规定可在罐头、调味料、糖果、饼干和蜜饯中按正常生产需要使用。

甜菊糖苷是由原产南美巴拉圭的多年生草本植物甜叶菊的茎、叶干燥破碎后用水抽提制得,为非热能的天然甜味剂。甜度约为蔗糖的200倍(纯品甜度约为蔗糖的300倍)。本品甜味较好,存留时间长,在天然甜味剂中,品质最接近蔗糖,食后不被吸收,不产生热能,是糖尿病、肥胖症等患者理想的甜味剂。此外还具有降低血压、促进代谢、防止胃酸过多分泌等作用。本品安全性高,我国规定可在饮料、糖果、糕点中按正常生产需要使用。

3. 人工合成甜味剂

人工合成甜味剂的主要产品有糖精、糖精钠、环己基氨基磺酸钠(甜蜜素)、门冬氨酰苯丙氨酸甲酯(甜味素或阿斯巴甜)、乙酰磺胺酸钾(安赛蜜、AK糖)、三氯蔗糖等。

(1) 糖精与糖精钠

人工合成的甜味剂中使用最多的是糖精，其甜度约为蔗糖的300倍，属人工合成的非营养甜味剂，因其在水中的溶解度很低，实际使用糖精钠。

自1879年以来，糖精一直是最广泛使用的甜味剂。但是，1977年一项研究表明老鼠大量使用糖精会导致膀胱癌的发生，随后不同的研究也表明糖精可能是一种导致动物罹患癌症的物质。基于这些动物实验，1977年加拿大禁止了糖精的使用，而美国食品和药物管理局也有同样的打算，但这一打算遭到了公众尤其是糖尿病患者的强烈反对（糖精是当时唯一的合成甜味剂）。于是，美国国会没有批准这项提案，只要求所有含糖精食品注明糖精有可能是一种致癌物。1984年FAO/WHO联合食品添加剂专家委员会（JECFA）在充分研究有关的毒理学资料后，认为糖精无诱变毒性，并规定糖精及其钾、钠、钙盐的暂定ADI为$0 \sim 2.5 mg/kg$体重。2001年，时任美国总统克林顿签署法令，撤销了含糖精食品必须注明可能致癌的要求。目前许多国家允许使用糖精，但是有用量的限制，而有的国家干脆禁止使用。

我国政府也采取压减糖精政策，并规定不允许在婴儿食品中使用。

(2) 环己基氨基磺酸钠

环己基氨基磺酸钠（甜蜜素）的甜度约为蔗糖的30倍。1969年曾因有报告称本品使染色体异常，有致癌、致畸作用，各国相继禁用。此后，很多人继续进行毒性试验，未见异常。1982年，JECFA重新评价，并规定ADI为$0 \sim 11 mg/kg$体重，后来各国又恢复使用。我国规定本品用于清凉饮料、冰淇淋、糕点的最大使用量为$0.25g/kg$；用于蜜饯的最大使用量为$1.0g/kg$。

新近合成的天门冬酰苯丙氨酸甲酯，甜度为蔗糖的$150 \sim 200$倍，安全性高（但不适合于苯丙酮尿症患者），已被许多国家批准使用。

(3) 天门冬酰苯丙氨酸甲酯

天门冬酰苯丙氨酸甲酯是阿斯巴甜的化学名称，是L-天门冬氨酸的连续衍生产品，是一种新型氨基酸高甜度甜味剂，甜度相当于蔗糖的200倍，热量仅为蔗糖的1/200，常食不产生龋齿，不影响血糖，不引起肥胖、高血压、冠心病，具有风味好、甜度高、热值低的特点，为全球最大的甜味剂产品原料。

天门冬酰苯丙氨酸甲酯可溶于水，溶解度随pH不同而不同。在酸性条件下可水解产生单体氨基酸并失去甜味；在中性和碱性时二肽可环化也丧失甜味；温度高于100℃时甜度显著下降，故本品以应用于偏酸性的冷饮制品为宜。当与蔗糖或其他甜味剂并用时甜度增加。

1974年，本品曾由美国食品和药物管理局批准使用，但因可能引起脑损伤而中止，此后又经过多年的动物试验证明安全无害，世界各国普遍许可使用。

我国规定，天门冬酰苯丙氨酸甲酯可用于汽水、乳饮料、醋、咖啡饮料和果冻，最大使用量可按正常生产需要。

ADI：$0 \sim 40 mg/kg$体重。

三、鲜味剂

鲜味剂主要是指能增强食品风味的物质，又称为风味增强剂。

鲜味剂按化学性质的不同主要分为两类：氨基酸类和核苷酸类。此外，还有一类有机酸，如琥珀酸及其钠盐，是贝类鲜味的主要成分。酿造食品如酱、酱油、黄酒等的鲜味也与其存在有关。现介绍如下几种常见鲜味剂。

1. 氨基酸类

除具有鲜味外还有酸味，如 L-谷氨酸，适当中和成钠盐后酸味消失，鲜味增加，实际使用时多为 L-谷氨酸一钠，简称谷氨酸钠，俗称味精。它在 pH 为 3.2（等电点）时鲜味最低，pH 为 6 时鲜味最高，pH >7 时因形成谷氨酸二钠而消失鲜味。此外，谷氨酸或谷氨酸钠水溶液经高温（>120℃）长时间加热，分子内脱水生成焦谷氨酸，失去鲜味。食盐与味精共存可增强鲜味。目前谷氨酸钠（味精）在中国用作调味品，但其他各国则多列为食品添加剂。对其进行安全性毒理评价并制订出 ADI 为 120mg/kg 体重。1987 再次评价，认为其 ADI 不需要规定。至于婴儿，由于其代谢谷氨酸钠的方式与成人相同，无其他危害，但是在婴儿食品中使用任何食品添加剂都要慎重。

2. 核苷酸类

20 世纪 60 年代后所发展起来的鲜味剂。主要有 5′-次黄嘌呤核苷酸（肌苷酸，5′-IMP）和 5′-鸟嘌呤核苷酸（鸟苷酸，5′-GMP），实际使用时多为它们的二钠盐，鲜味比味精强。5′-GMP 的鲜味比 5′-IMP 更强。若在普通味精中加 5% 左右的 5′-IMP 或 5′-GMP，其鲜味比普通味精强几倍到十几倍，这种味精称为强力味精或特鲜味精。

第六节　食用香味料

食用香味料简称食用香料，是为了提高食品的风味而添加的香味物质，除了直接用于食品的香料外，其他某些香料如牙膏香料、烟草香料、口腔清洁剂、内服药香料，在广义上也可看作食用香料一类。食用香料分允许使用和暂时允许使用两类，根据来源不同又可分为天然香料和人造香料。

食用香料是食品添加剂中最大的一类，其品种在 1700 种以上（前两类约占 1300 多种）。目前经 JECFA 进行安全性毒理学评价过的仅 40 余种，要对每一个品种进行毒性评价既不现实，也不经济。由于食用香料在食品中的用量很小，属"自我限量"的添加物。而且，许多天然香料都可随同食品被摄食并认为安全性高，则同样的香料以合成品的形式加入食品被摄食时，若它以前后两种形式被消费的比例即消费比越大时，该香料的安全性越高。基于此，FAO/WHO 食品添加剂法规委员会将天然香料加以暂时认可，只对人工香料中"量大面广"的品种才推荐给 FAO/WHO 联合食品添加剂专家委员优先评价。

我国食品添加剂标准化技术委员会规定，食用香料如属进口品种，需由出口国提供安全性毒理学资料或出口国允许使用的证明;如系国内生产的化学合成香料,需按毒理学评价程序进行毒性试验,目前我国允许使用的食用香料有534种,其中包括天然香料137种,合成香料397种,暂时允许使用的食用香料157种。

食用香料在使用时多配成各种食用香精应用,食用香精配方不一,品种繁多。尽管目前在国际上有多达2000种以上的香精被应用到食品中,但它们都是由各种食用香料和许可使用的附加物如蒸馏水、乙醇和丙二醇等调和而成,故仅对食用香料进行安全评价。

第七节 乳化剂和增稠剂

一、乳化剂

乳化剂是能使互不相溶的液体(如油与水)形成稳定乳浊液的食品添加剂。乳化剂分子内通常具有亲水和亲油两种基团,可在水和油的界面形成一吸附层,将二者联结起来,因而起到乳化作用。

乳化剂一般可分成两类:一类是形成水包油(油/水)型乳浊液的亲水性强的乳化剂;另一类是形成油包水(水/油)型乳浊液的亲油性强的乳化剂。乳化剂的品种很多,世界各国批准使用的品种不完全一致。目前,日本许可使用的为15种,美国为30种,欧盟国家为16种,我国许可使用的乳化剂品种有单硬脂酸甘油酯、蔗糖脂肪酸酯、山梨醇酐单硬脂酸醇、山梨醇酐三硬脂酸酯、木糖醇酐单硬脂酸酯、单棕榈酸山梨糖苷酸、硬脂酰乳酸钙、松香甘油酯(酯胶)、乙酸异丁酸蔗糖酯和酪蛋白酸钠等11种。这里简要介绍几种常用的乳化剂。

1. 单硬脂酸甘油酯

单硬脂酸甘油酯或简称单甘油酯,由甘油和一分子硬脂酸酯化而成,通常还含有少量二甘油酯,甚至三甘油酯(三甘油酯无乳化性)。单和双甘油酯因含有亲水性羟基和亲油性的烃基而具有很强的乳化作用,为水/油型乳化剂。因其乳化性强,也可作为油/水型乳化剂,应用广泛。我国许可用于饼干、糖果、巧克力、冰淇淋和人造奶油中,最大使用量为6g/kg。

单硬脂酸甘油酯在体内可被水解成甘油和脂肪酸,并参与机体正常代谢,一般认为对人体无害。

ADI:不需要规定。

2. 蔗糖脂肪酸酯

别名叫脂肪酸蔗糖酯、蔗糖酯,简称SE(sugar eeters),是一种非离子表面活性剂,是由蔗糖和脂肪酸经酯化反应生成的单酯或混合物。

本品在体内分解生成蔗糖和脂肪酸,并进一步生成葡萄糖和果糖被吸收利用。用于肉制品、香肠、乳化香精、水果及鸡蛋保鲜、冰淇淋、糖果、面包、八宝粥、饮料等,最大使用量为 1.5g/kg；用于乳化天然色素，最大使用量为 10.0g/kg；糖果(包括巧克力及巧克力制品)最大使用量为 10.0g/kg。此外本品可用于胶姆糖配料。

ADI：0～20mg/kg 体重。

3. 山梨糖醇酐脂肪酸酯(司盘)

本品由山梨糖醇加热脱水，与脂肪酸酯化制成。依山梨糖醇酐上所结合脂肪酸种类和数量的不同，可有一系列产品，并具有不同的性状。如山梨糖醇酐单硬脂酸酯(司盘60)，山梨糖醇酐三硬脂酸酯(司盘65)和山梨糖醇酐单油酸酯(司盘80)等。它们可溶于水，易溶于油脂，且易形成水包油(油/水)及油包水(水/油)型乳化剂。

上述产品我国均有生产，并已许可使用。国外应用亦广，安全性高。

ADI：0～25mg/kg 体重(以山梨糖醇酐酯总计)。

4. 聚氧乙烯山梨糖醇酐脂肪酸酯(吐温)

本品是由山梨糖醇酐脂肪酸酯(司盘)在碱性催化剂存在下和环氧乙烷加成精制而成，同样由于脂肪酸种类的不同也有一系列产品，并有不同的性状。我国许可使用聚氧乙烯山梨糖醇酐单硬脂酸酯(吐温60)和聚氧乙烯山梨糖醇酐单油酸酯(吐温80)。

聚氧乙烯山梨糖醇酐脂肪酸酯随着所加入聚乙烯的增多，其亲水性增大，但乳化剂的毒性也越大。FAO/WHO 食品添加剂法规委员会许可使用的品种为聚氧乙烯(20)山梨糖醇酐脂肪酸酯。

ADI：0～25mg/kg 体重〔以聚氧乙烯(20)山梨糖醇酐酯总计〕。

5. 酪蛋白酸钠

酪蛋白酸钠即酪朊酸钠，是新鲜牛奶脱脂、加酸(如盐酸、硫酸)调 pH 为 4.8，使干酪素微胶粒失去电荷而凝固沉淀，制得酸酪蛋白。然后将其在水中分散、膨润，再添加氢氧化钠、碳酸钠或碳酸氢钠的水溶液，经蒸发喷雾干燥或冷冻干燥后制得。酪蛋白酸钠也有增稠作用，亦可作为增稠剂应用。

本品安全性高，JECFA 认为其无需毒理学资料。此外，本品因由酪蛋白制成，故还有一定营养作用，我国许可在椰子汁、罐头和肉制品中按正常生产需要使用。

ADI：不需要规定。

二、增稠剂

增稠剂是一种用于改善和增加食品的黏稠度，保持流态食品、胶冻食品的色、香、味和稳定性，改善食品物理性状，并能使食品有润滑适口的感觉的食品添加剂。增稠剂可提高食品的黏稠度或形成凝胶，从而改变食品的物理性状，赋予食品黏润、适宜的口感，并兼有乳化、稳定或使呈悬浮状态的作用。增稠剂都是亲水性高分子化合物，也称水溶胶。中国目前批准使用的增稠剂品种有 39 种。按其来源可分为天然和化学合成(包括半合成)两大类。多数增稠剂是由含多糖类黏性物质的植物制取得到，也有来自动物和微生物者。由植物制取的增稠剂有树胶如阿拉伯胶，种子胶如胍尔豆胶，海藻胶如琼胶(琼脂)以及果胶；来自动物的有明胶；来自微生物的有黄原胶。

淀粉在我国属于食品，不作为食品添加剂，但是，改性淀粉则属食品添加剂。改性淀粉是将淀粉经酸、碱、酶或氧化处理制得，其在凝胶强度、流动性、颜色、透明度和稳定性等方面有所不同，可满足食品加工的不同需要。

此外，还有羧甲基纤维素和微晶纤维素等。它们是由棉花的副产品进一步加工制得。我国许可使用的增稠剂有阿拉伯胶、果胶、琼胶、藻酸钠/钾、食用明胶和羧甲基纤维素钠等几种。

1. 藻酸钠

藻酸钠从海带等藻类植物制取，为亲水性高分子物质，溶于水或黏稠胶体，水溶液的黏度随聚合度与浓度而有所不同，加热到80℃以上则黏性降低。藻酸钠的水溶液与钙离子接触可形成藻酸钙而成为凝胶。依钙离子的多少，所用原料海藻的种类、数量和浓度等的不同可调节凝胶的强度。本品安全性高。

ADI：0~50mg/kg体重（以藻酸总量计）。

2. 食用明胶

食用明胶是从动物的皮、骨、韧带等结缔组织中含有的明胶原蛋白，经提纯和部分水解后制得。不溶于冷水，但可吸收其重量5~10倍的水而缓慢膨胀软化。可溶于热水，溶液冷却后可形成凝胶，但浓度在5%以下不凝成胶冻。其溶液的黏度主要依分子量的分布而有所不同。也可受温度、pH和电解质等影响。我国许可在冷饮食品、罐头、糖果和糕点中按正常生产需要使用。

本品由动物胶原蛋白制成，胶原蛋白为不完全蛋白质，缺乏色氨酸，但含有其他氨基酸，有一定的营养价值。纯净的明胶本身无毒，但在生产及贮存的过程中易受污染，应予注意。

ADI：不需要规定。

3. 羧甲基纤维素钠

羧甲基纤维素钠是由棉花的副产品加工制得，易溶于水并形成胶体，水溶液的黏度随聚合度和温度而异。葡萄糖聚合度高则黏度大，温度上升时黏度下降。我国许可用速煮面、罐头和冰淇淋中，最大使用量为5.0 g/kg。

ADI：0~25mg/kg体重。

在我国许可使用的食品添加剂中还有凝固剂如硫酸钙、氯化钙等；膨松剂如碳酸氢钠、碳酸氢铵等；消泡剂如乳化硅油等；抗结剂如亚铁氰化钾、磷酸三钙等和其他多种食品添加剂，具体请参阅我国《食品添加剂使用卫生标准》（GB2760—2011）。此外，作为食品添加剂的一大类物质——酶制剂，随着制备和固定化技术的提高，近年来在国际上已开始广为使用。从卫生的角度看，尽管对微生物来源的酶制剂应有充分的毒理学评价资料，而对来自动、植物，特别是来自食用动、植物组织的酶制剂，以及来自食品生产所用或者传统上作为食品成分的微生物制得的酶制剂通常认为都是比较安全的。

此外，关于食品营养强化剂，尽管有些国家如日本、美国等作为食品添加剂，但是我国和联合国食品添加剂法规委员会的食品添加剂定义均未将其包括在内。不过，我国《食品卫生法》规定，食品营养强化剂是指为增强营养成分而加入食品中的天然的或者人工合成的属于天然营养素范围的食品添加剂。我国卫生部也已正式颁发《食品营养强化剂使用卫生标准》和《食品营养强化剂卫生管理办法》，应严格遵照执行。

扩展阅读一：食品添加剂 ≠ 违法添加物

公众谈食品添加剂色变，更多的原因是混淆了非法添加物和食品添加剂的概念，把一些非法添加物的罪名扣到食品添加剂的头上显然是不公平的。《国务院办公厅关于严厉打击食品非法添加行为切实加强食品添加剂监管的通知》中要求规范食品添加剂生产使用：严禁使用非食用物质生产复配食品添加剂，不得购入标识不规范、来源不明的食品添加剂，严肃查处超范围、超限量等滥用食品添加剂的行为，同时要求在2011年年底前制定并公布复配食品添加剂通用安全标准和食品添加剂标识标准。

需要严厉打击的是食品中的违法添加行为，迫切需要规范的是食品添加剂的生产和使用问题。目前食品添加剂或多或少存在一些问题，比如来源不明，或者材料不正当，最容易产生的问题是滥用。

专家提醒市民，对食品添加剂无需过度恐慌，随着国家相关标准的出台，食品添加剂的生产和使用必将更加规范。当然，应该加强自我保护意识，多了解食品安全相关知识，尤其不要购买颜色过艳、味道过浓、口感异常的食品。

扩展阅读二：几种新型的肉制品发色剂及其在肉制品中的应用情况

1. 一氧化碳（CO）

肉的色泽主要取决于肌红蛋白的化学状态，处于氧合状态的肌红蛋白能使肉品呈现鲜红色。CO在气调包装中之所以能使鲜肉保持稳定、亮红的色泽，其机理表现在CO易与氧合肌红蛋白强烈结合，形成碳氧肌红蛋白，碳氧肌红蛋白和氧合血红蛋白的吸收光谱非常相似，而且碳氧肌红蛋白稳定性较高，不易氧化，色泽相对稳定。1985年美国申请世界首例运用CO发色处理鲜肉、禽类和鱼类制品的专利。Yamaoka等发明了烟过滤技术，以浓缩烟中的风味成分及CO气体将一种无味烟熏技术用于冷冻水产品的发色处理，其中的主要成分证明也是CO。直接或间接利用CO处理动物产品的方式有两种：一种是利用气调包装，将待处理产品置于包装袋中进行发色，如牛肉放入含有CO的气调包装袋中，可将产品的有效保存期由原来的3~7天延长至15~30天。在美国及挪威等地已经大量应用该项技术处理牛肉制品，在水产品中尤其是在罗非鱼鱼片加工过程中的应用也日渐增多。另一种处理方式叫烟熏技术，这是一种间接应用烟过滤技术以浓缩烟中风味成分及CO达到保持和延长产品色泽的目的，该项技术已在三文鱼加工中得到了广泛应用。然而自国际市场上出现食用发色金枪鱼而造成中毒的案例以来，人们对CO发色技术的应用提出了质疑。如欧盟、日本、加拿大和新加坡等国家已经禁止采用CO对金枪鱼发色，并对CO残留限量建立相关标准。

2. 亚硝基血红蛋白(HbNO)

亚硝基血红蛋白(HbNO)作为一种腌肉色素，通常认为由亚硝酸钠和血红蛋白反应生成。有人向肉糜中添加血液蛋白，对由脂肪、蛋白质、血液和水组成的乳浊液均质，并且将亚硝酸钠加入其中，得到了色泽令人满意的产品。加拿大学者Shahidi和Rubin等人系统研究了以动物血液和亚硝酸钠及一氧化氮为原料的亚硝基血红蛋白腌肉色素，他们合成的HbNO是采用牛血中的血红素为原料，先以$SrCl_2$和$CaCl_2$作反应助剂，采用乙酸盐法和丙酮酸法从血液中制备高铁血红素，然后用亚硝酸钠，在还原剂的存在下反应，或直接使用一氧化氮合成。但这样合成的色素很不稳定，遇光和空气易褪色，暴露在空气中仅能保持一天。有研究报道直接利用亚硝酸钠和血红蛋白反应得到HbNO，这样不仅避免了有机溶剂的大量使用、剧毒NO操作的危险性，而且易操作控制。合成的色素溶液需经喷雾干燥制成粉末，由于HbNO对光、热不稳定，干燥前需进行微胶囊化处理。ROBoyle分别对亚硝基血红蛋白微胶囊化干燥工艺进行了研究，并且应用到无硝火腿中。研究发现：最适的微胶囊壁材是β-环糊精、变性淀粉N-Lok和麦芽糊精，其中β-环糊精是必不可少的。几种物质组成连续相，HbNO为分散相，二者混合后，在50000rpm高速均质机下均质，以氮气作雾化气体，进风温度120～165℃，出口温度92～135℃，喂料量4～7mL/min，经微胶囊化喷雾干燥的HbNO着色剂化学性质并没有改变。黄群等人还将HbNO应用于灌肠加工，对其用量与助色剂搭配、感官评价、降硝增铁效果进行了研究，结果表明：HbNO用量6000mg/kg、抗坏血酸500mg/kg、烟酰胺300mg/kg效果最佳，产品感官与对照组无明显差别，还发现亚硝基残留仅为对照组的1/9，Fe^{2+}含量增加41%。

3. 组氨酸

组氨酸是一种蛋白质中广泛存在的氨基酸，有研究报道称可以利用组氨酸替代亚硝酸钠的配体制备无硝色素。据血红蛋白的新检测方法，发现咪唑基可以作为显色剂和血红蛋白结合生成一种稳定的配位化合物，因此利用组氨酸分子结构中含有咪唑基这一特点，研究人员进行了大量相关试验。杨锡洪等采用组氨酸与血红蛋白形成配位复合物，替代亚硝酸钠的发色作用，研究了pH对配合物紫外吸收的影响，计算出配位平衡常数，通过在不同温度下测定pH，并求出反应的标准摩尔焓和标准摩尔熵，结果表明配位反应是熵、焓降低的过程。有人还通过对血红蛋白与组氨酸粗提液制备的红色素再通过与多糖反应，生成糖基化血红蛋白—组氨酸色素，提高了产品的光照、热稳定性。喷雾干燥后，得到的产品组成为铁质量分数为2.36g/kg、糖类质量分数为15%、蛋白质质量分数为81.5%的新型色素。灌肠试验表明，制备的无硝色素可以赋予肉制品理想的红色，且色泽稳定，再与防腐剂、抗氧化剂等组成多元腌制系统，可以完全替代亚硝酸盐在肉制品加工中的多功能性，实现无硝生产。

4. 耐盐性乳酸菌

乳酸菌在腌渍类食品中的作用是巨大的，肉类在添加耐盐性乳酸菌腌制后，发现不仅可以大大提高贮藏性能，而且发色良好，还因为加入乳酸菌而改变了腌制肉制品的风味。发色的方法是将耐盐性乳酸菌和pH调节剂一起添加，耐盐乳酸菌的浓度通常是

0.1%~2%，并以0.2%~1%最佳，pH调节剂添加0.3%以上就可以使pH稳定，然后将肉制品在耐盐性乳酸菌和pH调节剂的溶液中进行浸渍处理，此方法对于即席烹调肉、香肠和其他袋装肉制品都有很好的发色效果。有研究对维也纳小香肠进行浸渍试验，结果表明，在浸渍液中分别添加0.2%及0.4%粪链球菌干燥菌体，经浸渍后取出风干，然后封装于无菌聚乙烯袋内进行常温保藏，保藏后一周都没有发现腐败现象，且发色效果较好。

5. 二亚硝基亚铁血红素(DNHF)

二亚硝基亚铁血红素是一种色素着色剂，通常认为是在加热时由肌肉色素、肌红蛋白和亚硝酸盐形成的，它是腌肉制品发色的物质。因此，如果事先制备好DNHF，然后将它添加到肉中，就可以使肉产生腌制肉的特征性颜色。DNHF是从畜禽血液中血红细胞提取出来的，它形成与肌红蛋白相同的亚铁(血红素)基团，经过两个步骤可获得大量的高纯度色素。在此腌制剂中加入三聚磷酸钠(STPP)、抗坏血酸、特丁基对苯二酚、丁基羟基茴香醚(BHA)、糖等效果会更好。通过对维也纳熏香肠经过DNHF腌制后表明，当用包膜封装的9.25mgDNHF/kg肉，7.5mgTBHQ/kg肉和占整批重量0.3%的聚磷酸钠(STPP)对加工香肠的肉进行腌制时，经对比发现，与50mg/kg亚硝酸钠腌制后的制品没有什么差别。同样的方法也适用于火腿制品的增色。

扩展阅读三：我国食品添加剂标准化工作的历史沿革

1973年，卫生部组织成立了"食品添加剂卫生标准科研工作组"，开始有组织、有计划地在全国范围内开展食品添加剂使用情况的调查研究。在此基础上，1977年10月，由卫生部起草、国家标准计量局发布了GBn50—77《食品添加剂使用卫生标准》，开始对食品添加剂的使用进行管理。

1980年9月，在国家标准总局组织下，成立了全国食品添加剂标准化技术委员会，由卫生部、化工部、轻工部、商业部、国家商检局等单位的负责人及专家组成。卫生部担任主任委员，化工、轻工、商业部门分别担任副主任委员。该委员会是负责食品添加剂标准化管理的专业技术组织，主要职责是提出食品添加剂标准工作的方针、制定食品添加剂标准年度工作计划和长远规划、审查添加剂标准(包括食品添加剂使用卫生标准和产品质量规格标准)以及开展相关调研技术咨询等工作。其中，卫生部负责食品添加剂的使用安全管理，化工部、轻工部主管添加剂的生产和使用，轻工部和商业部主管添加剂的经营销售，商检部门负责对外贸易的管理。

1981年卫生部将《食品添加剂使用卫生标准》(GBn50—77)修改为《食品添加剂使用卫生标准》(GB2760—1981)。后经历次修订，形成目前2011版标准的版本。

在我国，各部门分工负责食品添加剂的质量规格标准的制修订工作。1967年，卫生部、原化工部、原轻工部、原商业部联合颁布了《八种食品用化工产品标准和检验方法》(试行)；1980年，原国家标准总局发布《碳酸钠等二十四种食品添加剂国家标准》，对这些食品添加剂的质量规格作了规定。迄今为止，我国已经制定了各类添加剂的质量规格标准约200多项。

2009年《中华人民共和国食品安全法》颁布实施，对食品添加剂的标准化工作提出了新的更高要求，将食品添加剂的品种、使用范围、用量等列为食品安全国家标准的内容，并要求食品添加剂应当在技术上确有必要经过风险评估证明安全可靠方可列入允许使用的范围。国务院卫生行政部门应当根据技术必要性和食品安全风险评估结果，及时对食品添加剂的品种、使用范围、用量的标准进行修订。卫生部根据《食品安全法》的要求成立了"食品安全标准审评委员会"，全国食品添加剂标准化技术委员会相应撤销，成为该委员会的食品添加剂专业分委员会，继续承担食品添加剂相关国家安全标准的审查等工作。

复习思考题

1. 食品添加剂的作用有哪些？
2. ADI 是指什么？
3. 简述食品添加剂的发展趋势。
4. 食品防腐剂根据不同的分类方法可分为哪几类？
5. 抗氧化剂根据不同的分类方法可分为哪几类？
6. 食用合成色素的定义及分类。
7. 为什么糖醇类甜味剂受到糖尿病患者的青睐？

第五章 食品包装的卫生

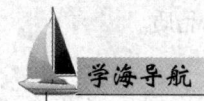

学海导航

（1）了解食品包装的分类；
（2）掌握各类包装材料的卫生要求；
（3）了解食品包装材料的卫生安全性评价。

食品包装是指采用合适的包装材料、容器和包装技术，把食品包裹起来，以使食品在运输和贮藏过程中保持其价值和原有的状态。

食品包装有两个目的：一是为计数方便；二是保证食品的卫生质量，它是食品质量完好的重要条件之一。包装是为食品服务的，必须在保证食品安全性的前提下，力求经济美观，便于销售。

在国际贸易中，为方便贮存和运输，对包装的基本要求是：
（1）保护食品品质；
（2）适合运输条件；
（3）节省费用；
（4）符合各国规定（包装的质量和体积应当适合国内外堆码、搬运的要求）。

食品包装在给食品的生产、贮藏、搬运、销售和取用带来方便等诸多好处的同时，也可能给食品的卫生安全带来隐患，这种卫生安全隐患主要有两个方面：一是包装工艺操作不当给食品带来的二次污染；二是不符合食品卫生安全要求的包装材料本身所含有的有毒有害成分，会给食品造成的安全危害。这方面的例子屡见不鲜。故食品包装的卫生显得至关重要。

第一节　食品包装的分类

食品包装分类方法很多。可按包装材料分为金属、玻璃、纸质、塑料、复合材料等；可按包装形式分为罐、瓶、包、袋、卷、盒、箱等，可按包装方式分为罐藏、瓶装、包封、袋装、裹包以及灌注、整集、封口、贴标、喷码等；可按产品层次分为内包装、二级包装、三级包装以及外包装等。按包装技法分为：防潮包装、防水包装、防霉包装、保鲜包装、速冻包装、透气包装、微波杀菌包装、无菌包装、充气包装、真空包装、脱氧包装、泡罩包装、贴体包装、拉伸包装、蒸煮袋包装等。上述各种包装皆是由不同复合材料制成的，其包装特性对应不同食品的要求，能有效地保证食品品质。

以下重点介绍按包装材料食品包装。

1. 塑料

（1）可溶性包装：指的是在常温下自然溶解的包装材料。不必去掉包装材料，一同置入水中溶解。如速溶果汁、速溶咖啡、茶叶饮料的内包装。

（2）收缩包装：就是用收缩薄膜裹包物品（或内包装件），然后对薄膜进行适当加热处理，使薄膜收缩而紧贴于物品（或内包装件）的包装技术。如常用于腊肠、肉脯的聚乙烯薄膜包装。

（3）吸塑包装：用真空吸塑热成形的包装。如此法生产成形的两个半圆透明塑模，充满糖果后捏拢呈橄榄形、葡萄形等各种果形，再用塑条贴牢，可悬挂展销。许多种类的糖果都采用此种包装。

（4）泡塑包装：将透明塑料按所需要的模式吸塑成形后，罩在食品的硬纸板或塑料板上，可供展示。如糕点、巧克力糖多采用此种包装。

（5）蒙皮包装：将食品与塑料底板同时用吸塑法成形，在食品上蒙上一层贴体的衣服，它比收缩包装更光滑，内容物轮廓更加突出、清晰可见，如香肠的包装。

（6）拉伸薄膜包装：是依靠机械装置在常温下将弹性薄膜围绕被包装件拉伸、紧裹，并在其末端进行封合的一种包装方法。可代替集装箱，如啤酒的包装。

2. 纸与纸板

（1）折叠纸盒（箱）：使用前为压有线痕的图案，按线痕折叠后即成纸盒（箱），这样方便运输，节省运输费用开支。

（2）包装纸：这种普通的包装纸是流通最多、使用最广泛的，使用时要注意国家规定的卫生标准。

3. 金属

（1）镀锡薄钢板：简称镀锡板，俗称马口铁。质量较轻，不易破碎，运输方便，但易被酸性食品所腐蚀，故采用镀锡在马口铁面上，多为罐头食品的包装。

（2）镀铬薄钢板：也称镀铬板，作为镀锡板的代用材料，其耐腐蚀性和焊接性均比镀锡板差，但其价格低，故大量用于制造腐蚀性较小的啤酒罐、饮料罐及食品罐的底盖等。

(3) 铝合金薄板：由于铝合金薄板具有相对密度小、不生锈、光泽好、美观、印刷装饰性能好、延伸性和成形性好、阻气、阻光、导热性好、无毒卫生且再循环性好等特点，在包装行业中被广泛应用于制造各种饮料杯、瓶、罐盖、金属软管等包装容器制品，尤以易拉罐用量最大。

4. 玻璃

(1) 轻量瓶：在保持玻璃容器的容量和强度的条件下，通过减薄其壁厚而减轻质量制得的瓶称为轻量瓶。一般轻量瓶的壁厚为 2~2.5mm，还有进一步减薄的趋势。

(2) 强化瓶：为改善或提高玻璃容器的抗张强度和冲击强度，采取一些强化措施使玻璃容器的强度得以明显提高，强化处理后的玻璃瓶称为强化瓶。

第二节 各类包装材料的卫生要求

一、金属包装材料的卫生要求

金属用作包装材料已有较长历史，人类早在五千年前就开始使用金属器皿，金属材料用于食品包装有近 200 年的历史。由于金属包装材料的高强度、高阻隔性及加工使用性能的优越性，在食品包装材料中占有非常重要的地位，成为食品包装的四大材料支柱之一。广泛应用于食品罐头、饮料、糖果、饼干、茶叶等的包装。

金属包装材料具有以下优点：

(1) 优越的阻隔性能。金属材料对于气、汽、水、油、光的透过率几乎为零，且具有保香性能，可为内装食品提供优良的保护，有利于食品长期保存。

(2) 良好的延展性和机械力学性质。金属材料具有良好的加工适应性，强度高，可适应现代高速生产及流通过程中的多种机械振动和冲击。

(3) 表面装饰性好。具有美观的金属色泽，再配以色彩鲜艳的图文印刷，可形成良好的商品及企业形象，可促进销售。

(4) 废弃物处理性好。金属包装容器一般可以回炉再生，循环使用。既回收了资源，节约了能源，又可以消除环境污染。即使锈蚀后散落在土壤中，也不会对环境造成恶劣的影响。

(5) 卫生方便。金属包装容器及其内涂料一般均能满足食品卫生安全要求，而且不易破损，携带方便。现在很多食品饮料罐与易开盖组合，更增加了使用的方便性。这使其更适应现代社会快节奏的生活，并且广泛应用于旅游活动之中。

(6) 加工技术与设备成熟。现代金属容器的生产有着非常高的生产率，如马口铁三片罐生产速度可达1200 罐/min，而铝质两片罐可达3600 罐/min。金属容器品种规格齐全，能满足消费者的需求。

其缺点主要表现在以下几个方面：

(1) 化学稳定性较差。主要表现为耐酸、碱的能力较弱，特别是包装高酸性内容物时易腐蚀，使金属离子析出而影响食品质量，这在一定程度上限制了它的适用范围，但现在应用各种不同的内涂料来保护，在一定程度上弥补了这个缺点。

(2) 经济性差。金属包装材料的价格相对较贵，这个缺点也正在通过技术进步而逐渐得以改善。

(一) 常用金属包装材料

常用金属包装材料主要有铁和铝两大类，主要材料品种有镀锡薄钢板、镀铬薄钢板、铝薄板和铝箔等。

1. 镀锡薄钢板

镀锡薄钢板简称镀锡板，俗称马口铁，是一种双面镀有纯锡的低碳薄钢板，厚度为 0.15~0.30mm。其特性是：耐蚀性好，无毒洁净，表面美观并且能进行彩色印刷；重量轻，强度高，易于加工成形和锡焊或熔焊制成各种形状的密封容器。镀锡板大量用于罐头食品容器，当食品中含有硝酸盐、亚硝酸盐、花色素之类的物质时，会促进罐头内壁腐蚀，如果罐中残留较多的氧气，则会加快腐蚀速度，导致食品褐变变质。因此，罐头食品用镀锡板的耐腐蚀性是其重要性能，应视食品的特点和要求综合评价选用有较好耐腐蚀性的镀锡板，同时要选用耐腐蚀性好的内涂料。

2. 镀铬薄钢板

镀铬薄钢板也称无锡薄钢板或镀铬板，将轧制到一定厚度的薄板经电解、清洗、酸洗等处理后，在镀铬槽中镀铬，再经铬酸处理、水洗、风干、涂油即制得镀铬薄钢板。镀铬板耐腐蚀性能比镀锡板稍差，不能承受高浓度的酸、碱侵蚀，故制造食品罐时需要较厚的内、外涂料层。但其对有机涂料的附着力比镀锡板强 3~6 倍，而且价格低，故适于制造罐底、罐盖和二片拉伸罐。

3. 铝薄板

将工业纯铝或防锈铝合金制成厚度为 0.2 mm 以上的板材称为铝薄板。铝薄板的机械力学性能和耐腐蚀性能与其成分关系密切。一般在纯铝中加入其他元素使其成为合金，增加其力学性能。铝薄板主要用于制作铝质包装容器，如罐、盒、瓶。此外，铝薄板因加工性能好，是制作易开瓶罐的专用材料。

4. 铝箔

铝箔是一种将铝板多次压延而制成的金属薄片。由于压延后热处理程度不同，它又分为软质和硬质两种。铝箔具有优越的光学性能和高阻隔性能。一般认为，当铝箔厚度为 0.01~0.015mm 时，它具有良好的防潮性能；当厚度大于 0.015mm 时，气体具有不渗透性；当厚度大于 0.018 mm 时，具有良好的防虫性。厚度的增加，虽然能有效地提高阻隔性能，但它的成本会变高。实践证明，厚度为 0.009~0.012mm 的铝箔是最经济、最优良、最实用的复合包装铝箔。

(二) 金属包装容器的卫生

1. 镀锡薄板罐

镀锡薄板罐又称马口铁罐，是最为常见的罐头包装容器，也可用于乳品、饮料等包装容器。镀锡薄板罐的卫生问题是金属锡、铅等的溶出。罐内壁的镀锡层在硝酸盐或亚硝酸盐作用下可缓慢溶解，称"溶出锡"。大量的"溶出锡"会引起中毒，少量"溶出锡"可使某些食品中的天然色素变色。盛装酸性食品汁液时会产生浑浊、沉淀，并会发生金属罐臭。镀锡和焊锡铅含量过高可造成食品的铅污染。某些罐头的高硫内容物与罐壁接触可产生黑色金属硫化物。为防止对食品的污染，镀锡薄板罐所有锡和铅含量应小于0.04%。三片罐制罐最好采用高频电阻制罐技术，焊锡制罐时所用焊锡中铅的含量应小于35%。

2. 铝容器的食品卫生

铝制食具容器质轻、耐用、不易生锈、易传热，使用中表面易形成一层致密的氧化铝膜，抗腐蚀性强，较稳定，广泛用作制作炊具、食具、铝罐等。一般认为食品用纯铝制品是无毒、无害的。铝制品主要的卫生问题是铸铝中的杂质金属和回收铝中的杂质。故一般禁止用回收铝制造食品容器、工具等。

3. 金属罐内涂料及卫生

金属罐包装食品最大的缺点是腐蚀，如电化学腐蚀、硫化腐蚀，造成内容物的变质、变味及金属罐的损坏。因此，绝大多数罐头食品用罐均需在罐内壁喷涂料。罐头品种不同，对涂料的具体要求也不同。

（1）金属罐内涂料的要求

1）涂料成膜后附着力良好，并且有所需的强度和力学性能，能适应制罐的工艺要求，有效防止内装食品对罐壁的腐蚀；

2）涂膜能耐高温杀菌而不变色、不软化、不脱落，具有良好的稳定性，从而使罐头能长期储藏；

3）要求涂料施工方便、操作简单、干燥迅速而不回黏；

4）涂料及所用溶剂价格低廉。

（2）金属罐内涂料的卫生

金属罐内涂料的卫生执行《食品容器过氯乙烯内壁涂料卫生标准》（GB/T 5009.68—2003）、《食品容器有机硅防粘涂料卫生标准》（GB11676—89）、《水基改性环氧易拉罐内壁涂料卫生标准》（GB11677—1989）。

二、玻璃包装材料的卫生要求

玻璃发明于3000年前的埃及，用作包装材料历史悠久。玻璃是由硅砂或石英砂（SiO_2）、纯碱（Na_2CO_3）、石灰石（$CaCO_3$）、白云石（$CaCO_3 \cdot MgCO_3$）等为主要原料经高温炉（1400~1600℃）熔融、凝固而成的固体物质。

根据原料及化学成分的不同，玻璃可分为钠钙玻璃、硼硅酸玻璃等。其中钠钙玻璃主要用作食品包装。

玻璃包装材料的造形多呈瓶、罐状，其造形的多变性是任何包装容器所不及的，因此对所包装商品具有较好的美化、装饰和促销作用。由于玻璃包装容器性脆易破，故缓冲包装必不可少。可用泡沫塑料小条、块、纸丝、木屑等无定性缓冲材料将瓶、罐隔开。

近年来,玻璃包装材料在高强度、轻量化方面得到很大发展,特别是玻璃所具有的其他包装材料所无法替代的包装特性,使玻璃包装容器的用量逐年增加,成为食品工业中最重要的包装容器之一,其消耗量已占到包装材料总量的10%左右。

玻璃的主要性能如下。

(1) 化学稳定性

玻璃是一种惰性材料,一般认为它对固体和液体内容物均具有化学稳定性,可抗气体、水、酸、碱等浸蚀,不与内容物发生化学反应。但是玻璃成分中的Na_2O及其他金属离子能溶于水,从而导致玻璃的浸蚀及与其接触溶液的pH发生变化。熔炼不好的玻璃制品可能发生来自玻璃原料的有毒物的溶出问题。所以,对玻璃制品应作水浸泡处理或稀酸加热处理,对包装有严格要求的食品可改钠钙玻璃为硼硅玻璃,以确保被包装食品的安全性。

(2) 物理力学性能

玻璃的强度决定于其化学组成、制品形状、表面性质和加工方法。玻璃的理论强度很高,约为10GPa,而实际强度为理论强度的1%以下。这是因为玻璃制品内存在未熔夹杂物、结石、节瘤或表面具有微细裂纹,造成应力集中,从而急剧降低其机械强度。此外,玻璃成形时冷却速度过快使玻璃内部产生较大的内应力,也致使其机械强度降低,所以玻璃制品需要进行合理的退火处理,以提高其强度。

(3) 光学性能

玻璃最显著的特点是光亮、透明。作为包装容器时,消费者对内容物一目了然,给人以明亮、清晰、高档的感觉,具有极好的陈列效果。

大多数普通玻璃除了紫外线不能透过外,其他光线均能透过。玻璃的高透明度对某些内容物包装是不利的,为了防止有害光线对内容物的损害,玻璃可以通过不同着色来防止光线的不良影响,可采用有色玻璃,如啤酒瓶大多为茶色或绿色。

(4) 阻隔性能

玻璃具有对气体、溶液和溶剂等各种物质的高阻隔性,其透过率为零,且其容器的密封性较好,如盛装含气饮料,其CO_2渗透率几乎为零。这是它作为食品包装材料的又一突出优点。

玻璃也是一种无机物质的熔融物,其主要成分为$SiO_2 - Na_2O$,其中无水硅酸占65%~72%,烧成温度为1000~1500℃,因此大部分都形成不溶性盐。但是因为玻璃的种类不同,还存在着来自原料中的溶出物,所以在安全检测时应该检测碱、铅(铅结晶玻璃)及砷(消泡剂)的溶出,玻璃的着色需要用金属盐,如蓝色需要用氧化钴,茶色需要用石墨,竹青色、淡白色及深绿色需要用氧化铜和重铬酸钾,无色需要用碱。我国《食品安全法和食品卫生法》规定,铅结晶玻璃的铅溶出量应限定在$1 \sim 2\mu g/mL$。

三、塑料包装材料的卫生要求

塑料是一种以高分子聚合物树脂为主要成分，再加入一些用来改善其性能的添加剂，如增塑剂、稳定剂、填充剂、润滑剂、发泡剂等在一定温度和压力下塑造成一定形状，并在常温下能保持既定形状的高分子材料。塑料的原材料成本低廉、来源丰富、性能优良，成为近40年来世界上发展最快、用量巨大的包装材料，是现代包装技术发展的一个标志。塑料包装材料广泛应用于食品包装，大量取代了纸类、金属、玻璃等传统包装材料，成为食品销售包装最主要的包装材料。

（一）塑料的特性

1. 塑料用于食品包装表现出的优越特性

（1）质量轻，力学性能好

塑料的相对密度只有钢的15%、铝的30%~40%、玻璃的30%~50%，与木材相近，按材料单位质量计算的强度高，故制成的包装容器及制品重量轻，方便储运、销售，也便于携带使用。塑料包装材料良好的力学性能使它便于成型加工和包装操作，易于实现食品包装的高速自动化。

（2）具有良好的阻隔性能

选择合适的塑料包装材料，可满足诸如食品包装的阻气保香、防水、防潮等密封性要求，也可满足生鲜食品气调保鲜包装一定的透气性要求。有些塑料材料对氧气、气体物质等的阻隔性能接近金属。

（3）包装制品的成型加工性能良好

塑料可加工成薄膜、片材、丝带织物及各种形状的容器，可适应各种物态食品的包装需要。塑料包装材料具有良好的热封等封合性能，并且易于与其他材料复合，如塑料薄膜之间，塑料与纸板、铝箔等多层复合，因而可弥补单一材料包装性能的缺陷，制成具有优良综合包装性能的复合包装材料。

（4）装饰性能好

塑料可制成透明包装材料，体现包装的可视性，也可通过着色、印刷等方法赋予包装精美的图案、鲜艳的色彩，提高商品的展示效果，从而树立商品形象，促进销售。

（5）化学稳定性较好

塑料对一般的酸、碱、盐及油脂有较好的耐腐蚀性，比金属材料和一些无机材料好得多，大多数塑料包装材料可达到食品包装的卫生安全性要求。

但是，塑料对于食品包装也存在着一些缺点。如易带静电而易造成材料表面污染和热封等操作困难；耐热性差，塑料一般都具有受热变形，甚至产生分解的问题，在使用中要注意其限制温度；某些材料还存在着卫生安全方面的问题。此外，塑料包装废弃物的回收和处理，对环境的影响还存在着较大的问题，因此也影响了塑料包装材料在某些食品包装领域的广泛应用。

塑料内的各种添加剂应与树脂有很好的相容性、稳定性、不相互影响其作用等特性，对用于食品包装的塑料，特别要求添加剂应是无味、无臭、无毒、不溶出的，以免影响包装食品的品质、风味和卫生安全性。

2. 塑料的分类

塑料的品种很多，分类方法也很多，通常按塑料在加热、冷却时呈现的性质不同，把塑料分为热塑性塑料和热固性塑料两类。

(1) 热塑性塑料

主要以聚合物树脂为基料，加入少量添加剂而制成。这类塑料的特点是受热软化，冷却即变硬，加热、冷却可重复多次，其性能基本不变。我们日常生活中使用的大部分塑料属于这个范畴。其优点是成型加工简单，包装性能良好，废料可回收再利用；缺点是刚性低，耐热性不高。包装上常用的有聚乙烯、聚丙烯、聚氯乙烯等。

(2) 热固性塑料

热固性塑料是指在受热或其他条件下能固化或具有不溶（熔）特性的塑料。主要以缩降树脂为基料，加入填料、固化剂及其他一些添加剂而构成，在一定温度下经一定时间固化后再加热不会软化，温度过高则将其分解破坏。热固性塑料具有耐热性高，刚硬，不溶，不熔等特性；缺点是性脆，成型加工效率低，废弃物不能回收再利用。包装常用的有氨基塑料和酚醛塑料等。

(二) 常用的包装塑料

1. 聚乙烯(PE)

聚乙烯是乙烯单体经聚合制得的一种的热塑性树脂。本身无臭、无毒、手感似蜡，具有优良的耐低温性能（最低使用温度可达 $-100 \sim -70℃$），化学稳定性好，能耐大多数酸碱的侵蚀，常温下不溶于一般溶剂，吸水性小，电绝缘性能优良。

(1) 聚乙烯的主要包装特性

1) 阻透、阻湿性能好。其透湿系数在常用包装塑料中最低，但具有一定的透气性，O_2、CO_2 等透过率较大。

2) 化学稳定性良好。常温下与一般酸、碱不起作用，在有机溶剂中不溶解，但可能溶胀，耐油性差。

3) 有一定的抗拉强度和撕裂强度，柔韧性好，适合高速自动化操作；耐低温性能好，能耐 $-100℃$ 的低温，适应食品冷藏和冷冻需要。但耐高温性能差，不能用于高温杀菌食品的包装，也不能随食品进行高温蒸煮。

4) 由于其透明度、光泽度不高，故印刷性差。

5) 加工成型方便，制品灵活多样。

6) 聚乙烯树脂无毒，添加剂剂量极少。因此，它是一种卫生、安全性好的包装材料，可直接接触食品。

(2) 聚乙烯的主要品种、性能特点及应用

1) 高压低密度聚乙烯(LDPE)：机械强度低，阻气阻油性差，但其延伸性、抗撕裂性和耐冲击性好，透明度较高，热封性和加工性能好。主要制成薄膜，用于较低要求

的食品和有防潮要求的干燥食品。因其透气性好，可用于生鲜果蔬的保鲜包装，也可用于冷冻食品包装。经拉伸处理后可用于热收缩包装。由于高压低密度聚乙烯热封性、卫生安全性好，价格又便宜，常用作复合材料的热封层，大量应用于各类食品的包装，不适合包装保持香味的食品。

2）低压高密度聚乙烯（HDPE）：阻隔性和强度均比较高，耐热性也高，长期使用时可耐100℃高温，但柔韧性、透明性、热加工性等性能比高压低密度聚乙烯有所下降。同样可以制成薄膜对食品进行包装。在相同包装强度要求下，使用低压高密度聚乙烯要比高压低密度聚乙烯节省原材料。因为其耐高温性较好，所以也可作为复合膜的热封层，用于高温杀菌要求的食品的包装。

3）线型低密度聚乙烯（LLDPE）：具有比LDPE更好的强度性能，更好的抗拉强度，柔韧性又比低压高密度聚乙烯好，加工性能也比较好，可不加入增塑剂吹塑成型。线型低密度聚乙烯主要制成薄膜，常用于包装肉类、冷冻食品和奶制品，其阻气性差，不能用于有长时间保质要求的食品。为改善这一性能，现在多采用线型低密度聚乙烯与丁基橡胶共混来提高其阻隔性，这种改性的聚乙烯产品在食品包装上有较好的应用前景。

2. 聚丙烯（PP）

聚丙烯塑料的主要成分是聚丙烯树脂，其分子成线性结构。聚丙烯与聚乙烯相似，是白色蜡状材料，但较聚乙烯轻，是最轻的塑料品种之一。其主要包装特性表现为：阻隔性比聚乙烯好，机械力学性能较好，尤其是其抗弯强度较高，化学稳定性良好，耐高温性好，可在100~120℃范围内长期使用，成型加工性能良好，光泽度高，透明性好，卫生安全性高，但其阻气性、耐低温性及印刷性差。

聚丙烯主要制成薄膜材料来包装食品。其阻湿性、耐水性比玻璃纸好，透明度、光泽度及耐撕裂度与玻璃纸相仿，印刷装潢效果比玻璃纸差，但成本较低。故可用作糖果、点心的扭结包装，还可以制成热收缩膜进行热收缩包装。另外，还可用聚丙烯制造容器，注塑成型的轻壁聚丙烯瓶外观与玻璃瓶完全一样，乳白色，质量非常轻，但其抗破碎能力比玻璃瓶大得多。

3. 聚氯乙烯（PVC）

聚氯乙烯塑料以聚氯乙烯树脂为主体，加入增塑剂、稳定剂等添加剂混合而成。聚氯乙烯塑料具有难燃、耐酸、耐碱、耐水、耐化学药品及电绝缘性的特点。

聚氯乙烯的主要优点是：绝对的感官惰性和很低的气味物质透过率，透明度、延伸率、刚性、韧性、抗撕裂强度和抗继续撕裂强度很好，氧气透过率较低。聚氯乙烯薄膜对湿气不敏感，既可像玻璃一样无色透明，又可用色素染色，而且印刷性、密封性良好。聚氯乙烯容器大量用于含脂肪食品、食用油和矿泉水等的包装。

作为硬质塑料应用的聚氯乙烯主要缺点是加工性、热稳定性和抗冲击性差。作为软质塑料应用的聚氯乙烯主要缺点是卫生安全性差。塑料中添加的增塑剂在使用中易发生挥发、迁移、抽出等现象，一般不用于直接接触食品的包装。

4. 聚偏二氯乙烯(PVDC)

聚偏二氯乙烯塑料由聚偏二氯乙烯树脂和少量增塑剂和稳定剂制成。其优点如下：

（1）在目前所有的包装塑料中，聚偏二氯乙烯对水蒸气、脂肪和气味物质密封性能最好，阻气性接近于金属；

（2）耐热、耐寒性好，可用于蒸煮袋食品和冷冻食品的包装；

（3）透明性和光泽度好，黏结和熔合性能好，耐冲击，在高温收缩时有适度弹性延伸，韧性和柔性都很好，耐磨，表面硬而光滑；

（4）有良好的自黏性和熔黏性；

（5）不受酸、碱、有机溶剂侵蚀。

其缺点是：易穿孔和产生小裂纹，挺力小，对包装机械的适应性差。

聚偏二氯乙烯膜是一种高阻隔性包装材料，其成型加工困难，价格较高。除单独用于包装食品外，还常用于与其他材料复合制成高性能复合包装材料。另外，可作复合材料的黏合剂，或溶于溶剂制成涂料，涂覆在其他薄膜材料或容器表面，可显著提高阻隔性能，适用于长期保存的食品包装。如常见的人造肠衣材料。

5. 聚酰胺(PA)

聚酰胺统称尼龙，是乳白色或微黄色不透明粒状或粉状物。在食品包装上使用的主要是 PA 薄膜类制品。PA 的阻气性优良，吸水性强，化学稳定性良好，聚酰胺抗拉强度较大，抗冲击强度比其他塑料明显高出很多；耐高温、低温性能优良；成型加工性较好，卫生安全性好，但阻湿性差，热封性不良，一般常用其复合材料。可用于罐头和饮料的包装，也可用于畜肉类制品的高温蒸煮包装和深度冷冻包装。

（三）塑料包装材料的卫生

选用塑料包装材料时，要满足食品包装的基本要求。《中华人民共和国食品卫生法》规定"凡生产塑料食具、容器、包装材料所使用的助剂应符合食品容器、包装材料用助剂使用卫生要求"，"凡加工塑料食具、容器、食品包装材料，不得使用回收塑料。食品用塑料制品必须在明显处印上'食品用'字样"。

1. 塑料包装材料的卫生安全性极其主要评价指标

塑料用于食品包装的卫生安全性及其重要，主要包括无毒性、耐腐蚀性、防有害物质渗透性和防生物侵入性等。

（1）无毒性

塑料由于其成分组成、材料制造、成型加工以及与之相接触的食品之间的相互关系等原因，存在着残留有毒单体或催化剂、有毒添加剂及分解老化产生的有毒物质等的溶出和污染食品的不安全问题。目前都采用模拟溶媒溶出试验来测定塑料包装材料中有毒、有害物质的溶出量，并进行毒性试验，由此获得对材料无毒性的评价，以确定保障人体安全的有毒有害物质极限溶出量和某些塑料材料的使用限制条件。溶出试验方法及条件按国家的有关法规或标准进行。

（2）抗生物侵入性

塑料包装材料无缺口、孔隙缺陷时，其材料本身一般可以抵抗环境微生物的侵入渗透。但是要完全抵抗昆虫、鼠等的侵入较困难，因为抗生物侵入的能力与材料的强度有关。而塑料的强度比金属、玻璃低得多。有必要对材料进行虫害的侵害率或入侵率试验，为食品包装的选材及包装要求提供依据。

昆虫对包装材料的侵害率是指用一定厚度的材料制成的容器内装食品后密封，该包装食品在存放环境中放至被昆虫侵入包装时所经过的平均周数。入侵率是指用一定厚度材料制成的容器内装食品后密封，该包装食品在存放环境中存放时每周内侵入包装的昆虫个数。包装材料的侵害率数值越大或入侵率数值越小，则表示其抗生物侵入性能越好。

2. 食品包装用塑料的卫生性

塑料作为现代食品包装材料，发展很快，令人瞩目。其重量轻、运输销售方便、化学稳定性好、易于加工、装饰效果好、具有良好的食品保护作用。因而，塑料制品及复合包装材料占有举足轻重的地位。从理论上讲，单体经过聚合后一般性质稳定，是无毒的。但是某些塑料为了改善性能加入了增塑剂和防老化剂等，这些添加剂往往有毒，所以使用塑料作食品包装仍应十分谨慎。

（1）塑料、树脂的卫生

用于包装的大多数塑料、树脂是无毒的，但他们的单体分子却大多有毒性，且有的毒性相当大。当塑料、树脂中残留有单体分子时，用于食品包装即有了卫生安全问题。

聚氯乙烯、聚偏二氯乙烯中的残存单体氯乙烯，是一种致癌物质，长期大量接触有致突变性、致畸变性与致癌性，因此食品包装用聚氯乙烯、聚偏二氯乙烯塑料制品，其中的氯乙烯单体含量，应控制在百万分之一以下，方能保证其卫生安全性；苯乙烯单体，可引起头痛、乏力、恶心、食欲减退、腹胀、忧郁、健忘、指颤等慢性中毒，因此食品包装用聚苯乙烯树脂，苯乙烯单体的含量应控制在0.5%以下。又如聚碳酸酯中残存的以及成型过程中产生的酚类物质双酚A，具有类激素作用，可能危害人体健康，特别是可能导致小孩生殖系统和大脑发育失常，因此要求食品包装用聚碳酸酯中的双酚A的含量，必须低于千万分之五，且对婴幼儿等特殊人群的专用品——奶瓶，中国与日本等国，均已明确禁止使用。

（2）增塑剂的卫生

在所有改善塑料食品包装材料性能的添加剂中，增塑剂的卫生安全性备受关注，特别是邻苯二甲酸酯类增塑剂。这类化合物因能增大产品的可塑性和柔韧性而广泛地应用于日常生活中。它具有种类多、难以降解、生物富集性强的特点，是一类具有雌激素功能的化学物质，已被证明对人体具有生殖和发育毒性、诱变性和致癌性等。

（3）稳定剂的卫生

稳定剂是除增塑剂外塑料制品中用得最多的添加剂，其中使用较多的是热稳定剂和光稳定剂。这是因为绝大多数合成高分子材料在使用环境下，都会因受到各种环境因素如热、光、氧、水分、微生物等的作用而遭到破坏，丧失物理机械性能，使其失去使用价值，尤其以光和热的损害为重。热稳定剂常用的主要品种有铅盐类、有机锡、金属皂类、复合稳定剂和有机助剂等。但这几类稳定剂由于毒性大而都不能用于食品包装用塑料。

(4) 着色剂和油墨的卫生

塑料着色或油墨印刷是塑料包装制品常用的加工处理，当用于包装食品时，必然会带来卫生安全问题。大多数着色剂都有不同程度的毒性，有的还有强致癌性。另外，油墨中存在重金属（铅、镉、汞、铬等）、苯胺或稠环化合物等物质，这些有毒有害的化学物质能够通过塑料薄膜迁移到内包装的食品中，从而产生危害，如重金属中的铅会阻碍儿童的身体发育和智力发育，汞对人体的神经、消化、内分泌系统和肾脏会产生危害作用，特别是对胎儿和婴儿危害更大，它还会损害人脑导致死亡。苯胺类或稠环类染料则是明显的致癌物质，对人体的健康威胁很大。因此，对于这类物质的检测和监管必须加强。

(5) 其他塑料添加剂的卫生

润滑剂、发泡剂等也可能有一定的毒性。

综上所述，食品包装材料本身所含有的有毒有害物质及其迁移是导致塑料食品包装物安全问题的主要因素。目前，世界各国政府和消费者越来越重视食品接触材料，包括食品容器、器具和包装材料的卫生安全问题，也制订了越来越严格的卫生限量标准。目前我国对于食品塑料包装的监管还只是简单检测其蒸发残渣、高锰酸钾耗氧量和脱色实验等简单的卫生安全指标，相对于当前暴露的残留单体和添加剂迁移、溶剂迁移、阻隔性差、回收滥用等严重问题，这些工作是远远不够的。因此，目前必须继续加大对塑料食品包装材料安全性的重视，加大科研投入和标准的制定工作，尽早解决这些有毒有害物质的迁移问题和检测工作，确保塑料食品包装材料的安全性。

四、复合包装材料的卫生要求

食品包装对包装材料保护性能的要求是多方面的，单一包装材料不可能具备包装材料应有的全部性能，不能满足所有食品的包装要求。若再考虑印刷油墨的迁移、有害成分对食品的污染、食品与包装材料间的相互作用等，单层材料已远远不能满足包装要求，因而拥有多种综合性能的复合材料便产生了。复合包装材料，是在微观结构上遵循扬长避短的结合，发挥所组成物质的优点，扩大使用范围、提高经济效益，使之成为一种更实用、更完备的包装材料。因此，复合包装材料比任何单一传统包装材料的性能要优越得多。

常见的复合包装材料有玻璃纸/塑料、纸/塑料、塑料/塑料、纸/金属箔、塑料/金属箔、玻璃纸/塑料/金属箔等。

(一) 一般性能与特点

复合包装材料的性质既有共通性又有特殊性。当然，这与复合结构的组成有很密切的关系。从原则上讲，作为复合包装材料起码应具有以下性能。

1. 保护性

应有足够的机械强度，包括拉伸强度、防破裂强度、耐折强度等。另外，还有防水性、防寒性、密封性以及避光性、耐湿性、耐油性、绝缘性等。

2. 操作性

既方便包装作业，又能适应机械化操作，不打滑、不带静电、抗卷翘，耐隔离性好，有折痕保持性。

3. 商品性

适宜印刷，利于流通。

4. 卫生安全性

无臭、无毒、污染少。复合包装材料本身要清洁，不能含有危害人体健康的化学成分。

(二) 对食品安全的影响

复合薄膜对人体健康的影响主要是黏合剂的选择使用，聚氨酯型黏合剂是较为常见的一种黏合剂。由于这种黏合剂含有甲苯二异氰酸酯(TDI)，在加热的情况下常会使其迁移至食品中并水解生成具有致癌性的2,4-氨基甲苯(TDA)，而危害人的健康安全。另外，各种复合包装原材料本身所含有的有毒有害物质也可能对包装食品造成污染。所以在选用制作食品复合材料的原料时一定要选用符合食品卫生安全要求标准的型号。

(三) 卫生标准

《复合食品包装袋卫生标准》适用于由纸、塑料薄膜或铝箔经黏合剂(聚氨酯和改性聚丙烯)复合而成的食品包装袋，包括蒸煮袋和普通复合袋。

(1) 理化指标要求：甲苯二胺含量≤0.004mg/L。(4%乙酸浸泡，浸泡条件：①使用温度包括杀菌温度在60~120℃的复合袋为120℃，40min；②使用温度<60℃的复合袋为60℃，2h)。

(2) 外观要求：应平整，无皱纹，封边良好。不得有裂纹、孔隙和复合层分离。

(3) 袋装浸泡液：不得有异味、异臭，混浊和脱色现象。

第三节 食品包装材料的卫生安全性评价

一、工艺及配方的审查

重点审查从各种食品包装材料中有关原材料的合成工艺中有无产生有毒物质的可能，在配方中必须使用国家规定允许使用或无毒的材料，并考虑各种材料互相配合时的增毒作用。

二、卫生测试

食品包装材料的卫生测试要根据不同性质的材料和用途来确定测试项目。

国外大部分采用模拟食品的溶剂来浸泡，然后取浸泡液测试。模拟食品的溶剂有水

(代表中性食品及饮料), 醋酸(2%~4%, 代表酸性食品及饮料), 乙醇(8%~60%, 浓度代表酒类及含醇饮料)及正己烷或正庚烷(代表油脂类食品)。浸泡条件则要根据食品包装材料的使用条件来定, 温度有常温、60℃或煮沸, 浸泡时间可从30min~24h, 必要时可增加至数天或数月。在浸泡液中可测定可能迁移出的各种物质。

三、毒性试验

食品包装材料、容器的毒性试验可选择配方中的有关物质, 配制后的涂料、涂制后的涂膜粉或涂膜经浸泡后的浸泡液做实验, 根据毒性试验的结果进行选择。

四、履行卫生标准

原材料卫生标准有《食品包装用聚乙烯树脂的卫生标准》(GB9691—1988)、《食品包装用聚苯乙烯树脂的卫生标准》(GB9692—1988)和《食品包装用聚丙烯树脂的卫生标准》(GB9693—1988)等。

成型品方面的卫生标准有《食品包装用聚乙烯树脂成型品卫生标准》(GB9687—1988)《食品包装用聚苯乙烯树脂成型品卫生标准》(GB9688—1988)《食品包装用聚丙烯树脂成型品卫生标准》(GB9689—1988)和《复合食品包装袋卫生标准》(GB9683—1988)等。

扩展阅读: 您使用的一次性餐具合格吗?

饭后剩菜打包, 这已经成为大家很习惯的事情, 而这个司空见惯的举动, 也带出了一个巨大的市场。我国每年大约要消耗掉150亿个一次性餐盒, 而这其中有一半不合格, 一些伪劣的餐盒, 甚至被冠以毒饭盒的称呼。

早在2006年9月1日, 国家质检总局正式启动了对食品用塑料包装、容器、工具等制品的市场准入制度, 对可降解一次性餐具产品也公布了质量安全认证, 简称"QS"认证, 可是4年多过去了, 一次性餐具产品的安全依然堪忧。2010年国际食品包装协会发布了涵盖一次性餐饮具的生产、销售、应用各环节的年度报告。报告中指出"一次性餐饮具行业存在十大隐忧问题"。

这十大隐忧问题有一半涉及一次性餐饮具生产时违规使用有毒有害原材料、添加剂、工业原料的问题。在激烈的竞争和利益的驱使下, 不法企业往往使用不合格原材料, 根本不顾消费者的健康安全。

市场上看到的纸杯有可能是回收的垃圾纸做的; 另外, 现在纸杯上面都覆上一层塑料膜, 有可能是用回收塑料喷涂的; 还有杯面印刷用的是含苯的油墨, 颜色非常的鲜亮, 但是这种苯非常容易残留, 饮用的时候对人体有危害; 而且在印刷的过程中会对生产车间的工人产生很大的危害。(文章来源安全急救网 www.aqjj120.com)

复习思考题

1. 塑料制品的卫生要求有哪些?
2. 金属容器的卫生要求有哪些?
3. 玻璃包装容器的缺点有哪些?
4. 常见的塑料包装材料有哪些?
5. 复合包装材料应具有哪些性能?

第六章　食物中毒及其预防

学海导航

(1) 掌握食物中毒的概念、分类及其特征；
(2) 了解食品中有毒有害物质的污染途径及其危害性；
(3) 熟悉各类食物中毒的原因及处理方法；
(4) 掌握食物中毒的预防措施。

第一节　食物中毒概述

一、食物中毒的概念与特点

食物中毒是指经口摄入正常数量可食状态的含有生物性、化学性的有毒、有害物质而引起的非传染性（不属于传染病）急性、亚急性疾病。人摄入了含有生物性、化学性的有毒有害物质后或把有毒有害物质当作食物摄入后所出现的而非传染性的急性或亚急性疾病，属于食源性疾病的范畴。食物中毒既不包括因暴饮暴食而引起的急性胃肠炎、食源性肠道传染病（如伤寒）和寄生虫病（如囊虫病），也不包括因一次大量或者长期少量摄入某些有毒有害物质而引起的以慢性毒性为主要特征（如致畸、致癌、致突变）的疾病。通常都是在不知情的情况下发生食物中毒。

（一）食物中毒的原因

正常情况下，一般食物并不具有毒性。食物产生毒性并引起食物中毒主要有以下几种原因。

（1）致病菌或其毒素污染，某些病原微生物污染食品并急剧繁殖，食品中存有大量活菌或产生大量毒素；

(2) 食品被已达急性中毒剂量的有毒化学物质污染（如农药残留的污染）；

(3) 外形与食物相似本身含有有毒成分的物质被误食（如毒蕈）；

(4) 食品本身含有有毒成分，而加工、烹调方法不当未能将其除去（如河豚、蟾蜍）；

(5) 食品贮存过程中，由于贮藏条件不当而产生了有毒物质（如马铃薯发芽产生的龙葵素）；

(6) 长期生存在有毒的环境下的动植物对毒素起着转移与富集的作用（如食入毒藻的海水鱼贝；采于有毒蜜源植物酿的蜂蜜）。

食品从生产加工直到销售食用的整个过程中，有很多因素可以使食品具有毒性。例如，使用未经检验的病死家畜的肉加工肉制品；使用掺假的牛乳加工奶粉；使用未经消毒的牛乳生产雪糕；使用不新鲜的鱼生产罐头都曾引起食物中毒；使用非食品原料——工业酒精（或甲醇）兑制的"配制酒"造成的甲醇中毒，也曾多次发生。使用不符合食品卫生要求的食品添加剂或加工助剂（含砷等有毒物质）也曾造成食物中毒。生产工艺、设备、容器和包装材料不符合卫生要求也可对食品造成污染而带毒。例如，熟肉制品加工制作时，生熟不分造成的交叉污染而引起食物中毒；采用生的棉籽油，毛油没有经过碱炼，从而引起棉酚中毒等。

综上所述，可能使食品产生毒性的有害物质多种多样，食品被污染的途径也异常复杂。因此，应十分重视，严加预防。

（二）食物中毒的特点

食物中毒常呈集体性爆发，其种类很多，病因也很复杂，一般情况下具有以下共同特点。

(1) 呈暴发性，潜伏期短，来势急剧，短时间内可能有多数人发病，发病曲线呈上升的趋势。

(2) 中毒病人一般具有相似的临床表现，常出现恶心、呕吐、腹痛、腹泻等消化道症状。

(3) 发病与食物有关，患者在近期内都食用过同样的食物，发病范围局限在食用该有毒食物的人群，停止食用该食物后很快停止，发病曲线在突然上升之后即突然呈下降趋势，无余波。

(4) 食物中毒患者对健康人不具传染性，一般无传染病流行时的余波。

(5) 食物中毒有明显的季节性。食物中毒一年四季均可发生，但是具有明显的季节性发生的特点，尤其是细菌性食物中毒，主要发生在5~10月，其中以6~8月炎热的季节更为多见。非细菌性食物中毒大多数为误食偶然发生，而其中有一些植物天然毒素引起的中毒如苦杏仁、毒蘑菇等，也具有明显的季节性的特点。

(6) 具有地区性特点，和各地的食物品种和饮食习惯有关。如副溶血性弧菌食物中毒及河豚中毒多见于沿海地区，木薯中毒主要发生在广东、广西等南方地区。

二、食物中毒的分类

一般多按照病原物质的不同,将食物中毒分为以下几类。

(一) 细菌性食物中毒

细菌性食物中毒是指因摄入被致病菌或其毒素污染的食物后发生的急性或亚急性疾病,是食物中毒最常见的一类,发病率较高,但病死率较低,有明显的季节性。根据发病机制的不同,又可分为如下3种类型。

1. 感染中毒型

感染中毒型(简称感染型)食物中毒,是由于食入含有大量活菌的食物而引起的。因此在食用前必须是食物被细菌污染后,有合适的温度和时间,使细菌得到适宜的繁殖条件而在食品中大量繁殖。常见的感染型食物中毒的病源有沙门菌属、致病性大肠菌属、变形杆菌属、副溶血性弧菌、肉毒梭状芽孢杆菌等。

2. 毒素中毒型

毒素中毒型(简称毒素型)是由于细菌污染食品后,在食品中大量繁殖,并产生大量毒素,人体随食物食入大量细菌外毒素而发生中毒。最常见的有蜡样芽孢杆菌、葡萄球菌肠毒素引起的食物中毒。

3. 混合中毒型

混合中毒型(简称混合型)是致病菌与其产生的毒素协同作用的结果,因此称为混合型,如副溶血性弧菌引起的食物中毒。

(二) 有毒的动植物中毒

有毒动植物中毒是指一些动植物本身含有某种天然有毒成分;或由于贮存条件不当形成某种有毒物质被人食用后引起的中毒。自然界中有毒的动植物种类很多,所含的有毒成分复杂,常见的有毒动植物品种有河豚中毒、含高组胺鱼类中毒、毒蕈中毒、含氰甙植物中毒、发芽马铃薯中毒、豆角中毒、生豆浆中毒等。

(三) 化学性食物中毒

化学性食物中毒是指健康人经口摄入了正常数量、在感官上无异常,但确含有某种或几种"化学性毒物"的食物,随食物进入体内的"化学性毒物"对机体组织器官发生异常作用,破坏了正常生理功能,引起功能性或器质性病理改变的急性中毒,称为化学性食物中毒。包括一些有毒金属及其化合物、农药等,常见的化学性食物中毒有有机磷引起的食物中毒、亚硝酸盐引起的食物中毒、砷化物引起的食物中毒等。

(四) 真菌毒素和霉变食品中毒

由于食入霉菌性有毒食品而引起的食物中毒。霉菌在谷物或其他食品中生长繁殖并产生有毒的代谢产物即霉菌毒素,人食用了这种含有毒性物质的食物即可发生食物中毒。霉菌毒素稳定性较高,用一般的烹调方法加热不能将其毒素破坏。

第二节 细菌性食物中毒

一、细菌性食物中毒概述

我国每年发生的细菌性食物中毒事件占食物中毒事件总数的30%~90%，中毒人数占食物中毒总人数的70%~90%。细菌性食物中毒发病率较高，但病死率低。细菌性食物中毒全年均可发生，但是在夏秋季节发生较多，主要是由于气温较高，微生物容易生长繁殖，而且在此时期内人体的防御机能往往有所下降，易感性增高。

（一）细菌性食物中毒发生的条件

（1）食物被致病菌污染

食品在生产、加工、运输、储藏、销售过程中与各种工具、容器以及操作者的手接触频繁，受到细菌污染的机会很多，常见的是生熟交叉污染，工具、容器食用前不清洗消毒，从业人员卫生习惯差，不注意操作卫生。熟食、饮料如放置时间过长或被苍蝇叮爬，也容易造成细菌污染。

（2）合适的温度

食品受到细菌污染后，要有适当的温度，细菌才能迅速生长、繁殖。一般细菌生长、繁殖、产毒的合适温度为25~40℃。在温、湿度合适的条件下，细菌繁殖很快，一般十几分钟就繁殖一次。当温度低于或高于最适温度时，细菌繁殖就会减慢或停止，但低温只能抑制或减慢细菌的繁殖速度，不能将其杀死。高温可将细菌杀死，温度超过60℃，持续30min，就能将一般细菌杀死。

（3）充足的水分

水分是细菌生长繁殖的必要条件，细菌本身的组成80%以上是水，它在吸收、排泄等代谢过程中，需要大量的水分，只有在水分充足的条件下细菌才能迅速繁殖。因此含水量高的食品受到细菌污染后，容易发生腐败变质。

（4）适当的时间

食品受到细菌污染而引起食物中毒，有一个时间过程。当繁殖到一定菌量，食用后就会引起食物中毒。而繁殖到中毒量需要一定的时间，这段时间的长短与温度、食品含水量和营养成分高低等因素有密切关系。通常情况下，熟食被污染后，在室温条件下放置3~4h，有的细菌就繁殖到中毒量。因此，加工熟食等直接入口食品，不要过早准备。

（二）细菌性食物中毒的特点

（1）季节性强，夏秋季节发病率较高

细菌性食物中毒全年均可发生，但高峰期多集中在气温较高的夏秋季节，通常4~5月开始发病，6~9月进入高峰期，12月到次年的3月发病明显减少。

(2) 病原食物集中

动物性食品是引起细菌性食物中毒的主要食品,其中肉类及其制品占据首位,其次为变质的禽肉,病死畜肉占第三位;鱼、奶、蛋亦占一定的比例。植物性食品如剩饭、米糕、米粉也会引起食物中毒。这是因为这些食品营养丰富、含水量大,易被细菌污染,并适合细菌生长,所以引发食物中毒的机会比较多。

(3) 发病率高,但病死率低

在各类的食物中毒中,细菌性食物中毒无论在发病起数还是发病人数上均居首位,中毒人数占全部食物中毒人数的70%~90%。虽然细菌性食物中毒的发病率较高,但是病死率明显低于其他种类的食物中毒。大多数细菌性食物中毒病程短、恢复快、愈后好、病死率低,且无后遗症。但李斯特菌、肉毒杆菌等引起的食物中毒病死率通常较高,为20%~100%。

(三) 细菌性食物中毒发生的原因

细菌性食物中毒的发生原因很复杂。实际上,一起食物中毒,往往是几方面的原因同时存在,只是某一原因发挥了主要作用。现将食物中毒发生的原因归纳为以下6个方面。

(1) 致病菌的污染

食品在生产、加工、运输、储藏、销售过程中受到致病性细菌的污染。腐败变质食品中含有大量的细菌,有的可能含有致病菌,因此吃腐败变质的食品,极易导致食物中毒的发生。

多数是轻度变质食品引起的食物中毒,严重腐败变质的食品,感官性状已明显异常,如发臭、变色、发酵、变酸、液体混浊等,容易识别,一般不会继续销售食用。轻度变质的食品因外观变化不明显,容易大意进食而引起食物中毒。

食品腐败变质是引起食物中毒的常见原因之一。因此,无论是动物性食品,还是植物性食品,一旦发现腐败变质,就不应食用。

(2) 致病菌大量繁殖或产生毒素

被致病菌污染的食物具有适宜的条件使致病菌大量的生长繁殖或产生毒素。

(3) 烹饪不当

食品在食用前未烧熟煮透或食品生熟交叉污染。一般生的食品多数带菌,经过烧熟,黏附在食品上的细菌可被杀死。因此,烧煮食品要充分加热,否则食品半生不熟,细菌没有全部被杀死,食后很容易引起食物中毒。食品未烧熟引起的食物中毒,常遇有以下几种情况:

1) 食品切块太大。肉类食品切块太大或鸡、鸭、鹅等家禽整只煮烧,由于这类食品导热性差,烧煮时热力受阻,如加热时间短,食品中心部位则不熟;或在烧煮时没有上下翻动,致使上层的食品未完全烧熟。

2) 贪图生嫩。有些人为贪图吃口嫩或为保持食品原有的色、香、味、形等特点,采用旺火快炒,怕加热时间太长变老,影响食品"质量",但旺火烧菜易出现半生半熟,尤其是上浆食品,涂在食品表面的蛋清、生粉遇热后凝结成一层膜,阻碍热力的穿透,致使食品中的细菌未被杀死,食后引起中毒。

3) 食品外焦里生。食品外焦里生引起食物中毒，多发生在油炸或烘烤食品中，如面裹黄鱼、大排骨、油炸肉圆等。这类食品外表涂有一层面糊，遇热后涂在食品表面结成一层硬膜，影响热力的穿透。侵染在食品深部的细菌，因细菌没有完全被杀死，食后也会引起中毒。

4) 烧煮时间太短。食品烧煮时间太短多发生在外购熟食或隔顿、隔夜食品，回烧时认为已经是熟食，加热时间短，未将污染在食品上的细菌杀死，食后发生中毒。另一种情况是怕顾客等菜时间太长，为了赶任务急于出菜，将未烧熟的食品供食用，导致食物中毒的发生。

(4) 食品从业人员带菌

食品从业人员如患有肠道传染病或者是带菌者，都能通过操作过程使食品受到致病菌的污染，引起食物中毒。

食品从业人员如携带细菌、病毒，其危险性极大，随时都有可能污染食品，引起消费者食物中毒或某种传染病的传播、流行。

食品从业人员带菌或携带病毒污染食品，往往是患了某种传染病，尚未出现临床症状和体征（如病毒性肝炎潜伏期间），但已向体外排菌或排毒。另一种情况是患病后未经彻底治疗，病愈后体内仍带细菌或病毒，并不断向体外排出细菌。还有一种情况是隐性带菌，其本人无任何症状或体征。

食品从业人员带菌对食品危害性较大的是《食品卫生法》规定的几种疾病。如肠道带菌通常为沙门菌、痢疾杆菌、伤寒杆菌和肝炎病毒等；皮肤渗出性或化脓性疾病带菌多为金黄色葡萄球菌。

(5) 食品保存不当

食品保存不当或保管不善，容易被苍蝇、老鼠、蟑螂等害虫叮爬和被尘埃污染。有些食品应该冷藏贮存的未及时冷藏或在常温下放置时间过长，会使细菌大量繁殖，食后可引起中毒。

食品保存不当引起食物中毒多发生在凉拌菜、冷盘菜和裱花蛋糕等食品，这类食品在加工、制作过程中，食品与刀、案板、揩布、手及其他工具、容器接触频繁，食品容易被污染。一旦污染上致病菌，在室温条件下只要放置 3~4h，食后就有可能发生食物中毒。食品保存不当，尤其放置时间过长是发生细菌性食物中毒常见的原因之一，甚至在严寒的冬季也会因此而发生食物中毒。

(6) 病死牲畜肉

牲畜患病时，细菌随血液进入机体组织，致使畜肉内含有大量的致病菌。调查发现，急宰猪肉中沙门菌检出率高达 60% 以上，因此，食病死牲畜的肉极易发生食物中毒或引起其他人畜共患疾病。

(四) 细菌性食物中毒的预防

根据传染途径和细菌的生物学特性，细菌性食物中毒的预防应在主要污染环节上采取相应的措施。

（1）食品新鲜

预防细菌性食物中毒，首先要注意食品质量，无论是食品原料或成品，都要求新鲜。通常讲的食品不新鲜，实际上是指由于细菌或其他微生物的作用使食品变质的一种现象。这种食品含有大量的细菌，有的含有致病菌，食后容易发生食物中毒。食品生产经营者对所生产经营的食品在每道工序上都要认真检查其是否新鲜、能否食用。对熟食等直接入口食品，如发现不新鲜，虽尚无明显腐败变质，也应当经过充分加热处理后再食用。不能加热处理的食品应改为他用或销毁。

对肉类、禽、蛋、奶、水产及其制品等易腐食品或食品原料，如发现不新鲜，则可以从加工方法等方面采取措施，如修割去掉不新鲜部分后，采用红烧、焖、烩等方法烧煮，经过充分加热，彻底杀死食品上的细菌后再食用。对易腐败变质的食品则不应食用，否则易引起食物中毒。

（2）加强卫生管理，防止细菌污染

食品加工过程中要严格遵守卫生操作的要求，对生产、加工、包装、储藏和加工环境等进行科学管理，将细菌污染的可能性降到最低。餐饮业也要强化卫生检疫和食品的卫生监督。

（3）控制细菌的繁殖

根据细菌生长条件，控制温度可以有效抑制细菌的繁殖。同时控制食物中的水分含量和酸度也能很好的控制细菌的生长。食物在常温下不要长时间存放。一般熟食品在10℃以上存放不要超过4h，带肉馅的食品在常温下不要超过2h。

（4）杀灭污染细菌

食品加工厂必须严格落实杀菌的温度与时间的工艺技术要求，保证达到产品的卫生要求。此外，食物在食用前一定要烧熟煮透，以杀灭污染的活菌；存放的食品在食用前都必须重新加热、蒸煮灭菌。

二、沙门菌属食物中毒

（一）病原菌

沙门菌属种类繁多，属肠杆菌科，目前至少有67种O抗原和2300个以上的血清型，是一群寄生于人和动物肠道的革兰氏阴性杆菌。其中引起食物中毒的主要有鼠伤寒沙门菌，猪霍乱沙门菌，肠炎沙门菌等。沙门菌进入肠道后大量繁殖，除使肠黏膜发炎外，大量活菌释放的内毒素，同时引起机体中毒。沙门菌属在20～37℃条件下迅速繁殖，在水中可存活2～3周，在冰中可存活1～2个月。沙门菌在100℃下可立即死亡，60℃经15～30min，55℃经1h可被杀灭，在食盐含量为12%～19%的咸肉中可生存75天。

（二）食物中毒的症状及发生原因

沙门菌食物中毒临床症状有5种类型，即胃肠炎型、类霍乱型、类伤寒型、类感冒型和败血症型，其中以胃肠炎型最为多见。共同特点如下：

（1）潜伏期一般为12～36h，短者6h，长者48～72h；

（2）中毒初期表现为头痛、恶心、食欲不振，以后出现呕吐、腹泻、腹痛、发热，重复者可引起痉挛、脱水、休克等；

（3）腹泻一日数次至40余次。

沙门菌食物中毒的临床表现是由活菌和内毒素的协同作用造成的，近年来发现鼠伤寒沙门菌能产生耐热性肠毒素而引起毒素型中毒。因此，沙门菌食物中毒可能具有细菌侵入和肠毒素两者混合型中毒的特性。

引起食物中毒的必要条件是食物中含有大量的活菌，少量细菌一般不会引起中毒。中毒的发生不仅与菌量有关，并且与菌型、毒力的强弱以及人类个体的抵抗力有关。一般随食物摄入10万至10亿个沙门菌才出现临床症状。在肠道内繁殖，破坏肠黏膜，并通过淋巴系统进入血液，出现菌血症，引起全身感染。释放出毒力较强的内毒素，内毒素和活菌共同侵害肠黏膜继续引起炎症，出现体温升高和急性胃肠症状。

（三）引起中毒的食品与污染的途径

沙门菌广泛分布于自然界，在人和动物中有广泛的宿主。沙门菌食物中毒多由动物性食品引起，特别是畜肉类及其制品，其次为禽肉、蛋、奶及其制品。

（1）家禽、家畜生前感染：即家禽、家畜在宰杀以前已经感染沙门菌。此种感染是肉类食品中沙门菌的主要来源。

（2）畜肉、禽肉的沙门菌污染：指在屠宰过程中或屠宰后至销售的各个环节中，水、土、容器等造成的污染。

（3）蛋类沙门菌的污染：蛋类沙门菌污染有两个途径，一是产蛋前的污染，即家禽患有某些疾病，生殖器官的杀菌作用减弱，来自肠道中的细菌可侵入卵黄部，使蛋液感染各种细菌；二是产蛋后的污染，即蛋从禽类的产道产出后因某种原因，蛋壳表面受到污染，沙门菌可通过气孔进入蛋内，在保存及加工不妥的情况下引起食物中毒。

（4）奶中沙门菌的污染：包括挤奶前和挤奶后的污染，患沙门菌病的奶中可能带菌，此为挤奶前污染；健康的乳牛的奶挤出后亦可受到病牛粪便或其他污物以及病原携带者(工作人员)造成的污染，此为挤奶后的污染。

（5）熟食品中的沙门菌的污染：熟食品中的沙门菌的污染主要是由生熟交叉污染及带菌的从业人员造成。

此外，水产品的沙门菌污染是水源污染所致。

（四）预防措施

（1）防止污染：不食用病死牲畜肉，加工冷荤熟肉一定要生熟分开。控制感染沙门菌的病畜肉类流入市场。

（2）高温杀灭细菌：烹调时肉块不宜过大，肉块深部温度须达到80℃以上，持续12min；禽蛋煮沸8min以上等。

（3）控制沙门菌繁殖：影响沙门菌繁殖的主要因素是温度和储藏时间。沙门菌繁殖的最适宜温度为37℃，但在20℃以上即能大量繁殖，因此低温冷藏食品控制在5℃以下，避光、隔氧效果更佳。

三、致病性大肠杆菌食物中毒

（一）病原菌

大肠杆菌是革兰氏阴性短杆菌，不产生芽孢，需氧或兼性厌氧，在 15～45℃、pH 4.3～5 均可生长，最适宜的生长温度为 37℃，最适宜的 pH 为 7.4～7.6。

大肠杆菌为肠道正常的菌群，一般不致病，因此大肠杆菌有致病性和非致病性之分。非致病性大肠杆菌是肠道正常菌丛，致病性大肠杆菌则能引起食物中毒。致病性大肠杆菌在形态、生化反应等方面与一般的大肠杆菌相似，很难以此将其鉴别开来，只能用血清型来鉴别。

大肠杆菌的抗原结构很复杂，一般分为菌体抗原（O 抗原）、鞭毛抗原（H 抗原）和荚膜抗原（K 抗原）。K 抗原又分 A、B、L 三类。致病性的 K 抗原主要为 B 抗原，少数为 L 抗原。大肠杆菌的 O 抗原、K 抗原、H 抗原组合成许多种血清型。本菌具有中等程度的抵抗力，且各菌型之间有一定差异。巴氏消毒法可杀死绝大多数菌，但耐热菌株可存活，对一般消毒药均敏感。

（二）食物中毒的症状

致病性大肠杆菌食物中毒的临床症状分为侵入型和毒素型两类。前者引起的腹泻与痢疾杆菌引起的痢疾相似，一般称为急性痢疾型；后者所引起的腹泻为胃肠炎型，一般称为急性胃肠炎型。

毒素型大肠杆菌产生的肠毒素，可分为耐热毒素（ST）和不耐热毒素（LT）。前者加热至 100℃经 30min 尚不被破坏，后者加热 60℃仅 1min 即被破坏。

（三）引起中毒的食品与污染的途径

致病性大肠杆菌的传染源是人和动物的粪便。自然界的土壤和水常因粪便的污染而成为次级的传染源。易被该菌污染的食品主要有肉类、水产品、豆制品、蔬菜及鲜乳等。

致病性大肠杆菌在室温下能存活数周，在土壤或水中存活可达数月。它可经过带菌人的手、食物、生活用品进行传播，也可经过空气或水源传播。带菌的食品由于加热不彻底或因生、熟交叉污染和熟后污染均可引起食物中毒。1996 年日本发生大规模由肠出血性大肠杆菌流行造成的食物中毒，中毒人数 9451 人，死亡 12 人，主要由一所小学午餐中的白萝卜芽引起，以后通过粪便污染、交叉感染传播开来，迅速扩展至全日本，令世界震惊。

（四）预防措施

（1）注意熟食存放环境的卫生，尤其要避免熟食直接或间接地与生食品接触。对于各种凉拌食用的食品要充分洗净，并且最好不要大量食用，以免摄入过量的活菌而引起中毒。

（2）不吃生的或加热不彻底的牛奶、肉等动物性食品；不吃不干净的水果、蔬菜；剩余的饭菜食用前要彻底的加热，以防止食物中毒的发生。

四、葡萄球菌食物中毒

(一) 病原体

葡萄球菌是革兰氏阳性兼性厌氧菌，细胞形态呈球形或卵圆形，无芽孢，无鞭毛，该菌不耐热，但能耐受干燥和低温。在 28~30℃、8h 生长良好，繁殖的最适温度为 37℃，最适 pH 为 7.4，在含 20%~30% 二氧化碳条件下有利于产生大量肠毒素。肠毒素(外毒素)是一种蛋白质，已知有 A~E 五种抗原型，A 型的毒力最强，食物中毒多由此型所致。该肠毒素耐热性强，在食品中一般烹调方法不能破坏，须经 100℃、2h 方可破坏。

引起食物中毒的葡萄球菌以金黄色葡萄球菌最为多见。近年的研究表明，50% 以上的金黄色葡萄球菌菌株在实验室条件下能够产生肠毒素。葡萄球菌食物中毒多发生在夏秋季节，其他季节也可发生。

(二) 食物中毒的症状及发生的原因

主要症状为急性胃肠炎，潜伏期短，一般为 2~5h，极少超过 6h。起病急骤，有恶心、呕吐、中上腹痛和腹泻，以呕吐最为显著。呕吐物可呈胆汁性，或含血及黏液。剧烈吐泻可导致虚脱、肌痉挛及严重失水等现象。体温大多正常或略高。一般在数小时至 1~2 天内迅速恢复。

随食物摄入活细菌而无葡萄球菌肠毒素不会引起食物中毒，只有摄入达中毒剂量的该菌肠毒素才会致病。肠毒素作用于胃肠黏膜，引起充血、水肿、甚至糜烂等炎症改变及水与电解质代谢紊乱，出现腹泻，同时刺激迷走神经的内脏分支而引起反射性呕吐。

(三) 引起中毒的食品及污染的途径

引起葡萄球菌肠毒素食物中毒的食品必须具备以下条件：
(1) 食物中含有大量产肠毒素的葡萄球菌；
(2) 污染后的食品放置于适合产毒的温度下；
(3) 有足够的潜伏期；
(4) 食物成分和性质适宜于细菌的生长繁殖和产毒。

引起食物中毒的食品主要为乳类及其制品、蛋及蛋制品、各类熟肉制品，其次为含有乳制品的冷冻食品，个别为含淀粉类食品。

葡萄球菌广泛地分布于自然界，如空气、土壤和水中皆可存在。其传染源主要是带菌人和动物。例如，患有化脓性皮肤病和疮疖或急性呼吸道感染以及口腔、鼻咽炎症等病人；患有乳房炎的乳牛的奶及其制品和带有化脓性感染的屠畜肉等，都可以引起食品的污染。

(四) 预防措施

预防葡萄球菌肠毒素食物中毒，应防止葡萄球菌的污染及其肠毒素的形成。具体措施如下。

(1) 防止葡萄球菌污染食物
1) 避免人为污染，定期对食品从业人员、饮食从业人员、保育员进行健康检查，对患有局部化脓性感染、上呼吸道感染者,应调换工作或彻底治愈后再恢复工作。

2)避免畜产品污染,应定期对牲畜进行兽医卫生检查,患病牲畜的奶禁止使用。挤奶过程要严格遵守卫生要求,避免人为污染。健康奶牛的奶在挤出后,除应防止葡萄球菌污染外,应迅速冷却至10℃以下,防止在较高温度下该菌的繁殖和毒素的形成。

(2)防止肠毒素的形成

在低温、通风良好的条件下储藏食物不仅可以防止葡萄球菌的生长繁殖,同时也可以防止毒素的形成。

五、其他致病细菌食物中毒

其他细菌性食物中毒及预防措施见表6-1。

表6-1 其他细菌性食物中毒

名称	污染源及污染途径	发病及中毒症状	预防措施
蜡样芽孢杆菌食物中毒	蜡样芽孢杆菌广泛存在于土壤、灰尘、腐草和空气中。肉类、奶类及其制品、米饭、蔬菜和水果可带有该菌。不洁净用具和容器可传播。熟食品在20℃下放置时间过长,可使该菌繁殖产生肠毒素而引起中毒	由于食物带有大量的活菌或其毒素,可引起呕吐、腹泻等胃肠炎;潜伏期0.5~6h,主要症状为恶心、呕吐、腹痛、头晕和全身无力。病程约为1d	加强卫生管理,防蝇、防鼠和防尘。熟食品不应放置时间过长,使用前应再次充分加热煮透
韦氏杆菌食物中毒	韦氏杆菌广泛存在于动物粪便、土壤、灰尘和污水中。大多数肉类、水产品带有该菌	食入大量活菌可致腹泻。潜伏期一般为3~20h,主要症状为腹泻、腹痛、大便水样或稀便,无脓血。重症休克、痉挛、意识障碍或肠出血性坏死等,病程1~4d	加强卫生管理,控制传染源,彻底杀灭病原菌,食品要在低温下保存,防止熟后污染
链球菌食物中毒	链球菌广泛存在于动物粪便、尘埃、水、奶类和人的口腔、鼻咽部。家畜、家禽患化脓性炎症时,可带有大量的链球菌。引起中毒的食品是熟肉和奶类食品	潜伏期一般为8~10h,主要症状是上腹部不适、恶心、呕吐、腹痛、腹泻,水样便、体温略高。病程1~3d	屠宰患化脓性疾病的牲畜时,要进行高温无害化处理。从业人员患感冒或化脓性皮肤病时,不得参加接触食品的工作
志贺菌属食物中毒	志贺菌在熟肉等熟食品上繁殖较快,熟食品放置时间较长,食前未经加热,食后可引起食物中毒。苍蝇能传播该菌	潜伏期一般为10~14h,主要症状为突发剧烈的腹痛、多次腹泻,初期为水样便,后带血样黏液。体温40℃,少数病人发生痉挛,重症者出现休克	夏秋季节应特别加强食品的卫生管理。对患细菌性痢疾或带菌者应暂时调离加工食品的工作

续表

名称	污染源及污染途径	发病及中毒症状	预防措施
结肠炎杆菌食物中毒	结肠炎杆菌在自然界分布较广,动物带菌率较高,该菌污染的食物和水能使人被感染	多发生于春、夏季,主要症状为发热、右下腹疼痛,有时腹泻,大便呈稀血水样	加强食品卫生管理,严格执行卫生制度
产气荚膜梭菌食物中毒	产气荚膜梭菌广泛存在于人和动物的粪便、土壤及下水道污水中,因此,食品受到污染的机会较多	产气荚膜梭菌食物中毒为感染型中毒,由于食入污染该菌的食品而发病,潜伏期为8~12h。主要症状是腹泻、腹痛。一般不呕吐,无发烧。病程一般为一周	烹调后的熟食品应尽快食用,熟食品放置后须在加热后食用
副溶血性弧菌食物中毒	副溶血性弧菌广泛存在于海水、海产品和海底沉积物中。海产鱼虾贝类是该菌的主要污染源。苍蝇也能传播该菌	潜伏期一般为11~18h,短者4~6h,潜伏期短者病情较重。主要症状为上腹部阵发性绞痛,继之腹泻,一般呈洗肉水样血便、脓血便。少数严重病人由于休克、昏迷而死亡	水产品应烧熟煮透,蒸煮时加热至100℃并持续30min。烹调后的食品应尽早吃完,食用前要回锅热透
肉毒梭状芽孢杆菌食物中毒	肉毒梭状芽孢杆菌广泛存在于土壤、江河湖海的淤泥沉积物、尘土和动物粪便中,其中土壤是重要的污染源。土壤表层的肉毒杆菌附着于农作物上,家畜、家禽、鸟类、昆虫也能传播肉毒杆菌	肉毒中毒是神经型食物中毒,潜伏期比其他细菌性食物中毒潜伏期长,一般12~48h。潜伏期越短,病死率越高;潜伏期越长,病程进展缓慢。本病主要症状是神经系统症状,以对称性颅神经损害的症状为特征,如视力模糊、眼帘下垂、傅氏、瞳孔散大、语言障碍、吞咽困难、呼吸困难,继续发展可由于呼吸麻痹引起呼吸功能性衰竭而死亡	食品加工过程中应当使用新鲜的原料,避免泥土的污染,加工时要烧熟煮透,加工后的熟食品应避免再污染
不凝集弧菌食物中毒	不凝集弧菌存在于淡水、淡咸水等中,特别是在0.4%~1%食盐浓度的水中分布广泛,夏季分布频度升高。生鲜鱼、贝类和饮用水作为污染源,容器、食具也可引起二次污染,该菌在冷冻和冷藏条件下仍可存活	主要症状是腹泻、水样便,有时伴有恶心、呕吐、腹疼、发烧等胃肠炎症状。有时还可引起胆囊炎、阑尾炎、肺炎、中耳炎等	严格加强卫生管理,防止熟食品放置时间过长

第三节　真菌毒素和霉变食物中毒

真菌毒素是真菌在食品或饲料里生长所产生的代谢产物，对人类和动物都有害。真菌毒素造成中毒的最早记载是11世纪欧洲的麦角中毒，这种中毒的临床症状曾在中世纪的圣像画中描述过。由于麦角菌的菌核中会形成有毒的生物碱，所以这种疾病至今仍称为麦角中毒。急性麦角中毒的症状是产生幻觉和肌肉痉挛，进而发展为四肢动脉的持续性变窄而发生坏死。当时已经知道，吃了用发霉的粮食做的面包会生病。这一广泛流行的中毒现象，在欧洲先被称为"灵火"，后来又被称为圣安东尼之火。造成较大社会影响的真菌毒素中毒事件有1913年俄罗斯东西伯利亚的食物中毒造成的白细胞缺乏病，1952年美国佐治亚州发生的动物急性致死性肝炎和1960年英国发生的火鸡X病。我国有20世纪50年代发生的马和牛的霉玉米中毒和甘薯黑斑病中毒、长江流域的赤霉病中毒、华南的霉甘蔗中毒等。真菌及其毒素与癌症的发生有密切的关系。癌症的高发地区与食物中带染真菌和存在真菌毒素有关。

一、赤霉病变中毒

麦类、玉米等谷物被镰刀菌菌种侵染引起的赤霉病是一种世界性病害，谷物赤霉病的流行除造成严重减产外，谷物中存留镰刀菌的有毒代谢产物，可引起人畜中毒。

（一）中毒的原因

赤霉病是麦类作物的一种流行性病害，尤以小麦受害最严重，多发生在抽穗期多雨、气候潮湿地区。赤霉病麦是禾谷镰刀菌侵害麦类的结果。病麦麦粒呈灰红色，谷皮皱缩，胚芽发红，组织松散易碎，含粉量少。禾谷镰刀菌在病麦中寄生和繁殖产生了有毒的代谢产物，即镰刀菌毒素。麦类赤霉病每年都会发生，我国麦类赤霉病每3~4年有一次大流行，每流行一次，就发生一次人畜食物中毒，一般多发生于麦收以后吃了受病害的新麦，也有因误食库存的赤霉病麦或霉玉米引起中毒的。

（二）中毒症状

赤霉病麦中毒潜伏期一般为数十分钟至半小时，长的可延至2~4h，主要症状有恶心、呕吐、腹痛、腹泻、头昏、头痛、嗜睡、流涎、乏力，少数病人有发烧、畏寒等，症状一般在一天左右，慢的一周左右自行消失，预后良好。个别严重者有呼吸、脉搏、体温及血压波动，四肢酸软，步态不稳，形似醉酒，故有的地方称为"醉谷病"。

（三）预防措施

预防赤霉病粮中毒的关键在于防止麦类、玉米等谷物受到霉菌的侵染和产毒。主要措施如下：

（1）加强田间和贮藏期的防菌措施，包括选用抗霉品种；降低田间水位，改善田间小气候；使用高效、低毒、低残留的杀菌剂；及时脱粒、晾晒，降低谷物水分含量至安全水分；贮存的粮食要勤翻晒，注意通风。

（2）制定粮食中赤霉病麦毒素的限量标准，加强粮食卫生管理。

（3）去除或减少粮食中病粒或毒素。可用比重分离法分离病粒或用稀释法使病粒的比例降低；此外由于毒素主要存在于表皮内，可用精碾法去除毒素。由于毒素对热稳定，一般烹调方法难以将其破坏，可用病麦发酵制成酱油或醋，达到去毒效果。

二、霉变甘蔗中毒

霉变甘蔗中毒是指食用了保存不当而霉变的甘蔗引起的急性食物中毒。常发于我国南方地区的初春季节。发病者多为儿童，且病情常较为严重，甚至危及生命。

（一）中毒的原因

甘蔗霉变主要是由于在不良的条件下经过冬季长期贮存，到次年春季出售过程中，微生物大量的繁殖。有的甘蔗收割时未完全成熟，含糖量低（约含17.76%），可能更有利于微生物生长繁殖而引起甘蔗霉变，食后即可发生中毒。北方地区霉变甘蔗中毒多发生于初春2~4月份。

引起中毒的霉变甘蔗，外皮失去了原有的紫黑色及其光泽，呈淡紫色或灰褐色；霉变甘蔗质软，瓤部比正常甘蔗色深，呈浅棕色，闻之有轻度霉味。从霉变甘蔗中可分离出真菌，称为甘蔗节菱孢霉。其毒素为3-硝基丙酸，是一种神经毒素，主要损害中枢神经系统。

（二）中毒的症状

该中毒潜伏期短，最短仅十几分钟，中毒症状最初为一时性消化道功能紊乱，恶心、呕吐、腹疼、腹泻、黑便，随后出现神经系统症状，如头昏、头疼、眼黑和复视。重者可出现阵发性抽搐；抽搐时四肢强直、屈曲内旋，手呈鸡爪状，眼球向上偏向凝视，瞳孔散大，继而进入昏迷。患者可死于呼吸衰竭，幸存者则留下严重的神经系统后遗症，导致终生残废。

（三）预防措施

目前尚无特殊治疗，在发生中毒后尽快洗胃、灌肠以排除毒物，并对症治疗。预防措施如下：

（1）甘蔗必须成熟后收割，因不成熟的甘蔗容易霉变；

（2）甘蔗应随割随卖，不要存放；

（3）甘蔗在贮存过程中应防止霉变，存放时间不要过长，并定期对甘蔗进行感官检查，已霉变的甘蔗禁止出售；

（4）加强预防甘蔗霉变中毒的宣传教育工作，引起人们对霉变甘蔗中毒的重视。

三、霉变甘薯中毒

（一）中毒的原因

甘薯（又名红薯、甜薯、地瓜等）由于贮藏不当，可因霉菌作用而引起表面出现黑褐色斑块，变苦、变硬等，称为黑斑病，食用黑斑病甘薯可引起人畜中毒。造成霉变甘薯中毒是由于茄病腐皮镰刀菌或甘薯长喙壳菌的污染以及由此而产生的毒素。

引起霉变甘薯中毒的毒素主要是甘薯酮、甘薯醇、甘薯宁等。毒素耐热性较强,因此生食或熟食霉变甘薯均可引起中毒。毒素在中性环境下很稳定,但遇到酸、碱都能被破坏。

(二) 中毒症状

轻者恶心、呕吐、腹痛、腹泻,并有头晕、头痛;重者同时出现痉挛、嗜睡、昏迷、瞳孔散大,3~4日后体温升高,严重者可导致死亡。

(三) 预防措施

(1) 做好甘薯的贮藏工作,防止薯皮破损而受病菌污染,注意贮存条件防止霉变;

(2) 经常检查贮藏的甘薯,如发现有褐色或黑色斑点,应及时选出,防止病菌扩散;

(3) 已发生黑斑病的甘薯,不论生熟都不能食用,但可做工业酒精的原料。

四、其他真菌毒素和霉变食物中毒

其他真菌毒素和霉变食物中毒见表6-2。

表6-2 其他真菌毒素和霉变食物中毒

中毒名称	中毒原因	中毒症状	预防措施
麦角中毒	麦角生物碱(麦角碱、麦角胺、麦碱等)混入面粉后,随食品进入人体而造成中毒	急性中毒可见胃肠炎症状,皮肤刺痒、头晕、感觉迟钝、语言不清、神经系统失调,有时会死亡	用机械发法或用25%食盐水浮洗去除粮谷中麦角;谷物及面粉中检验麦角含量是否符合标准规定
霉变花生米中毒	黄曲霉毒素引起中毒	肝脏病变,肝细胞变性、坏死;致癌	不食用发黄、霉变的花生米等食物及食用油
霉变凉粉中毒	淀粉受紫青霉污染而引发中毒	恶心、呕吐、腹胀、腹痛、抽搐及呼吸困难,重者昏迷、休克,甚至死亡	粉块需妥善保存,特别是在夏秋季节要预防霉变,不食用霉变的凉粉
黄变米中毒	大米主要被青霉属和曲霉属污染而发生霉变,使米色变黄	肝坏死,肝昏迷而死亡	稻谷熟后及时收割、脱粒和晾晒,防止发热、霉变;保持良好的储藏环境,防止霉变产毒;黄曲霉毒素含量超过国家标准的黄变米中,坚决不允许食用

第四节　化学性食物中毒

化学性食物中毒是指健康人经口摄入了正常数量，在感官上无异常，但确含有某种或几种"化学性毒物"的食物，随食物进入体内的"化学性毒物"对机体组织、器官发生异常作用，破坏了正常生理功能，引起功能性或器质性病理改变的急性中毒。常见的化学性食物中毒有有机磷、亚硝酸盐、砷化物引起的食物中毒等，发生偶然，但后果较严重。

一、砷及砷化物中毒

（一）中毒的原因

砷及其化合物多做农药（杀虫药）、灭鼠药、兽药和医药之用。剧毒类：包括三氧化二砷、砷酸钠、亚砷酸钠、砷酸钙、亚砷酸等。强毒类：包括砷酸铅（酸式砷酸铅）等。无机砷化物中以三氧化二砷的毒性最强。三氧化二砷（As_2O_3，俗称砒霜）为白色粉末，易溶于水，溶解后变为亚砷酸。牛口服致死量为15~30g。牛中毒往往是由于误食被污染的饲料和鼠药引起。

引起砷食物中毒的原因主要有：

（1）误把砒霜当成碱面、食盐或淀粉，或误食含砷农药拌的种粮；

（2）滥用含砷杀虫剂喷洒果树及蔬菜，造成蔬菜水果残留量过高，喷药后不洗手而进食；

（3）盛放过砷化物的容器用来盛装食品造成污染；

（4）食品工业用原料或添加剂中含砷量过高。如滥用含砷过高的色素，或使用含砷过高的盐酸、碱等加工助剂。

（二）中毒症状

潜伏期短，仅十数分钟至数小时。开始口腔有金属味，口咽部及食道有灼烧感。继有恶心、剧烈呕吐和腹痛、腹泻。可出现严重脱水和电解质失衡、排肠肌痉挛、体温下降、四肢发冷、血压下降，甚至休克。重症患者，可出现神经系统症状，有剧烈头痛、头昏、烦躁不安、惊厥、昏迷等。当肾脏损害时，可出现尿闭、蛋白尿、血尿、尿中毒，还可造成肝脏、心肌损害，砷化物中毒还可严重地引起皮肤黏膜的损伤。

（三）预防措施

（1）严格保管农药，实行专人专管、领用登记，砷化物农药必须染成易识别的颜色。包装上标明"有害"字样，禁止与食物一起存放、混运。

（2）使用含砷农药拌种的容器、用具必须专用并做明显标记；含砷农药用于水果、蔬菜时，应遵守安全间隔期；砷中毒的家畜禽，应深埋销毁，严禁食用。

（3）食品工业所用含砷原料，含砷量不得超过国家标准。

（4）严禁用加工食品的磨、碾子等工器具加工砷制剂。

(5) 饮雄黄酒(雄黄的主要成分是二硫二砷)应慎防砷中毒。

二、亚硝酸盐中毒

(一) 中毒的原因

食入含大量亚硝酸盐蔬菜，一般是叶菜类，如小白菜、芹菜、韭菜、甜菜叶、萝卜叶、莴苣含有较多的硝酸盐，若这些蔬菜贮存时间长，一旦开始腐烂，亚硝酸盐含量就会明显增高。蔬菜腐烂越重，亚硝酸盐增高就更明显。

新腌制的蔬菜，在腌制2~4天后亚硝酸盐含量增高，7~8天达到最高，至9天后开始下降。同时与食盐浓度及腌制的温度也有一定关系。如5%浓度的食盐在37℃左右时所产生亚硝酸盐浓度最高，而15%盐水则无明显变化。因此，腌制蔬菜在8天以内，食盐浓度在15%以下时，易引起亚硝酸盐中毒。变质腌菜中亚硝酸盐含量最高。

烹调后的熟菜放在不洁的容器中，存放过久，在硝酸盐还原菌的作用下，熟菜中的硝酸盐被还原成亚硝酸盐。

在一个时期内，集中吃大量叶菜类蔬菜，如菠菜、小白菜(未腐败变质)，但当消化功能紊乱，胃酸浓度低下时，大量食用硝酸盐含量较高的蔬菜，且肠内硝酸盐还原菌大量繁殖，致使胃肠道内亚硝酸盐产生速度加快，体内又不能及时的将大量的亚硝酸盐分解成氨，这时亚硝酸盐大量吸收入血而引起中毒，常称为肠原性青紫。

某些地区的井水中也含有较多的硝酸盐及亚硝酸盐(一般称苦井水)。使用这些水煮饭(粥)，存放不当，时间过久，也会引起中毒。其他如奶制品、腌制品若加工过程处理不当，均能造成中毒。

亚硝酸盐中毒量为0.2~0.5g，致死量为3g。

(二) 中毒的症状

亚硝酸盐中毒潜伏期短，一般为数十分钟或1~3h，症状以紫绀为主。皮肤黏膜、口唇、指甲下最明显，除紫绀外，并有头痛、头晕、心率加快、恶心、呕吐、腹痛、腹泻、烦躁不安。严重者有心律不齐、昏迷或惊厥，常死于呼吸衰竭。中毒的特效解毒剂为美兰。

(三) 预防措施

(1) 蔬菜应妥善保存，防止腐烂，不吃腐烂的蔬菜；
(2) 食剩的熟菜不可在高温下存放长时间后再食用；
(3) 勿食大量刚腌的菜，腌菜时盐应多放，至少腌至15天以上再食用；但现泡的菜，最好马上就吃，不能存放过久，腌菜时选用新鲜菜；
(4) 不要在短时间内吃大量叶菜类蔬菜，或先用开水煮5min，弃汤后再烹调；
(5) 肉制品中硝酸盐和亚硝酸盐用量要严格按国家卫生标准规定，不可多加；苦井水勿用于煮粥，尤其勿存放过夜；
(6) 防止错把亚硝酸盐当食盐或碱面使用。

三、有机磷农药中毒

农药的种类繁多,全世界农药实际生产和使用的品种有 500 多种,我国有 80 多种。农药对防止作物的病、虫、杂草危害以及控制人畜传染病都起着重要的作用。但是广泛大量的使用、存放、运输、保管不当而污染食物引起中毒的事例屡见不鲜,此外也有因误食而中毒的。

1984 年我国停止使用有机氯农药以后,有机磷农药上升为最主要的一类农药,占全部农药用量的 80%~90%,因此其在农药引起的食物中毒中也占有较大的比例。

(一) 中毒的原因

有机磷农药可因食入、吸入或经皮肤吸收而中毒。小儿中毒原因多为误食被有机磷农药污染的食物(包括瓜果、蔬菜、乳品、粮食以及被毒死的禽畜、水产品),误用沾染农药的玩具或农药容器;不恰当地使用有机磷农药杀灭蚊、蝇、虱、蚤、臭虫、蟑螂及治疗皮肤病和驱虫,母亲在使用农药后未认真洗手及换衣服而给婴儿哺乳;儿童亦可由于在喷过有机磷农药的田地附近玩耍引起吸入中毒。

有机磷农药毒性不一,一次口服致死量:硫磷(1605)为 0.1g,敌百虫为 25g,马拉硫磷(4049)为 60g。

(二) 中毒的症状

早期或轻症可出现头晕、头痛、恶心、呕吐、流涎、多汗、视物模糊、乏力等。病情较重者除上述症状外,还有瞳孔缩小,肌肉震颤,流泪,支气管分泌物增多,肺部有干、湿啰音和哮鸣音,腹痛、腹泻,意识恍惚,行路蹒跚,心动过缓,发热,寒战等。重症病例常有心动过速、房室传导阻滞、心房颤动等心律异常,血压升高或下降,发绀,呼吸困难,口、鼻冒沫甚至带有血液(肺水肿),惊厥,昏迷,大、小便失禁或尿潴留,四肢瘫痪、反射消失等,可因呼吸麻痹或伴循环衰竭而死亡。吸入中毒患者,呼吸道及眼部症状出现较早,口服中毒常先发生胃肠道症状,皮肤接触中毒则以局部出汗和邻近肌纤维收缩为最初表现,敌敌畏与皮肤接触处多出现红斑样改变,渐成水泡,患儿有瘙痒、烧灼感。

(三) 预防措施

(1) 加强农药的管理,建立规章制度,宣传农药的知识,要有专人保管,家中存放应妥善安置,教育家人尤其是儿童勿乱动。

(2) 禁止用剧毒类农药灭虱蚊、苍蝇,禁止向人体或衣物上喷洒。使用农药人员应穿长筒靴、长袖衣、戴帽子和口罩,用毕换去衣服,彻底清洗皮肤。

(3) 哺乳期妇女最好不接触农药。

(4) 禁用农药的包装袋放置粮食或衣物。

(5) 禁食被农药毒死的牲畜及家禽。

四、其他农药的中毒

其他农药的中毒见表6-3。

表6-3 其他农药的中毒

农药的种类	中毒的症状	预防措施
有机汞农药	误食后,口咽和上腹部烧痛、流涎、齿龈黏膜灰白出血、恶心、呕吐、腹泻;严重者肾功能衰竭、浮肿;最后因昏迷、呼吸困难而死亡	严格执行农药管理使用制度,严禁食用有机汞农药拌过的良种,慎防误食有机汞农药毒死的畜禽
有机氯农药	半小时至数小时发病。口腔黏膜腐蚀、咽部充血、恶心、呕吐、上腹痛、血压上升、心跳缓慢、肌肉抽搐;重症者昏迷致死	加强农药保管,禁止在蔬菜、水果、茶叶上使用有机氯农药
有机硫农药	以恶心、呕吐、腹痛、腹泻等胃肠道症状为主,继而出现头痛、头晕、心悸、血压降低,甚至因心脏衰竭、呼吸麻痹而死亡	加强农药保管,防止误食,使用有机硫农药前、后禁饮酒
氨基甲酸酯类农药	头痛、头晕、乏力、恶心、呕吐、流涎、多汗、视物模糊	加强农药管理
杀虫脒	麻醉作用,对心肌和血管平滑肌有损害,高铁血红蛋白血症	加强农药管理
百草枯	损害肾小管,进行性呼吸困难,心、肝、肾上腺中毒	加强农药管理

第五节 天然有毒动物的中毒

一、河豚中毒

(一) 中毒的原因

河豚是一种海洋鱼类,味道鲜美,全球共100多种,我国约有40多种,其中常引起人中毒的主要有星点东方豚、豹纹东方豚等。河豚的毒性是由其体内的河豚毒素引起的。不同性别、不同鱼体部分以及不同季节,河豚所含毒素的量有所不同。一般来说,卵巢和肝脏含毒素量最多,故毒性也最大,其次是肾脏、血液、眼、腮和鱼皮等处。多数品种的新鲜洗净的鱼肉可视为无毒。但鱼死后再贮藏一段时间,鱼肉可染有毒素。春季为雌鱼的卵巢发育期,卵巢毒性最强,再加上肝脏毒性,也在春季最强,所以春季最易发生河豚中毒;夏、秋季雌鱼产卵后,卵巢即退化而令其毒性减弱。河豚毒素是一种非蛋白质、高活性的神经毒素,微溶于水,易溶于醋,在 pH 为 3~6 时稳定,pH 大于 7 时易被破坏,对光和热极稳定,日晒、盐腌和一般炒菜均不能破坏。100℃下 6h 不能将其完全破坏。河豚肉用浓度为 2% 的碳酸钠溶液浸泡 24 h,洗净后可视为无毒。食入处理不当的河豚,毒素被吸收即可引起中毒。河豚毒素可使神经末端和神经中枢麻痹,最后死于呼吸中枢和血管神经中枢的麻痹。河豚毒素进入人体后可抑制神经细胞膜对 Na^+ 的通透性,从而阻断神经冲动的传导,使神经麻痹。

(二) 中毒症状

潜伏期一般为 0.5~3h,初期面部潮红,头痛,剧烈恶心、呕吐,腹痛、腹泻,继而感觉神经麻痹,如嘴唇、舌体、手指麻木,刺痛,然后出现运动神经症状,如手、臂、腿等处肌肉无力,运动艰难,身体摇摆,舌头麻木,语言不清,甚至因全身麻木而瘫痪。严重者血压下降、心动过缓、呼吸困难,以至因呼吸衰竭而死亡。

(三) 预防措施

(1) 水产品收购、加工、供销等部门应严格把关,防止鲜河豚进入市场或混进其他水产品中。

(2) 新鲜河豚可统一收购,集中加工。加工时应去净内脏、皮、头,洗净血污,制成盐干加工品,或者制成罐头(经高温杀菌,毒素被破坏)经鉴定合格后方可食用。不新鲜的河豚不得食用,内脏、头、皮等须做专门处理,不得随意丢弃。

(3) 加强卫生宣传,使消费者识别河豚,防止误食。

(4) 新鲜的河豚去掉内脏、头和皮后,肌肉经反复冲洗,加入 2% 碳酸钠处理 24h,然后用清水洗净,可使其毒性降至对人无害的程度。

二、鱼类引起的组胺中毒

高组胺鱼类中毒是由于食用含有一定数量组胺的某些鱼类而引起的过敏性食物中毒。引起此种过敏性食物中毒的鱼类主要是海产鱼中的青皮红肉鱼。

(一) 中毒的原因

青皮红肉鱼类引起过敏性食物中毒主要是因为此类鱼含有较高量的组氨酸。当鱼体不新鲜或腐败时,污染鱼体的细菌如组胺无色杆菌,产生脱羧酶,使组氨酸脱羧生成组胺。组胺可引起毛细血管扩张和支气管收缩,导致一系列的临床症状。

在温度 15~37℃以及有氧、中性或弱酸性 (pH 6.0~6.2) 和渗透压不高(盐分含量 3%~5%)的条件下,容易产生大量的组胺。当鱼品中含组胺达到 4mg/g 时,即可引起中毒。人体摄入组胺达到 100mg 以上时,即发生中毒,而且还与个人体质的过敏性有关。

其他氨基酸脱羧产物,如尸胺、腐胺、酪胺、氨基己醇,可与组胺发生协同作用,使毒性增强。

(二) 中毒症状

组胺中毒是一种过敏性食物中毒,其特点是发病快、症状轻、恢复快。潜伏期一般为 0.5~1h，短者只有 5min，长者为 4h，表现为脸红、头晕、头痛、心跳加快、脉快、胸闷和呼吸促迫、血压下降，个别患者出现哮喘。一般体温正常，1~2 天内可恢复健康。治疗首先催吐、导泻以排出体内毒物；抗组胺药能使中毒症状迅速消失，可口服苯海拉明、扑尔敏或静脉注射 10% 葡萄糖酸钙，同时口服维生素 C。

(三) 预防措施

主要是防止鱼类腐败变质。商业部门应尽量保证在冷冻条件下运输和保存鱼类，市场供应的鲜鱼应采用冷藏货柜或加冰保险。食用鲜、咸的青皮红肉类鱼时，烹调前应去内脏、洗净，切段后用水浸泡几小时，然后红烧或清蒸、酥焖，不宜油煎或油炸，可适量放些雪里红或红果，烹调时放醋，可以使组胺含量下降。

三、其他有毒动物性食物的中毒

其他有毒动物性食物中毒及预防见表 6-4。

表 6-4 其他有毒动物性食物中毒及预防

中毒名称	有毒成分	中毒症状	预防措施
有毒蜂蜜的中毒	因蜜源的有毒植物而异，我国主要有雷公藤和钩吻属植物的生物碱	潜伏期 24~48h，临床症状以消化道、神经系统和肾脏等的改变较突出，如口干、唇发麻、舌发麻、恶心、呕吐、头昏、头痛、发热、腹痛、肾区上部疼痛和肝肿大	严格管理主要蜜源的有毒植物，加强蜂蜜的检验工作，对可疑有毒蜂蜜改做工业用，不得食用，并防止毒蜜流入市场
鱼卵中毒（如青海湖裸鲤—鳇鱼、石斑鱼、鲶鱼等）	可能是鱼卵毒素	潜伏期短，恶心、呕吐、腹痛、腹泻。有的有口干、眩晕、脉快、胸闷等。重病例痉挛、昏迷而死亡，轻症者多	产卵季节鱼卵毒性大，应除净。加工、腌制时亦须除去鱼卵。普及有关知识
鱼肝中毒（如鲨鱼等）	大量维生素 A 急性中毒	头痛、皮肤潮红、恶心、呕吐、腹部不适，食欲不振。继之可有脱皮，一般可自愈	不过量食用可能含有大量维生素 A 的动物肝脏
鱼胆中毒（如草鱼、鲤、鲢等）	胆汁毒素	潜伏期短，恶心、呕吐、腹痛、腹泻，随之肝肾损害，重度中毒者可因中毒性休克及昏迷而死亡	普及鱼胆有毒的知识，如需用鱼胆治病，必须按照医嘱切勿过量
雪卡毒素中毒（在某些毒鱼肌肉、内脏和生殖腺中，某些软体动物体内）	雪卡毒素	潜伏期数小时，主要症状有恶心、呕吐、感觉异常、运动失调、眩晕、肌无力等，病人多数死于呼吸麻痹	提高对含有天然毒素的鱼或软体动物识别能力；少吃或不吃没有见过的水产品等

续表

中毒名称	有毒成分	中毒症状	预防措施
甲状腺中毒	甲状腺素	潜伏期12～24h，头晕、头痛、狂躁、抽搐、心悸、胃肠炎症状、多汗、发热、脱发、手震颤等	屠宰牲畜时，将甲状腺除净，以免误食
肾上腺中毒	肾上腺素	潜伏期短，主要表现为心窝部疼痛、恶心、呕吐、腹泻、头晕、手、舌发麻、心动过速，个别患者面色苍白、瞳孔散大、恶寒等	屠宰牲畜时，将肾上腺除净，以免误食

第六节 天然有毒植物的中毒

一、毒蕈中毒

（一）中毒的原因

毒蕈中毒多发生于高温多雨的夏秋季节。往往由于采集野生鲜蕈，又缺乏经验而误食中毒；也曾发生过收购时验收不细混入毒蕈而引起人体中毒。毒蕈含有毒素的种类与多少因品种、地区、季节、生长条件的不同而异。个体体质、烹调方法和饮食习惯以及是否饮酒等，都与是否中毒或中毒的轻重有关。

（二）中毒的症状

一种毒蕈可含多种毒素，多种毒蕈也可含有一种毒素。毒素的形成和含量常受环境影响。中毒程度与毒蕈种类、进食量、加工方法及个体差异有关。根据毒素成分，中毒类型可分为以下四种。

（1）胃肠炎型：由误食毒红菇、红网牛肝菌及墨汁鬼伞等毒蕈所引起。潜伏期约0.5～6h。发病时表现为剧烈腹泻、腹痛等。引起此型中毒的毒素尚未明了，但经过适当的对症处理中毒者即可迅速康复，死亡率甚低。

（2）神经精神型：由误食毒蝇伞、豹斑毒伞等毒蕈所引起。其毒素为类似乙酸胆碱的毒蕈碱。潜伏期为1～6h。发病时临床表现除肠胃炎的症状外，尚有副交感神经兴奋症状，如多汗、流涎、流泪、脉搏缓慢、瞳孔缩小等，用阿托品类药物治疗效果甚佳。少数病情严重者可有谵妄、幻觉、呼吸抑制等表现。个别病例可因此而死亡。由误食角鳞次伞菌及臭黄菇等引起者除肠胃炎症状外，可有头晕、精神错乱、昏睡等症状。即使不治疗，1～2天亦可康复，死亡率甚低。由误食牛肝蕈引起者，除肠胃炎等症状外，多有幻觉（矮小幻视）、谵妄等症状。部分病例有迫害妄想等类似精神分裂症的表现。经过适当治疗也可康复，死亡率亦低。

（3）溶血型：因误食鹿花蕈等引起。其毒素为鹿花蕈素，潜伏期6~12h。发病时除肠胃炎症状外，并有溶血表现。可引起贫血、肝脾肿大等体征。此型中毒对中枢神经系统亦常有影响，可有头痛等症状。给予肾上腺皮质激素及输血等治疗多可康复，死亡率不高。

（4）中毒性肝炎型：毒蕈中毒因误食毒伞、白毒伞、鳞柄毒伞等所引起。其所含毒素包括毒伞毒素及鬼笔毒素，两大类共11种。鬼笔毒素作用快，主要作用于肝脏。毒伞毒素作用较迟缓，但毒性较鬼笔毒素大20倍，能直接作用于细胞核，有可能抑制RNA聚合酶，并能显著减少肝糖原而导致肝细胞迅速坏死。此型中毒病情凶险，如无积极治疗死亡率甚高。

（三）预防措施

（1）加强宣传，避免误食；
（2）普及识别毒蕈常识，提高辨别能力。

二、其他有毒植物的中毒

其他有毒植物的中毒见表6-5。

表6-5 其他有毒植物的中毒

中毒名称	有毒成分	中毒症状	预防措施
四季豆中毒	红细胞凝集素、皂素	潜伏期几十分钟至十几小时，有恶心、呕吐、腹痛、腹泻、头晕、头疼等消化系统及神经系统症状	烹调时应炒熟煮透，最好炖熟
鲜黄花菜中毒	秋水仙碱	潜伏期0.5~4h，有恶心、呕吐、腹痛、腹泻、头昏、头痛、口渴喉干等症状	鲜黄花菜经水浸泡或用沸水热汤后彻底炒煮后食用或晒干后食用
白果中毒	银杏酸，银杏酚	潜伏期1~12h，除胃肠症状外，常出现头痛、抽搐；重症者意识丧失、昏迷，1~2日内死亡	不吃生的和变质的白果，生白果去壳，加水煮熟透后，弃水食用
大麻（小麻）子油中毒	四氢大麻酚、大麻二酚，大麻酚	食后1~4h发病，头晕、口干、恶心、四肢麻木；重症者兴奋异常，后转抑郁、昏睡	不食用大麻籽油，其盛装容器应有明显标志，防止误食
桐油中毒	桐酸，异桐酸	食后1h，即出现剧烈呕吐、腹泻。毒素吸收入血液后，引起胃肠炎，并出现蛋白尿、管型及红细胞	应与食用油分别存放，储油容器应有明显标志并严格分开，以免误食
棉籽油棉酚中毒	（游离型）棉酚	食后1~4h发病，有低热、头晕、头痛、恶心、呕吐、腹痛、腹泻等症状，严重者可因呼吸麻痹、心功能紊乱而死	不吃未经精炼去毒的棉籽油，经加热、碱炼处理使其游离态棉酚含量不超过0.02%

续表

中毒名称	有毒成分	中毒症状	预防措施
蓖麻子(油)中毒	蓖麻碱、蓖麻素	误食1天左右,出现急性胃肠炎症状,呈血性下痢样便,重症者黄疸、血红蛋白尿、抽搐、昏迷、甚至死亡	做好宣传工作,防止误食,盛装蓖麻油的容器应有明显标志
毒麦中毒	毒麦碱	潜伏期0.5~4h,头昏、恶心、呕吐、视力模糊、腹痛、抽搐、面红、畏寒、心率快	加强宣传,麦中不得混入毒麦
山黧豆中毒	β-L-谷氨酰丙腈、β-N-草酰基-L-α,β-二氨基丙酸	主要为神经系统损坏,肌肉衰弱乏力,不可逆的上、下肢瘫痪等	无长期大量使用,在热水中长时间浸泡可以除去大部分毒物,或用于制作淀粉
猫儿豆中毒	可能为甙类	头晕、恶心、呕吐、关节酸痛、手足麻木、腹痛、腹胀尿频、抽搐	加水煮熟取出,用清水浸泡3~5d,漂至无色再烹调食用
山大茴中毒	未明	潜伏期2~8h,恶心、呕吐、头痛、重症者四肢麻木、惊厥、昏迷,最后可因呼吸麻痹而死	熟悉山大茴与八角茴香的区别。不收购、不供销,不吃山大茴
苍耳中毒	苍耳甙、毒蛋白、生物碱	潜伏期4h~5d,初期出现胃肠症状,继而头痛、昏迷、惊厥;严重者黄疸、尿闭,最后呼吸麻痹死亡	防止误食苍耳子、苍耳芽
未煮熟豆浆	胰蛋白酶抑制剂等	食后0.5~1h发病,出现恶心、呕吐、腹胀、腹泻等症状	豆浆应煮沸后继续加热数分钟后食用
曼陀罗中毒	莨菪碱等	食后0.5~3h发病,皮肤潮红、口干、头晕、血压升高、抽搐、痉挛、视力模糊、血压下降、最后死于呼吸衰竭	防止曼陀罗种子混入豆类及粮食中,制作豆腐制品时应仔细检查,彻底清除
毒芹中毒	毒芹碱	食后半小时出现口苦,口腔、咽喉、胃有烧灼感,头晕、头痛、恶心、呕吐、四肢麻痹,最后因呼吸衰竭麻痹而死	毒芹根的纵剖面有较密的片状分割,而水芹则无。不要误采食毒芹

第七节 食物中毒的调查处理

预防食物中毒是食品卫生工作的重要任务之一。一旦发生食物中毒,一方面应积极地抢救病人,做好善后处理工作,另一方面要进行食物中毒的调查,并及时采样进行实验室检验,综合分析判断,彻底弄清楚原因,提出针对性的措施。此工作应由卫生防疫人员、检疫人员互相配合，所涉及的有关从事食品行业的人员也应该认真提供线索，以便更快、更好地解决食物中毒事故。

一、食物中毒的一般急救原则及措施

（一）食物中毒的一般急救原则

如果发现有人出现上吐、下泻、腹痛等症状时，千万不要惊慌失措，应冷静地分析发病的原因，在毒物性质未查明之前，不一定要等待明确诊断，只要符合食物中毒的特点，就应立即进行一般急救处理。其原则是：

(1) 排出毒物，尽快排除胃肠道内未被吸收的毒物；
(2) 防止毒物吸收，保护胃肠道黏膜；
(3) 使用特效解毒剂；
(4) 促进已被吸收毒物的排泄；
(5) 根据病情，对症治疗。

当然，这种紧急处理并不是治疗食物中毒最好的方法，只是为治疗急性食物中毒争取时间，在紧急处理后，患者应该马上送入医院进行治疗。同时注意保留导致中毒的食物，以便医生确定中毒物质。

（二）食物中毒的急救措施

病人有呕吐、腹泻、舌苔和肢体麻木、运动障碍等食物中毒的典型症状时，要注意采取以下食物中毒的急救措施：

(1) 防止呕吐物堵塞气道而引起窒息，让患者侧卧，便于吐出；
(2) 在呕吐中尽量不要喝水或吃食物，但患者呕吐停止后马上给予补充水分；
(3) 留取呕吐物和大便样本，给医生检查；
(4) 如腹痛，可以仰睡姿势并双膝变曲，有助于缓解腹肌紧张；
(5) 腹部盖毯子保暖，这样有助于血液循环；
(6) 当出现脸色发青、冒冷汗、脉搏虚弱时应马上送医院，慎防休克症状，一般来说，进食短时间内即出现症状，往往是重症中毒；
(7) 出现抽搐、痉挛症状时，马上将患者移至没有危险物品的地方，并取来筷子，用手帕缠好塞入患者口中，防止患者咬舌头。

二、食物中毒的调查和现场处理

（一）食物中毒的调查

1. 食物中毒调查的目的

(1) 确定食物中毒的类型和中毒原因；
(2) 查清引起中毒的食品和导致食物中毒的途径；
(3) 为中毒患者处理、食品处理和现场处理提供科学依据；
(4) 总结经验教训，加强食物中毒的预防。

2. 调查的步骤和方法

（1）初步调查

到现场后，了解中毒发生的时间及经过情况，中毒人数及严重程度，包括中毒发生的时间、地点、进食与中毒人数、可疑中毒食物及其进食时间、场所、中毒症状、发病经过、已经采取的急救治疗措施及其效果。初步确定引起中毒的可疑食品。详细询问中毒患者在发病当天与前两天所吃食物，筛出全部患者均吃过而健康者未吃过的食物，确定可疑食品。在初步确定可疑食物的基础上封存一切剩余的可疑食物，禁止出售或食用；查明患者的发病时间及主要临床表现，积极抢救、治疗中毒人员，促使毒物尽快排出，并采取对症处理和特效治疗；对可疑食品的剩余部分，中毒人员的吐泻物及其他可疑物品应采样送检。采样时被检样品的质量固体为 100~150g，液体为 100~200mL，采样后应避免发生变质和再污染，细菌样品应在无菌条件下采样和低温下保存运送，有挥发性样品更应注意密封，样品中不得加入防腐剂。并根据中毒症状及可疑原因提出检验重点和目的，力求缩小检验范围。

（2）中毒食品和原因的调查

调查患者发病期 48h 内所进食的食品种类、卫生质量、来源、购买场所和时间，产运贮销、烹调加工和就餐等过程及其卫生状况。综合以上情况经过全面的分析，即可将可疑食物逐渐集中于某一餐的几种甚至一种食物上。

为了判断可能是哪种类型的食物中毒，还须调查潜伏期长短、临床症状等，进行综合分析即可初步确定是否为食物中毒，是哪种类型的食物中毒。

具体调查的方法，一般是用发生中毒的单位为起点，按食品的来源途径进行追溯调查。如怀疑一起沙门菌食物中毒是由熟肉制品引起的，而熟肉的细菌污染不是在中毒单位造成的，则应在供销部门、熟肉加工制造部门逐步调查，以确定污染的环节和情况。如已初步确定一起化学性食物中毒为亚硝酸盐引起，则应调查亚硝酸盐是怎样混入食物中的，是误食、容器污染，还是食物中的硝酸盐在一定的条件下转变成亚硝酸盐的。经过细致深入的调查一般可以查清楚中毒的原因。

（3）中毒患者个案的调查

中毒患者个案调查是对中毒者的一般情况、进食中毒食物情况、发病情况和症状表现、实验室检验结果和愈后等情况进行调查，一般采用调查表形式，并进行所有中毒者调查结果的汇总分析。此项调查的意义在于通过个案调查总结分析一次食物中毒的全面情况，总结出具有规律性的现象以及经验教训，以利于上报和积累经验，加强该类食物中毒的预防。这项调查分析一般是在一起食物中毒事件的调查处理后期进行的。

（二）食物中毒的现场处理

为了迅速有效地制止中毒，调查时必须对现场及时有效的处理。

（1）立即向当地卫生监督及有关部门报告：包括中毒时间、地点、人数、发病经过和主要表现；波及范围，发展趋势，引起中毒的食品；已经采取的措施和需要解决的问题。

（2）立即封存可疑食物：已封存食物未经卫生部门或专业人员许可，不得解除封存。针对原因进行现场处理，如剩余食物的销毁，厨房食具的消毒。

（3）卫生部门在追究引起中毒的当事人的法律责任之外，应重视卫生宣传与指导工作，并提出具体改进意见和措施。

针对中毒原因总结经验教训，制定严格的卫生制度和预防措施。食物中毒的诊断主要以流行病学调查资料、中毒病人的临床表现为依据，并经过必要的实验室诊断确定中毒原因。

一旦发生食物中毒事件，应及时进行认真调查，查明原因，提出改进措施，以免同类事件再次发生。

三、中毒样品的采集

根据食物中毒事件流行病学特点和卫生学调查结果，初步确定应进行现场或实验室检验的项目，有针对性地采集现场样品，以便能够明确找到中毒食品。现场采集的样品包括：

（1）可疑食品的剩余部分、半成品和原料。采取可疑食物时，最好采取餐桌上的剩余食物。若做细菌检验，必须注意无菌操作，用灭菌镊子夹取食物后，放入灭菌容器内。若无剩余食物，可用灭菌生理盐水冲洗盛装过可疑食物的容器或食具，并将洗涤水装入灭菌的容器内作为试样；亦可用蘸有灭菌生理盐水的消毒棉拭子在盛过可疑食物的容器内涂擦，然后将其放入装有灭菌生理盐水的试管内（应去掉手柄部分）。体积较大的肉食及鱼类等，可将其表面消毒后，取内部材料作为样品，放入灭菌容器内。必要时也可采取半成品及原料送检。

（2）生产设备上的残留物。锅、盆、桶、刀、砧板、抹布等样品的采集，可用棉拭子蘸灭菌生理盐水反复涂擦，然后置于灭菌生理盐水容器内。砧板可用刀刮去其表面，将其刮下的木屑放入灭菌容器内。抹布可用灭菌剪刀剪下一块，置于盛有灭菌生理盐水的容器内。

（3）食品加工工具、用具及食品容器、餐饮具、抹布、操作人员双手等接触食品物品的涂抹样。

（4）中毒患者的大便、血液、尿液、呕吐物或洗胃水等。采取患者的呕吐物、排泄物及洗胃液样品，应当是新鲜的，并避免混入其他杂质细菌。若病人正在洗胃或呕吐，则应直接采取洗胃液或呕吐物装入灭菌容器内。

（5）从业人员粪便、肛拭子、咽拭子、疮脓液等。

（6）其他与食物中毒有关的可疑样品。

四、中毒食品原因的确定

在上述调查与化验的基础上便可以确定中毒食品和中毒原因。确定中毒食品，可根据患者吃剩食物的检验和动物急性毒性试验的结果；食品产运贮销流转或饲养种植过程的卫生学调查；用对比方法比较所吃食品种类和数量与发病的关系；统计分析发病前

48h以来健康组和发病组所吃食品种类的差异。

五、食物中毒的诊断与处理

食物中毒的诊断，一般是依据患者潜伏期和病程、症状和体征、实验室检查、特效疗法疗效和预后等临床表现，饮食史、流行病学调查、病因物质检验等。

食物中毒的诊断的主要任务是回答：是不是食物中毒，是哪种类型食物中毒？

食物中毒的诊断是通过食物中毒调查、临床诊断和实验室诊断三个方面的工作完成的。

为了及时的抢救患者，降低病死率，应建立应用于在中毒现场进行的简易动物实验和快速理化与微生物检验，务求尽快地做出可信的诊断。

食物中毒确诊后，必须立即提出急救方案或对已实施的急救治疗方案给予必要的修改和补充，对患者及时对症治疗。若确定为肉毒中毒，对已吃过有毒食物尚未发病的人，应给予注射多价肉毒抗毒素血清，如摄食时间不久，应立即洗胃和灌肠以清除未被吸收的毒素，以减少发病及死亡率。

六、食物中毒的总结与报告

每起食物中毒发生后，均应根据调查资料进行整理与总结。总结的内容包括基本情况（事发地自然、社会等基本情况）、事件经过（包括中毒事件发生、事件报告等概况）、现场调查、实验室检测结果。

1. 调查

对病人和进餐者进行调查，主要内容包括：

（1）发病的时间、人群、空间分布；包括中毒的时间、地点（单位）、暴露人群（进食人群）、中毒人数、住院人数、死亡人数、中毒者年龄、性别分布等；

（2）发病前72小时的饮食史；

（3）进食时间和发病时间，并计算潜伏期（最短、最长、平均）；

（4）进食可疑中毒食品的数量；

（5）中毒者临床表现（症状、体征，呕吐物和排泄物的性状等）及治疗、转归情况；

（6）采集病人的生物样本，如排泄物、肛拭子、咽拭子、血、尿等样品。

2. 卫生学调查

主要是对可疑食品的生产经营或加工的情况进行卫生学调查。内容包括：

（1）食品及其原料的来源、卫生状况及流向；

（2）产品的配方，加工方法、过程和加工环境卫生状况，生产加工的数量和时间，存放条件，食用的方法等；

（3）食品生产或加工人员的卫生和健康状况，特别是近期情况；

（4）采集可疑中毒食品及原料、辅料和与生产加工有关环节的样品（如砧板、存放容器）。

3. 实验室检测结果

样品的实验室检测结果。植物引起的中毒,有形态学鉴定资料。事件原因分析、结论。依据调查结果,对导致本次事件发生的原因(自然、社会等因素)进行综合分析,并对事件进行定性。须掌握如下几个要点:

(1) 中毒病人在相近的时间内均食用过某种共同的中毒食品,未食用者不中毒;停止食用中毒食品后,发病很快停止。

(2) 潜伏期较短,发病急剧,病程也较短。

(3) 所有中毒病人的临床表现基本相似。

(4) 一般无人与人之间的直接传染。

(5) 食物中毒诊断标准主要以流行病学调查资料及病人的潜伏期和中毒特有的表现为依据,实验室诊断是为了确定中毒的病因而进行的。如果由于采样不及时或已用药或因其他技术、学术上的原因而未能取得实验室诊断资料时,可以判定为原因不明食物中毒,必要时可由三名副主任医师以上的食品卫生专家进行评定。

总之,通过对食物中毒的总结与资料的整理和分析,可使食物中毒的预防工作有的放矢,从而抓住重点季节、重点食品、重点单位和重点环节,采取有效的预防措施,以收到事半功倍的效果。

扩展阅读:如何识别毒蘑菇

每当进入夏季,雷雨过后,在荒山野林之间就会长出各式各样的野生蘑菇。这些蘑菇有的可以采食,有的是毒蘑菇不能采食。有毒与无毒蘑菇可参照以下方法鉴别。

(1) 有毒的蘑菇,多半生长在肮脏潮湿的地方;无毒的蘑菇,大多生长在森林里较干净的树下。

(2) 有毒的蘑菇,多颜色鲜艳美丽;无毒的蘑菇,多半是白色、黄色或茶褐色。

(3) 有毒的蘑菇,不容易被小动物啃食;无毒的蘑菇,往往易生蛆,小动物也喜欢食之。

(4) 有毒的蘑菇,破烂之后,容易改变颜色;无毒的蘑菇,破烂之后,一般不变色。

(5) 有毒的蘑菇,用水浸泡之后,水像牛奶一样混浊;无毒的蘑菇,浸泡之后,水仍然很清。

(6) 有毒的蘑菇,有酸、辣、苦、麻和其他恶味;无毒蘑菇则无味。

另外,还要注意,熟透的、霉烂的、破损的或被小动物啃食过的蘑菇,也不要采食。

另外因误食毒蘑菇中毒而酿成悲剧的事时有发生,不可小视。2002年8月,南方某市一家三位博士,因误食在森林公园旅游途中采摘的毒蘑菇中毒而致父子二人殒命。幸存的一位旅美生物学博士历经一年的潜心研究,破解了毒蘑菇夺命之谜。他在论文的最后写到:"这种有毒蘑菇具有无毒黄色松蘑的外观,应引起人们重视,以防悲剧重演……"这家的父母二人是当年的下乡知青,曾采过蘑菇,可谓有一定经验,但也未能幸免于难，可见毒蘑菇的辨别并非易事。为安全起见，最好不要仅凭自己有限的经验随便采食野生蘑菇。（文章来源：安全急救网，www.aqjj120.com）

复习思考题

1. 细菌性食物中毒的概念及其发生的原因是什么？
2. 怎样预防细菌性食物中毒的发生？
3. 霉变甘薯中毒的原因和预防措施有哪些？
4. 霉变甘蔗产生的有毒物质是什么？怎样预防甘蔗的霉变？
5. 食物中毒的一般急救处理原则是什么？
6. 食物中毒现场调查的目的和方法有哪些？

第七章 食品卫生监督管理

学海导航

(1) 掌握食品卫生监督管理的内容和方法;
(2) 熟悉怎样保证食品的安全卫生质量;
(3) 了解食品企业生产标准规范体系。

第一节 食品卫生监督管理概述

一、食品卫生监督管理的概念及意义

食品卫生监督是指政府卫生行政部门为保护消费者的健康,根据《食品卫生法》的规定,对食品生产经营活动实施强制性卫生行政管理,督促检查食品生产经营者执行食品卫生法律、法规和规章的情况,并对其违法行为追究行政法律责任的过程。

食品卫生管理是指政府的食品生产经营管理部门和食品生产经营者根据《食品卫生法》的规定,对食品生产经营活动进行管理的过程,即贯彻执行食品卫生法律、法规和规章的全过程。

为了保证食品的卫生质量,防止食品污染,预防食物中毒和其他食源性疾病以及对人体的急性、慢性危害,确保人民身体健康,就必须加强食品卫生监督管理。

一般来说,造成食品不符合卫生标准的原因有以下几方面:
(1) 使用腐败变质、霉变或虫蛀的原辅料;
(2) 生产用水不符合卫生标准;
(3) 使用不符合卫生要求的食品添加剂或加工助剂;

（4）使用不符合卫生要求的包装材料和容器等；

（5）生产环境、厂房、设备不符合卫生要求；

（6）生产操作不符合卫生要求；

（7）从业人员不符合卫生要求；

（8）食品的储藏、运输、销售条件不符合卫生要求，以及储藏期过长而造成腐败变质；

（9）食品掺杂、掺假及伪造假冒；

（10）食具消毒不当，造成食品污染和食物中毒。

综上所述，食品卫生质量问题产生的原因多种多样，其影响因素也十分复杂。所以要提高食品卫生质量，保证食品安全，就应该采取综合治理的措施，做好食品产、运、储、销及监督管理等各个环节。

目前，食品安全是国内外消费者关注、政府重视的焦点问题。无论是疯牛病、口蹄疫、禽流感等疾病，还是二噁英、甲醛、氯霉素等药物残留和污染，都一次次引起消费者的恐慌和愤怒。空壳奶粉毒害婴儿事件令人震惊，不法商贩造假害人的行为令人发指，全国各地类似事件屡见不鲜，时有发生。为提高民众的食品质量安全意识，保护人民的合法权益，我国政府已经颁发了许多食品卫生标准和监督管理办法。从1983年以来，每年的3月15日，全国各地的群众都举行各种形式的宣传活动。中央电视台联合司法部、卫生部、国家工商总局、国家技术监督局、中国消费者协会从1993年开始举办3·15晚会，大力宣传《中华人民共和国产量质量法》、《中华人民共和国食品卫生法》等相关法律。中央电视台还举办了"质量万里行"的追踪报道，进行舆论监督。这充分说明了党和政府对广大人民群众的关心和爱护，提高消费者自觉运用法律武器保护自身权益的能力。在每年的"双节"之前，各省市都要规范市场，对食品进行抽样检查，特别是对主要食品的卫生安全、添加剂含量进行重点抽查，集中曝光。政府通过各种手段，惩罚伪劣产品的生产者、经营者，教育消费者，唤起广大民众提高质量意识，应用法律武器来保护自身的合法权益。

为了进一步做好食品卫生监督管理，应该做好以下几方面的工作。

（1）建立完善的食品卫生法规体系

逐步制定一系列贯彻《中华人民共和国产量质量法》、《中华人民共和国食品卫生法》的实施细则、处罚规定等，从中央到地方、从实体到程序建立起一套食品卫生法规体系。逐步制定食品生产企业的卫生规范，对食品企业的卫生管理工作以及企业的卫生设施实行全面综合治理，运用法规确保食品安全卫生，从生产过程中保证食品卫生质量。

（2）建立健全食品国家监督体系

进一步充实加强食品卫生监督机构，提高监督人员的业务水平，配备必要的仪器和装备，逐步实现检测手段的现代化，逐步建成全国食品卫生监督管理网络。食品卫生监督机构应该严格依法办事，做到有法必依、执法必严、违法必究。把卫生质量大检查与日常卫生监督相结合，食品卫生检查工作应做到标准化、经常化。

(3) 加强企业的自身管理

为了保证食品卫生质量,首先要加强企业的内部管理。食品企业必须把食品卫生管理作为企业管理的重要内容。食品企业加强自身管理监督,改善卫生条件是食品企业工作的基础。

(4) 搞好卫生法制教育和卫生知识普及工作

通过食品卫生法制教育和卫生知识的普及,各主管部门应重视食品卫生工作,积极支持食品卫生监督机构严格执法,教育食品生产经营者自觉守法,督促其搞好自身的卫生管理和检验;同时注重发挥消费者的监督作用。

二、我国食品卫生监督管理的历史与现状

为提高民众的质量安全意识,1983 年国际消费者联盟组织确定每年 3 月 15 日为"国际消费者权益日",并规定了消费者的四项权利:①有权获得安全保障;②有权获得正确资料;③有权自由决定选择;④有权提出消费意见。世界各国消费者组织以此作为最基本的工作保障。

自新中国建立以来,特别是党的十一届三中全会以后,我国政府十分重视和关心食品的安全问题,全面、系统和广为认知的卫生监督体系不断发展完善。1953 年,经国务院批准,全国各省、市、区、县普遍建立卫生防疫站,在各级卫生行政部门领导下开展预防性、经常性卫生监督和传染病管理工作,这标志着卫生监督工作进入起步阶段。卫生监督相关法规不断完善,除了卫生部制定的多项部门规章外,国务院 1964 年颁布《食品卫生管理试行条例》,1979 年颁布《食品卫生管理条例》。1982 年全国人大常委会审议通过了《食品卫生法(试行)》,是我国卫生法制建设的里程碑,这标志着我国卫生监督从传统的行政监督跨越到卫生监督执法的新阶段。1995 年 10 月 30 日第八届全国人民代表大会常务委员会第十六次会议通过《食品卫生法》,并以第五十九号主席令公布,自公布之日起实行,进一步确定了卫生行政部门卫生执法主体地位,明确规定了国家实行食品卫生监督制度。

近年来,食品卫生监督工作取得明显进展。通过认真贯彻《食品安全法》及其实施条例,圆满完成了北京奥运会、上海世博会、广州亚运会等重大活动食品安全、饮用水卫生保障;为四川汶川特大地震、青海玉树地震、甘肃舟曲泥石流的救灾防病和灾区重建做出了贡献。按照国务院统一部署,组织开展全国食品安全整顿工作,重点打击食品中添加非食用物质和滥用食品添加剂的违法行为,整顿食品生产经营各环节和畜禽屠宰、保健食品等突出问题,妥善处置"三鹿牌婴幼儿奶粉"事件,进一步清查清缴问题乳粉。同时,不断完善食品安全规章制度、标准和风险监测评估体系。组建食品安全国家标准审评委员会,制定《食品安全国家标准"十二五"规划》,清理整合食品安全标准,已制定公布 269 项新的食品安全国家标准。食品安全风险监测体系初步建立,依托各级疾病预防控制机构,全国已设置食品安全风险监测点 1196 个,覆盖了 100% 的省份、73% 的地市和 25% 的县(区)。实施年度国家食品安全风险监测计划,启动国家风险监测能力建设试点项目,建设 8 个风险监测国家参比实验室。2011 年 10 月国家食

品安全风险评估中心已正式挂牌成立,这标志着我国食品安全风险评估工作进入了规范化、制度化、科学化的新阶段。大力推进食品安全宣传教育工作,组织食品安全风险交流专家队伍,针对食品安全社会关注热点,及时回应社会关切。

在各级卫生行政部门、卫生监督机构、疾病预防控制机构、职业病防治机构的共同努力下,食品安全综合协调与卫生监督各项工作取得显著成效,人民群众健康权益得到有力维护,为"十二五"期间食品安全与卫生监督事业的发展奠定了坚实的工作基础。

三、食品卫生监督管理的范围和内容

(一) 食品卫生监督管理的范围

食品卫生监督管理的范围是指各级卫生行政部门依法对行政辖区的相对于适用食品卫生法律、法规和规章的范围。包括法律适用范围、管辖范围、职权范围、空间范围和时间范围等。

(二) 食品卫生监督管理的内容

1. 对食品生产经营者实施的监督管理

(1) 卫生许可证;
(2) 采购食品索证;
(3) 健康证;
(4) 企业新建、改建、扩建工程和设计的卫生审查;
(5) 食品包装标志及广告宣传的监督;
(6) 城乡集市贸易的监督。

2. 对食品、食品添加剂及食品用产品的监督

(1) 对普通食品的卫生监督;
(2) 对保健食品的审批和监督;
(3) 对新资源食品的审批与监督;
(4) 对辐照食品的卫生监督;
(5) 对婴幼儿主辅食品的卫生监督;
(6) 对食品添加剂的审批和监督;
(7) 对食品用工具、设备的卫生监督;
(8) 对食品容器包装材料的审批与监督;
(9) 对特殊营养食品的卫生监督。

3. 对禁止生产经营的食品进行监督管理

《食品卫生法》规定禁止生产经营的食品有如下12种:

(1) 腐败变质、油脂酸败、霉变、生虫、污秽不洁、混有异物或者其他感官性状异常,可能对人体健康有害的;
(2) 含有毒、有害物质或者被有毒、有害物质污染,可能对人体健康有害的;

（3）含有致病性寄生虫、微生物的或者微生物毒素含量超过国家标准的；

（4）未经兽医卫生检验或者检验不合格的肉类及其制品；

（5）病死、毒死或者死因不明的禽、畜、兽、水产品动物及其制品；

（6）容器包装污秽不洁、严重破损或者运输工具不洁造成污染的；

（7）掺假、掺杂、伪造，影响营养、卫生的；

（8）用非食品原料加工的，加入非食品用化学物质的或者将非食品当作食品的；

（9）超过保质期限的；

（10）为防病等特殊需要，国务院卫生行政部门或者省、自治区、直辖市人民政府专门规定禁止出售的；

（11）含有未经国务院卫生行政部门批准使用的添加剂的或者农药残留超过国家规定容许量的；

（12）其他不符合食品卫生标准和卫生要求的。

4. 对违反《食品卫生法》行为的追究责任

根据违反《食品卫生法》规定的情节和后果，作出相应的处罚或追究法律责任。

四、食品卫生监督管理的原则

在执行食品卫生监督管理的过程中要求正确、合法、及时，应遵循以下4项原则：

（1）预防为主的原则；

（2）实事求是的原则；

（3）依法行政的原则；

（4）坚持社会效益第一的原则。

第二节 食品卫生标准

一、食品卫生标准的概念

食品卫生标准是规定食品卫生质量水平的规范性文件。它的基本内容是对人各类食品或单项有害物质分别规定了各自的质量和容许量，称为食品卫生质量指标（indicator of food hygiene quality）。

二、食品卫生指标的分类

食品卫生标准是国家制定的卫生技术规范，按照标准的适用范围，分为国家标准、行业标准、地方标准和企业标准四个级别。

（1）国家标准。国家标准由国务院标准化行政主管部门（现为国家质量技术监督检验检疫总局）制定（编制计划、组织起草、统一审批、编号、发布）。国家标准在全国范围内适用，其他各级别标准不得与国家标准相抵触。在国家标准部分又分为强制性国家标准(GB)、推荐性国家标准(GB/T)、内部标准(GB$_n$)和试行标准。

(2) 行业标准。行业标准是在没有国家标准的情况下，由主管机构或专业标准化组织批准发布，并在某个行业范围内统一使用的标准。

(3) 地方标准。地方标准是在没有国家和行业标准的情况下，或者是为了适应我国不同地域的自然条件、资源条件和生活习惯等的差异，以及经济技术发展不平衡的特点，由省、自治区、直辖市标准化行政主管部门制定、批准发布，并在本行政区域范围内统一使用的标准，是国家标准和行业标准的补充，是促进本地区经济发展所必须的。

(4) 企业标准。在没有国家标准、行业标准和地方标准的情况下，企业应当制定相应的企业标准，企业标准应报当地政府标准化行政主管部门和有关行政主管部门备案。企业标准在该企业内部适用。

随着科学技术的发展，人们生活水平的不断提高、健康意识的不断加强以及对外贸易的不断发展，食品卫生标准、食品卫生检验方法和食品卫生管理办法等都必须不断修订、完善，使之更加科学合理。

三、食品卫生标准的卫生指标

（一）感官指标

食品(包括原料和加工制品)都具有一定的色、香、味、形等性状。不同的性状反映出食品的不同品质。食品的色、香、味、形等性状可以通过感官来进行鉴别，即对各种食品通过目视、鼻闻、手摸和口尝等方法检查其色泽、气味、滋味是否正常以及有无异物、霉变、腐败变质等情况。如果有异常情况，则说明该食品不符合感官的要求。感官检查对肉类、水产品、蛋类等动物性食品尤为重要，因为通过感官检查即可明确辨别该食品是否霉变或腐败变质，就可以考虑不必再进行其他的理化指标或微生物指标的检验。

（二）理化指标

一般是指食品在原料、生产加工过程中带入的有毒、有害物质以及腐败变质及霉变后产生的有害物质。即各种化学污染物、食品添加剂、食品产生的有毒化学物质、食品中天然有毒成分以及污染食品的放射性核素等。如食品中的农药残留，砷、汞、铅等重金属的污染；霉变食品及发酵食品中的黄曲霉毒素；灌肠中的亚硝酸盐；酒中的甲醇等。

为了确保消费者的饮食安全，要对食品进行理化指标的测定，因采用的方法、手段和操作人员素质的差别也可能得出不同的结论。为了避免争议，有关分析方法、使用的仪器、试剂、操作步骤必须做出统一规定。

（三）微生物指标

食品标准中所规定的微生物指标，一般是指应加以控制或限制的含菌种类和数量。常采用的微生物检验指标为三项细菌指标，即细菌数量(主要是菌落总数)、大肠菌群最近似数(MPN)和致病菌。另外，在一定的情况下，还需检验霉菌及其毒素、病毒和寄生虫等。

1. 菌落总数

菌落总数是指食品检样经过处理，在一定条件下培养后所得1g或1mL或1cm^{2}检样中所含细菌菌落的总数。它可以反映食品的新鲜度、被细菌污染的程度、生产过程中食品是否变质和食品生产的一般卫生状况等。因此它是判断食品卫生质量的重要依据之一。

新鲜的食品内部一般是没有或很少有细菌的，但由于外界污染情况不同，如土壤、空气、水等含有细菌以及在生产、加工、运输和销售等环节中的污染可以使食品含有细菌，并且在适宜的条件下繁殖，而使食品中含有大量细菌，甚至造成食品腐败变质，食后引起不良反应。食品被细菌污染的多少有所不同。食品中细菌数量越多，说明被污染的程度越严重，越不新鲜，对人体健康威胁越大。有人认为细菌总数达到$10^6 \sim 10^7$个/g食品可能引起细菌性食物中毒。相反，食品中菌数越少，说明该食品被污染的程度越轻，食品卫生质量越好，对人体健康影响也越小。

2. 大肠菌群

大肠菌群包括大肠杆菌和产气杆菌的一些中间类型的细菌。一般认为大肠杆菌群都是直接或间接来自人与温血动物的粪便。食品中如果大肠菌群数越多，说明食品受粪便污染的程度越大。故大肠菌群作为评价食品卫生质量的重要指标之一，目前已被国内外广泛应用于食品卫生工作中。食品中如有典型的大肠杆菌，即说明食品受到粪便近期污染。大肠杆菌也可作为肠道致病菌污染食品的指示菌。食品中检出大肠杆菌群就意味着可能存在肠道致病菌，但不一定就含有肠道致病菌。

3. 致病菌

能引起疾病的微生物称为病原微生物或致病菌。病原微生物包括细菌、病毒、螺旋体、立克次氏体、衣原体、支原体、真菌及放线菌等。一般所说的致病菌指的是病原微生物中的细菌。

在食品卫生标准规定中，任何食品都不得检出致病菌，因为食品中致病菌的存在所引起的对人类健康的危险，已不再是推测性和潜在性的，而是肯定的和直接的。由于食品种类繁多，加工贮藏条件各异，加之致病菌种类繁多，不能用少数几种方法将多种致病菌全部检出，而且在绝大多数情况下，污染食品的致病菌数量不多，所以在食品中致病菌的检验，不可能将所有病原菌都作为重点检验对象，只能根据不同食品的特点，选定某个或某些种类作为检验的重点对象。如蛋与蛋制品以沙门菌、金黄色葡萄球菌、变形杆菌等检验为主；罐头制品以肉毒梭菌、肉毒毒素为主，海产品以副溶血性弧菌为主；牛乳以结核杆菌和布氏杆菌为主；米、面类食品以蜡样芽孢杆菌、变形杆菌、霉菌等为主。在不同情况下，还可根据需要有重点地增加一定的致病菌检验项目。

4. 霉菌

我国还没有制定出霉菌的具体指标，鉴于有很多霉菌能够产生毒素，引起疾病，故应该对产毒霉菌进行检验。如曲霉属的黄曲霉、寄生曲霉等；青霉属的橘青霉、岛青霉等；镰刀酶属的禾谷镰刀菌和三线镰刀菌等。

5. 其他指标

微生物指标还应包括病毒，如肝炎病毒、猪瘟病毒、狂犬病病毒、鸡新城疫病毒、口蹄疫病毒、猪水泡病毒；另外，从食品检验的角度考虑，寄生虫也被很多学者列为微生物检验的指标，如旋毛虫、囊尾蚴、蛔虫、弓形体、姜片吸虫、中华分枝睾吸虫。

四、食品卫生标准的意义

制定和实施食品卫生标准，对经济发展及广大消费者等具有重要的现实意义。具体体现在如下几个方面：

（1）食品卫生标准是保障食品安全与营养的重要技术手段，制定与实施食品卫生标准的根本目的是实现对消费者的健康保护。

（2）我国加入 WTO 后，食品卫生标准对我国的食品进出口贸易产生了非常重要的作用。

（3）食品卫生标准是食品卫生法律法规体系的重要组成部分，是进行法制化食品卫生监督管理的基本依据。

（4）食品卫生标准是促进和保障国家经济建设和社会发展的重要举措。

第三节　食品企业的卫生管理

食品企业的卫生管理是食品卫生管理的基础。食品企业包括食品工业企业、食品商业企业、公共饮食企业和与这些企业有关的食品储藏、运输单位。这些企业的卫生条件、卫生状况、卫生管理水平与食品卫生质量有着密切的关系。食品企业及其主管部门自身的卫生管理是食品卫生工作的基础。

要搞好食品企业的卫生管理，就需要加强对食品原辅料、半成品、成品、食品添加剂、食品容器、包装材料、食品用工具、设备以及食品生产经营场所和环境的卫生管理；从保证食品卫生质量的角度，对食品企业的选址、厂房建筑、生产流程、生产用机具设备、上下水与污物处理规定详尽具体的卫生要求，并认真落实；加强对全体从业人员的健康管理及卫生知识教育；加强从原料采购、加工、包装、储藏、销售等每一个环节的监督、检测与管理。这种综合的食品卫生管理，有人称之为全面卫生管理。实行全面卫生管理，就可以保证食品卫生质量。

一、食品企业及其主管部门的职责

（1）食品企业的主管部门负责本系统的食品卫生工作，负全面的领导责任。应该把防止食品污染，保证食品卫生质量的工作纳入本部门的企业管理、生产计划和工作计划，做到同时部署、同时检查、同时总结。建立健全本系统的食品卫生管理和检查网；制订防治食品污染的规划；有计划地改善建筑、设备、卫生设施等条件，从根本上改善食品卫生状况，以保证达到国家食品卫生标准。

（2）食品企业的行政负责人，对食品卫生质量负主要责任。为了搞好食品企业的自身管理，应该做到以下几点：

1）根据食品卫生法和有关规定、结合本单位具体情况，制订出本企业的卫生制度。例如，清洗消毒制度、生产卫生操作制度、个人卫生制度等。在执行岗位责任制时，为了保证产品卫生质量，应按岗位制订明确具体的卫生指标，落实到班、组和个人。而且把产品卫生质量与经济责任制联系起来。

2）建立健全卫生管理和检验机构，或者配备专职或兼职食品卫生管理人员，积极支持卫生管理人员的工作，使之有职有权，充分发挥其监督管理作用。

3）对本企业职工进行食品卫生科学知识和法制、职业道德教育，教育职工自觉遵守各项卫生制度。对违反食品卫生法规的行为进行批评、制止及适当处理。

4）把食品卫生工作的好坏作为考核、评比的重要条件。食品卫生达不到要求，不能评为先进单位。

5）积极改善食品生产经营的卫生条件，不断提高食品卫生质量。

总之，做好食品企业的自身管理，保证食品卫生质量，是食品卫生企业负责人责无旁贷的职责。企业不论大小都要有人负责食品卫生工作，并且应该常抓不懈。

二、食品卫生管理、检验机构或管理人员的职责

食品卫生管理、检验机构以及管理人员的职责如下：

（1）贯彻执行食品卫生法规和有关规章制度，组织培训食品生产经营人员；

（2）对食品和食品生产经营过程进行卫生管理，检验或检查；

（3）对食品卫生工作进行监督，对违反食品卫生法规的行为进行批评、制止，向上级和食品卫生监督机构反映情况，并提出处理意见。

食品卫生管理、检验人员对本单位的产品卫生质量负责。为了保证产品卫生质量，检验人员应对食品原辅料、食品添加剂按卫生质量标准进行检验，合格方可投产、使用，对生产工艺卫生和半成品的卫生质量进行监督检查；对成品按照食品卫生标准进行检验。从原料到成品层层把关。做到不合格原料不收购、不投产；不合格半成品不进入下道工序；不合格成品不出厂。

对于不符合国家食品卫生标准和卫生要求的食品，卫生管理检验人员有权禁止收购、储藏、运输、生产、出厂和销售。当其正当职权受到阻挠、责难时，有权上告，任何人不得打击、刁难。

食品卫生管理、检验机构和卫生专、兼职人员，除做好本系统、本单位的食品卫生工作和把好产品合格关出厂、出售关以外，还同时对本系统、本单位的食品卫生工作有监督权。即不但要对本单位领导负责，更重要的是对国家和人民负责。

三、食品企业建筑设计的卫生要求

凡新建、扩建、改建的食品工程项目的选址和设计应符合《食品企业通用卫生规

范》和同类食品工厂有关规定进行设计和施工。应将企业的总平面图、原材料、半成品、成品的质量和卫生标准、生产工艺规程以及其他有关资料,报当地食品卫生监督机构备查。

1. 选址要求

理想的厂址应符合以下条件:

(1) 有足够的面积和适宜的地形;
(2) 厂区通风、日照良好、空气清新、地势高;
(3) 交通方便;
(4) 有充足的水源;
(5) 厂区无粉尘、烟雾等污染源;
(6) 污水便于排放;
(7) 厂房与公路保持一定距离;
(8) 厂区道路通畅。

2. 工厂设计的卫生要求

(1) 建筑结构应是砖、混凝土结构;
(2) 地板应平整、不渗漏、防滑且易于清洗;
(3) 墙壁支柱采用无毒、不渗水、防滑、坚固耐久、易清洗消毒的材料砌成;
(4) 天花板使用无毒、白色、防水、防霉、不脱落、耐腐蚀、易于清洗的材料;
(5) 人工照明应充足、均匀;
(6) 生产现场要保持良好的通风,空气流向应从高清洁区流向低清洁区;
(7) 洗手设施应选适合的地点,配感应式、脚踏式、肘碰式水龙头及洗手消毒液和烘手器或一次性擦手纸;
(8) 生产用水应符合《生活饮用水卫生标准》(GB5749—2006)的规定;
(9) 给排水应能适应生产需要;
(10) 污水排放须符合国家规定,必要时经净化处理后达标才可排放;
(11) 工厂应有独立的垃圾站;
(12) 锅炉烟囱高度及排放粉尘应达标;
(13) 车间各入口、门窗需设防虫、防蝇灯或透明塑料软门帘;
(14) 卫生间应远离车间。

四、食品企业员工个人卫生的管理

食品企业的从业人员,尤其是直接接触食品的生产工人、售货员等的健康状况,直接关系到消费者的健康,如果这些人患有传染病或者是带菌者,就容易通过被污染的食品造成传染病的传播和流行。因此,加强食品从业人员的健康管理是贯彻"预防为主"的一项重要措施。

1. 个人健康的要求

食品从业人员应接受健康检查，取得合格证后方可参加食品生产。以下疾病不得从事食品生产工作。

(1) 肝炎（病毒性肝炎和带菌者）；
(2) 活动性肺结核；
(3) 肠伤寒和肠伤寒带菌者；
(4) 细菌性痢疾和痢疾带菌者；
(5) 化脓性或渗出性脱屑性皮肤病；
(6) 其他有碍食品卫生的疾病。

对患有上述疾病的人员，应迅速调离直接接触食品的工作岗位，待治愈或带菌消失后，方可恢复工作。

2. 卫生知识培训

上岗前要先进行卫生培训教育，考试合格取得合格证后方可上岗工作，主要进行良好卫生操作规范培训，了解卫生操作要求及规定。要求员工正确理解交叉污染存在的普遍性、危害性及复杂性。

3. 操作卫生

食品从业人员必须保持良好的个人卫生，做到勤洗澡、勤理发、勤换工作服、勤剪指甲等，养成良好的卫生习惯，防止污染食品。

(1) 着装要求

1) 进车间前必须穿戴整洁统一的工作服、帽、鞋，工作服应盖住外衣，袖口、领口要扣严；
2) 每天更换工作服，保持工作服整洁；
3) 直接与原料、半成品和成品接触人员不准戴耳环、戒指、手镯、手表；不准浓妆艳抹、染指甲、喷洒香水、吸烟等进入车间；
4) 发网或工作帽要将头发完全罩住，防止头发等异物落入食品中；
5) 操作人员不得穿工作服到加工区外的地方，不准穿工作服进厕所。

(2) 手的卫生管理

如遇下列情形则须彻底洗手：

1) 开始工作前；
2) 上厕所后；
3) 处理操作任何生食品（尤其是肉、禽、水产品）后；
4) 处理被污染的原材料、废料、垃圾后；
5) 清洗设备、器具、接触不洁用具后；
6) 用手抠耳、擤鼻，用手捂嘴咳嗽后；
7) 接触其他有污染可能的器具或物品后；
8) 从事其他与生产无关的活动后；

9）工作之中至少每 2~3h 洗手一次。

（3）操作卫生

1）在车间所有的入口处均设有完善的洗手消毒设施，如感应式、肘触式、脚踏式等非手动式洗手器，并配有消毒洗手液和一次性擦手纸或烘手器；

2）洗手池应贴"工作前请洗手"及洗手程序的标语或图解；

3）上班前不许酗酒，严禁一切人员在加工车间内吃食物、吸烟、随地吐痰和乱扔废弃物；

4）生产车间进口，必要时应设有工作鞋消毒池；

5）操作人员手部受到外伤应及时处理，不得接触食品或原料，经过包扎治疗后，应参加不直接接触食品的工作；

6）生产车间不得带入或存放个人生活用品，如衣服、食品、烟酒、药品、化妆品。

五、食品原材料的卫生管理

1. 原材料的卫生要求

我国目前制订的食品原材料卫生标准有：《食用植物油卫生标准》（GB2716—2005）、《味精卫生标准》（GB2720—2003）、《食糖卫生标准》（GB13104—2005）、《牛肉、羊肉、兔肉卫生标准》（GB2708—1994）等。

2. 原料采购、运输

原辅材料的采购、运输必须符合《食品企业通用卫生规范》（GB14881—1994）。另外，采购原辅料前应先到国家允许的定点厂家进行卫生考察和认证，采购后应向供应商索取原辅材料的卫生质量检查合格证或检验报告，在运输过程中应防止原辅料的污染。

3. 原材料验收

对所购进的原辅料进行严格的质量和卫生检查。对不合格的原材料拒绝接收。认真核对货单，包括产品名称、数量、批号、生产日期、保质期、产地及厂家，检查该产品的卫生检验合格证及检验报告，检查货物的卫生状况：外观、色泽、气味等。

4. 原材料的贮存

原材料的贮存也应符合《食品企业通用卫生规范》（GB14881—1994）。

（1）应设置与生产能力相适应的原材料场地和仓库。

（2）新鲜果、蔬原料应贮存于遮阳、通风良好的场地，地面平整，有一定坡度，便于清洗、排水，及时剔出腐败、霉烂原料，将其集中到指定地点，按规定方法处理，防止污染食品和其他原料。

（3）一般冷库温度应控制在 0~5℃，冷冻库温度控制在 -18℃，还可根据不同要求，按规定的温度、湿度贮存。

（4）其他原材料场地和仓库，应地面平整，便于通风换气，有防尘、防鼠、防蝇、防虫等设施。

（5）原料场地和仓库应设专人管理，建立管理制度，定期检查质量和卫生情况，按时清扫、消毒、通风换气；对于易碎物品要严防破碎，如灯泡要用铁丝网灯罩。

（6）各种原材料应按品种分类、分批贮存，每批原材料均有明显标志，同一库内不得贮存相互影响风味的原材料或存放有毒、有害以及放射性物质等。

（7）原材料应离地、离墙并与屋顶保持一定距离，垛与垛之间也应有适当间隔。

（8）遵循先进先出的原则，及时剔出不符合质量和卫生标准的原料，防止污染。

六、食品生产过程的卫生管理

1. 生产设备和用具的卫生要求

食品生产机械设备及容器等与食品密切接触，在一定情况下有可能污染食品，故其应有一定的卫生要求，设备的选择应符合以下卫生要求。

（1）食品生产设备在设计结构上要求便于消毒、拆装、清洗、检查和维修，接口和转角处不应有死角，均应成圆角；搅拌装置通常可采用能拆装的搅拌叶和轴，以便拆下清洗；同时，凡与食品直接接触的机器部件及器具、容器使用对人体无害和耐腐蚀材料制成，并且不应影响成品的色泽、香气、风味和营养成分，如铜离子易引起食品变色、变味、油脂酸败和维生素损失等，一般不建议使用铜制设备和器具；

（2）设备与食品直接接触的部位，均应有光滑的表面，加工的零件不应有裂缝、砂眼、小孔等；

（3）较长的封闭式运输带和槽，应设有活络板，以便开启清洗；

（4）生产设备中的空气管道应设有过滤装置，筛网尽可能采用有孔的金属板制成；

（5）食品设备的螺牙部件应能拆装，便于清洗，不应采用内螺牙；

（6）机械设备上的润滑油含有多氯联苯，对人体有毒，故应采用措施防止润滑油污染食品；

（7）冷藏设备及杀菌设备应有准确的温度仪表等。

2. 食品初加工的卫生

（1）冷冻食品原料解冻温度一般控制在10℃左右，紧急情况下采用流水解冻或采用微波解冻；

（2）不需热加工而直接入口的果蔬类，须设专门的冷荤间，做到专人、专室、专消毒、专工具和专冷藏；

（3）初加工的肉、禽、水产品要清洗，掏净内脏，去净毛、血块、鳞片等；

（4）蔬菜水果要择洗干净，无烂叶、无杂物、无泥沙、无虫及虫卵等；

（5）荤素要分开加工，动物性食品和蔬菜类食品要分别设加工车间和加工用具；

（6）初加工的废弃物要及时清理，做到地面和地沟无杂物、无积水、无油腻等。

3. 微生物的控制

控制食品卫生，最主要是控制食品中微生物的生长和繁殖。重点了解微生物生长的六个必要条件，即食物、pH、温度、时间、氧气、湿度。

4. 食品的包装

（1）应设专门的食品包装间，内设空调、紫外线灭菌、二次更衣和清洗消毒设施；

（2）成品应有固定包装，且检验合格后方可包装，包装应在良好的状态下进行，防止异物进入；

（3）使用的包装容器和材料，应完好无损，符合国家卫生标准；

（4）包装上的标签应符合食品安全国家标准《预包装食品标签通则》（GB7718—2011）的规定；

（5）成品包装完毕，按批入库。

5. 预防交叉污染和二次污染

要保证生、熟分开储藏，原材料、半成品和成品要使用不同的冷库。每天应用紫外线进行空气消毒，工作台、设备器具等与食品接触的所有物品均应用消毒剂消毒。

七、成品储藏、运输和销售的卫生管理

1. 成品储藏

（1）成品按品种、先后批次、生产日期等分类存放，不得与有毒、有害物品或其他易腐、易燃品混存；

（2）成品堆放应有利于通风，取放等；

（3）要有防虫、防蝇、防鼠等设施；

（4）易腐食品要注意储藏条件和保质期，可采用低温冷藏或其他保鲜措施预防腐败变质。

2. 成品运输

食品在运输过程中，是否受到污染或发生腐败变质与运输时间的长短、包装材料的质量和完整程度、运输工具的卫生情况以及食品种类有关。因此在运输过程中应注意以下几点：

（1）安装防雨、防尘、保温等设施；

（2）运输工具及装卸工具等要符合卫生要求，对装运过有毒、有害物质的运输工具要彻底清洗消毒，并经检验合格后方可装运食品；

（3）运输中避免强烈震荡、撞击、挤压等；

（4）易腐食品应在低温或冷藏条件下运输，应有冷藏设备或有效无害的防腐方法；

（5）避免易造成交叉污染或相互影响风味的食品同车装运；

（6）运输生鲜食品，应有专用车，最好专车专用。

3. 成品销售

食品销售是食品生产、储藏、运输直到消费者手中的最后一道环节，由于食品销售点多面广，致使其污染的机会也增多。所以应加强食品销售环节的卫生管理。

（1）进货计划要恰当，边销售边存放，不要造成滞销和积压货物；

（2）货架应离墙离地；

（3）易腐食品要存放在低温或冷藏条件下，如放在冰箱、冰柜、冷藏展示柜中；

（4）裸露食品要注意防蝇、防尘等，如使用灭蝇灯或者罩上网罩等；

（5）销售散称食品时，要注意及时清理最底层的剩余食品，避免多次积压，造成过期或变质等。

第四节　进出口食品的卫生管理

进出口食品的卫生问题关系到国家的荣誉和消费者的切身利益。食品是国际贸易的大宗商品，也是我国进出口贸易中的重要商品。随着我国对外贸易的发展，进出口食品的数量与品种不断增加。

进出口食品因卫生质量不符合要求而造成索赔、退货等问题也时有发生。因此，为了维护国家的信誉和消费者的利益就必须加强进出口食品的卫生管理。

一、进口食品的卫生管理

进口食品的卫生问题关系到保障人民健康、维护国家主权的大事。近年来，随着进口食品的数量和品种不断增加。经查验发现有些进口食品不符合我国食品卫生标准和要求。有的进口玉米、花生中的黄曲霉毒素 B_1 含量超过我国卫生标准规定；进口大豆中曼陀罗籽超过卫生标准，食后引起中毒；进口小麦中马拉硫磷含量超过卫生标准；进口方便面的调味料中大肠杆菌群最近似数超过我国同类食品卫生标准等。

为了保障人民身体健康，就必须加强进口食品的卫生管理。因此，《中华人民共和国食品卫生法》规定：进口的食品、食品添加剂、食品容器、包装材料和食品用工具及设备必须符合国家卫生标准和卫生管理办法的规定。

进口前款所列产品，由口岸进口食品卫生监督检验机构进行卫生监督、检验。检验合格的，方准进口。海关凭检验合格证书放行。

进口单位在申报检验时，应当提供输出国（地区）所使用的农药、添加剂、熏蒸剂等有关资料和检验报告。

进口第一款所列产品，依照国家卫生标准进行检验，尚无国家卫生标准的，进口单位必须提供输出国（地区）的卫生部门或者组织出具的卫生评价资料，经口岸进口食品卫生监督检验机构审查检验并报国务院卫生行政部门批准。

1. 卫生监督的内容

（1）接受进口食品经营单位的申报检验，审核所提供的有关单证、资料。

（2）现场监督查验，及时处理食品污染等卫生方面问题。

（3）抽取代表性样品。

（4）实验室检验，包括细菌及细菌产生的毒素，霉菌及其毒素，有害金属，农药残留，添加剂的品种和含量，放射性物质污染，有毒动、植物及其毒素的检验等。

（5）出具卫生证书。内容包括卫生学综合评价结论和处理决定。

（6）监督卫生证书的实施情况。例如，对不合格食品的退货、销毁、重加工处理及复验等。

（7）进口食品的后续管理。市场巡回监督，杜绝漏报漏检现象；对污染食品的跟踪监督，调查处理。

（8）行政处罚。对违反进口食品卫生法规的行为，依法进行行政处罚；对不服从处罚的，依法进行行政诉讼或申请法院强制执行。

2. 对进口食品生产经营单位的监督管理内容

（1）卫生注册登记，包括食品的注册和企业法人的注册登记。

（2）对进口食品的生产、经营活动史的调查和对生产经营过程进行卫生监督，保证产品的卫生质量。

（3）对进口食品报验员及其他有关从业人员进行卫生知识培训。

3. 进口食品中文标签管理内容

按照强制性国家标准《食品标签通用标准》（GB7718—1994）以及《产品标识标注规定》的规定，一般进口预包装食品标签必须标注：食品名称、配料表、净含量及固形物含量、食品原产国或地区(指香港、澳门、台湾)名称、生产日期，保质期或/和保存期、经销商名称和地址。

另外，特殊营养品(如婴幼儿食品、营养强化食品等)除标上述内容外，还必须按照《预包装特殊膳食用的食品标签及说明通用标准》（GB13432—2004）的规定，标明热量和营养素的含量、储藏条件、食用方法；酒类必须按照《预包装饮料酒标签通则》（GB10344—2005）的规定标明酒精度、产品类型(或糖度)、原汁量(只限啤酒和果酒)。

标签内容不得有夸大或者虚假的宣传内容；名称应当表明产品的真实属性；日期的表示方法应当符合国家标准规定或者采用"年、月、日"表示；生产日期和保质期(保存期)不得单独印制后粘贴或覆盖在中文标签上，食品标签所用文字必须是规范的汉字；产品标识中使用的计量单位应为法定计量单位；食品标签不得与包装容器分开；标签上的内容必须清晰、简单、醒目，以保证消费者购买和食用时易于辨认和识读。

二、出口食品卫生监督

出口食品在我国对外贸易中占有重要地位，我国出口食品主要有粮谷类、肉类、罐头、水产品、酒类、蜂蜜、水果、蔬菜、干果、干菜等，其中不少是我国独特产品，在国际市场上享有很高的声誉。

由于世界各国对食品污染日益重视，许多国家都制订了各种食品卫生法令、条例，加强了对进口食品的检验和管理。对我国出口食品提出了严格的卫生质量要求。因此，我国也加强了对出口食品的卫生监督管理。

1. 出口食品卫生注册、登记制度

出口食品卫生注册、登记制度是以《食品卫生法》、《商检法》以及《进出境动植物检疫法》为依据的强制性认证制度。根据有关规定，凡在我国境内生产、加工、储藏出口食品的工厂和仓库必须取得卫生注册或卫生登记证书后方可生产、加工、储藏出口食品。

2. 出口食品卫生注册、登记的对象

根据《出口食品厂、库卫生注册细则》的规定，须实施卫生注册管理的食品生产企业包括如下13类：①罐头类；②水产品及其制品，活品除外；③饮料类，包括啤酒；④畜禽肉类及其制品，包括野禽野味；⑤速冻方便食品，主要指用粮油、面粉、果菜、肉类、水产品等原料制作，经加热或未加热后经速冻、冷藏的方便食品；⑥面粉制品类，包括糖果、方便面、烘焙及膨化食品；⑦糖果，包括甘蔗糖、甜菜糖和各种天然糖料；⑧乳制品类；⑨蛋制品；⑩蜂蜜制品类；⑪脱水食品类；⑫肠衣类；⑬茶叶类。

除上述以外的出口食品厂则实施卫生登记管理。

3. 出口食品卫生注册、登记申办程序

（1）申请。出口食品生产企业可向当地出入境检验检疫机构提出办理卫生注册（登记）的申请，填写卫生注册（登记）申请书，同时附上企业的以下资料：①质量手册；②厂区平面图；③出口产品加工工艺流程图以及其他一些检验检疫机构认为必要的资料。

（2）评审。当地检验检疫机构接到企业递交的卫生注册（登记）申请书及有关资料后，将组成评审组。首先进行文件审查，然后进行现场评审。评审结束后对评审合格的企业核发卫生注册（登记）证书和注册编号，证书有效期为3年。

4. 出口食品加工企业对外注册

出口食品加工企业对外注册工作由国家出入境检验检疫局负责统一管理，各地出入境检验检疫机构负责所辖地区出口食品加工企业对外卫生注册的预审、上报和日常监督管理。

5. 出口要求

取得卫生注册资格的企业，其出口食品须经检验合格，并签发检验检疫证书后方可出口。

三、出口转内销食品的卫生管理

由于出口食品应符合进口国的卫生标准，当出口食品因某种原因不能出口而转为内销时，应根据具体情况进行处理。

出口食品转内销的一般要求如下：

（1）凡因卫生质量不符合出口要求的食品，须转为内销时，应由提出转内销的主管部门将食品名称、数量、生产单位、生产日期、批号及处理原因以书面形式报告当地卫生部门。卫生部门按规定的卫生要求进行鉴定，并出具检验报告或提出鉴定意见。

（2）经销出口转为内销食品的主管部门必须持有卫生部门的检验报告或鉴定意见。销售单位在销售过程中，应把好食品质量关。

（3）各种出口转内销食品经检验认为不符合卫生要求的，不得出售，也不得在企业内部食堂或职工中推销。应征求当地卫生部门的意见，区别情况妥善处理。

（4）因出口特殊要求而使用不符合国家规定的食品添加剂生产的食品，应做到有计划生产争取全部出口。若其中部分产品须转为内销时，应由当地卫生、外贸、轻工、商业部门共同研究处理。

第五节　食品企业生产标准规范体系的建立

一、食品良好生产规范

（一）良好生产规范的概念

良好生产规范（good manufacturing practice，GMP），又叫良好操作规范，它是为保证食品质量安全而制定的贯彻于食品生产全过程的一系列方法、技术要求和监控措施。

（二）良好生产规范的分类

1. 依据 GMP 的法律效力分类

（1）强制性 GMP。食品生产企业必须遵守的法律规定。由国家或有关政府部门制定、颁布并监督实施。

（2）指导性或推荐性 GMP。由国家有关部门或行业组织协会制定并推荐给食品企业参照执行，属自愿遵守原则。

2. 根据制定机构和适用范围分类

（1）由国家权力机构制定的 GMP。美国 FDA 制定的低酸性罐头 GMP，中国卫生部制定的《食品企业通用卫生规范》（GB14881—1994）、《出口食品生产企业卫生要求》、《保健食品良好生产规范》。

（2）由行业组织制定的 GMP。作为同类食品企业共同参照自愿遵守的规范。

（3）由食品企业自己制定的 GMP。作为企业内部管理规范。

（三）实施 GMP 的基本精神、主要目的和意义

1. 实施 GMP 的基本精神

（1）将食品制造过程中人为的差错控制在最低限度。

（2）防止食品在制造过程中遭受污染或质量劣变。

（3）保证质量管理体系高效运行，建立健全自主性质量保证体系。

2. 实施 GMP 的主要目的和意义

（1）确保食品卫生质量，保障消费者利益。

GMP 对整个食品生产销售链（从原料进厂直至成品的储运及销售）的各个环节均提出了具体的控制措施、技术要求和相应的检测方法及程序，可有效控制食品的卫生质量，从而为消费者提供合格的产品，确保了消费者的利益。

（2）促进食品企业质量管理的科学化和规范化，提高食品行业的整体素质。

GMP 以标准形式颁布，具有强制性和可操作性。实施 GMP 可使企业依据 GMP 规定建立和完善自身科学化质量管理系统，规范生产行为，推动 ISO9000、HACCP 和

ISO22000 等在食品工业中的进一步实施与发展。

(3) 有利于食品的国际贸易。

GMP 原则已被世界上许多国家认可并采纳，GMP 是衡量企业质量优劣的重要依据之一，所以在食品企业实施 GMP，将会提高其在国际贸易中的认可度和竞争力，有利于进入国际市场。

(4) 为卫生行政部门、食品卫生监督员提供监督检查的依据。

GMP 的实施可使卫生行政部门、食品卫生监督员对食品卫生的监督检查更具科学性和针对性，从而提高了对食品企业的监督管理水平。

(5) 促进食品企业公平竞争。

企业实施 GMP 后，其产品质量将会大大提高，从而带动良好的市场信誉和经济效益。通过加强 GMP 的监督检查，促进一些落后或不具备生产条件的企业的淘汰或整改，促使其引进新技术、新设备等来提高产品质量，进而促进企业公平竞争。

（四）GMP 的主要内容

GMP 的主要内容有以下几方面：

(1) 对加工环境、工厂设计和设施的规范性要求；
(2) 对加工设备与器具的规范性要求；
(3) 对原辅料采购、运输及贮藏过程中的规范性要求；
(4) 对生产过程（加工、包装、消毒、贮运等环节）的规范性要求；
(5) 对成品及其贮存、运输、销售等的规范性要求；
(6) 对企业卫生设施的规范性要求；
(7) 对食品质量检验和食品安全控制的规范性要求；
(8) 对从业人员卫生管理的规范性要求。

（五）GMP 的发展历程

1. 世界 GMP 的发展历程

GMP 是英文 "good manufacturing practice for drugs" 的缩写，标准翻译为《药品生产质量管理规范》。它是一种包括 4M 管理要素的质量保证制度，即选用符合规定要求的原料（Material），以合乎标准的厂房设备（Machines），由胜任的人员（Man），按照既定的方法（Methods）制造出品质既稳定而又安全卫生的产品的一种质量保证制度。

1961 年发生了一起 20 世纪最大的药物灾难，12000 余例 "海豹" 样畸形胎儿，因孕妇服用 "反应停" 而引起。这起灾难源于欧洲（原联邦德国），殃及澳大利亚、加拿大、日本以及拉丁美洲、非洲等 28 个国家。

1963 年美国 FDA 颁布了世界上最早的一部药品 GMP；1968 年澳大利亚确定药品 GMP 认证审核制度；1969 年世界卫生组织（WHO）颁发了自己的 GMP，并建议各国药品生产采用 GMP 制度；同年美国又公布了《食品制造、加工、包装储藏的现行规范》，简称 CGMP 或 FGMP 基本法，代号为 21 CFR part 110，此法规适用于所有食品，作为食品的生产、包装、贮藏卫生品质管理体制的技术基础，具有法律上的强制性。1971 年英国制订了《GMP》（第一版）；1972年欧共体公布了《GMP总则》指导欧共体国家药品生产；1974年日本推出GMP，1976年通过行政命令来强制推行；1988年东南亚国家联盟也制订了自己的GMP；1982年我国台湾地区也开始强制推行GMP。

2. 我国GMP的发展

我国食品企业质量管理规范的制定工作起步于20世纪80年代中期。1984年由原国家商检局制定和发布了类似GMP的卫生法规《出口食品厂、库最低卫生要求》，对出口食品生产企业提出了强制性的卫生要求。上述卫生规范制定的目的主要是针对我国大多数食品企业卫生条件和卫生管理比较落后的现状，重点规定厂房、设备、设施的卫生要求和企业自身的卫生管理等内容。缺少对生产和管理纪录的处理、成品售后意见处理、成品回收、建立产品档案等品质管理的相关内容，对企业人员的素质及资格没有提出具体要求。后经过修改，于1994年11月由原国家进出口商品检验局发布了《出口食品厂、库卫生要求》。在此基础上，又陆续发布了9个专业卫生规范，共同构成了我国出口食品GMP体系。2002年4月，国家质量监督检验检疫总局颁布《出口食品生产企业卫生注册登记管理规定》，这一规定的附件二相当于我国最新的食品GMP，其主要内容共19条，其核心是"卫生质量体系"的建立和有效运行。

至今卫生部共发布20个国标GMP，其中含有1个通用GMP，即《食品企业通用卫生规范》，19个专用GMP，包括罐头厂卫生规范、白酒厂卫生规范、啤酒厂卫生规范、酱油厂卫生规范、食醋厂卫生规范、蜜饯厂卫生规范、糕点厂卫生规范、乳品厂卫生规范、肉类加工厂卫生规范、饮料厂卫生规范、葡萄酒厂卫生规范、果酒厂卫生规范、黄酒厂卫生规范、面粉厂卫生规范、巧克力厂卫生规范、食用植物油厂卫生规范、膨化食品良好生产规范、保健食品良好生产规范、饮用天然矿泉水厂卫生规范，并作为强制性标准予以发布。

（六）GMP与一般食品标准的区别

虽然中国GMP以标准形式颁布，但其性质、侧重点和内容与一般食品标准有着根本区别。

（1）性质。

1）GMP对食品企业的生产条件、操作和管理行为提出规范性要求。

2）一般食品标准是对食品企业生产出的终产品提出量化指标要求。

（2）侧重点。

1）GMP侧重点在成品出厂前整个生产过程的各个环节上，不仅仅是终产品。

2）一般食品标准侧重于终产品的判定和评价。

（3）内容。

1）GMP内容包括硬件和软件两方面。①硬件：食品企业的厂房、设备、卫生设施等方面的技术要求；②软件：人员、生产工艺、生产行为、管理组织、管理制度、记录、教育培训等方面的管理要求。

2）一般食品标准内容主要是产品必须符合的卫生和质量指标。如理化、微生物等污染物的限量指标；水分（POV）、挥发性盐基总氮（TVB-N）等食品腐败变质特征指标；纯度、营养素、功效成分等与产品品质相关的指标。

（七）我国食品 GMP 的发展趋势

我国食品 GMP 主要从以下几方面进行发展。

（1）强调加工原料链控制的难度与风险。

（2）引入 HACCP 原理，提出科学的、可操作性强的实施方案。

（3）加强培训，使每个人都认识到自己在防止食品污染和变质中的任务和责任。

（4）对"产品信息和消费者意识"作明确界定。这是由于不充分的产品信息或没有一般性的食品卫生知识可能导致食品链的后期出现食品处理不当的情况，即使在食品链的前期已经采取了充分的卫生控制措施，但因此而导致的食品处理错误仍有可能带来食物性疾病或者使产品不适于消费。

二、食品生产的危害分析与关键控制点系统

（一）HACCP 体系的基本原理和发展过程

HACCP 是 "hazard analysis and critical control point" 的缩写，中文译为"危害分析与关键控制点"，是目前世界上最具权威性的食品安全质量保护体系，用来保护食品在整个生产过程中免受可能发生的生物、化学、物理因素的危害。明确用于控制这些危害的预防性措施，从而将这些可能发生的食品安全危害消除在生产过程中，而不是靠事后检验来保证产品的可靠性。

HACCP 体系是一种建立在良好操作规范（GMP）和卫生标准操作规程（SSOP）基础之上的控制危害的预防性体系，它的主要控制目标是食品的安全性，因此它与其他的质量管理体系相比，可以将主要精力放在影响产品安全的关键加工点上，而不是对每一个步骤都放上很多精力，这样在预防方面显得更为有效。

早在 20 世纪 60 年代，美国的 Pillsbury 公司、美国 Natick 军队实验室和国家航空宇宙管理部门在为美国太空计划提供食品期间，他们认为现存的质量控制技术，在食品生产中不能提供充分的安全措施防止污染。传统的对产品质量的控制和卫生状况的监督均是以最终产品抽样检验为主。当产品抽验不合格时，已经失去了改正的机会；即使抽验合格，由于抽样检验方法本身具有的局限性，也不能保证产品 100% 的合格。要确保食品安全的唯一方法，是开发一个预防性体系，防止生产过程中危害的发生。由此他们率先提出了 HACCP 这一概念，并逐步形成了 HACCP 计划的 7 个原理。

（1）进行危害分析（HA）。首先要找出与品种有关和与加工过程有关的可能危及产品安全的潜在危害，然后确定这些潜在危害中可能发生的显著危害，并对每种显著危害制订预防措施。

（2）确定加工中的关键控制点（CCP）。对每个显著危害确定适当的关键控制点。

（3）确定关键限值。对确定的关键控制点的每一个预防措施确定关键限值。

（4）建立 HACCP 监控程序。建立包括监控什么、如何监控、监控频率和谁来监控

等内容的程序,以确保关键限值得以完全符合。

(5) 确定当发生关键限值偏离时,可采取的纠偏行动,以确保恢复对加工的控制,并确保没有不安全的产品销售出去。

(6) 建立有效的记录保持程序。

(7) 建立验证程序,证明HACCP系统是否正常运转。

这7个原理从(1)至(5)实际上是一步接一步的,(6)和(7)哪一步在先都可以,所以也有人把这7个原理翻译成7个步骤。

HACCP体系不是一个零风险管理体系,却是一个食品安全控制的体系。它不是一个独立的体系,必须建立在食品安全项目的基础上才能使其运行。1971年在美国第一次国家食品保护会议上提出了HACCP的原理,立即被食品和药品管理局接受,并决定在低酸性罐头的GMP中使用。FDA于1974年公布了将HACCP原理引入低酸性罐头食品的GMP。1985年美国科学院(NAS)就食品法规中HACCP有效性发表了评价结果,并提出HACCP体系应被所有的执法机构采用,对食品加工者来说应是强制性的。随后,由美国农业部食品安全检验局(FSIS)、美国陆军Natick研究所、食品和药品管理局(FDA)、美国海洋渔业局(NMFS)四家政府机关及大学和民间机构的专家组成的美国食品微生物学基础咨询委员会(NACMCF)于1992年采纳了食品生产HACCP的7个原理。1993年FAO/WHO食品法典委员会(CAC)批准了《HACCP体系及其应用准则》,该准则已被广泛接受并得到了国际上普遍的采纳。美国于1995年12月公布了HACCP法规,目前首先在美国执行的有两项,即从1997年12月18日起实施的《水产品管理条例》和1998年1月实施的《肉类和家禽管理条例》。实施的范围包括美国生产及外国进口的产品。1997年HACCP原理被CAC接受,并被应用于其修订的《食品卫生通则》。

HACCP体系已经被世界范围内许多组织,如联合国的食品法典委员会、欧盟,以及加拿大、澳大利亚、新西兰、日本等国所认可。联合国粮农组织的官员在国际水产品检验与质量控制会议上,希望水产行业积极引入和推进HACCP体系,把各国的水产品检验和质量控制体系逐渐协调一致,增加透明度,不断发展和完善有关的国际标准和准则,使国际贸易更顺利的发展。一些发展中国家,由于诸多因素,在水产品出口时,只能遵守发达国家的规定,力争也能达成水产品HACCP的谅解备忘录(MOU)。1986年泰国开始引入HACCP概念,1992年开始进行自愿认证,1996年开始实行强制性认证,目前已有65%以上的企业完全实行HACCP体系。我国于1996年引入HACCP体系并实施,并且起草了《基于HACCP的食品安全管理体系规范》。规范考虑了管理体系的完整性、国际兼容性、应用可操作性和科学性,还将国内外法规、标准和其他要求渗透于体系中;同时,为验证基于HACCP的食品安全管理体系的有效性,确保食品安全,体现生产加工企业对消费者的安全承诺,还考虑了体系评价中成品和半成品检验中抽样方法、检验方法的区域差异要求。

《基于HACCP的食品安全管理体系规范》已于2004年1月16日通过了国家认证认可委员会(CNAB)的审议,现已发布。其发布与实施,不但可以为我国食品企业建立基于HACCP的食品安全管理体系提供统一的依据,为企业建立食品安全管理体系提供帮助，控制食品加工中和食品本身的危害；也可以为社会、消费者和第三方认证机构提供评价食品企业食品安全管理体系的原则，为政府对食品企业的管理和监督提供技术支持，同时也可以为今后我国参与相关国际标准的制定做一些基础性工作。

（二）HACCP 的基本原则

HACCP 是用于对某一特定食品生产过程进行鉴别评价和控制的一种系统方法。该方法通过预计哪些环节最可能出现问题，或一旦出现问题对人危害较大，来建立防止这些问题出现的有效措施以保证食品的安全。即通过对食品全程的各个环节进行危害分析，找出关键控制点，采用有效的预防措施和控制手段，使危害因素降到最低程度，并采取必要的验证措施，使产品达到预期的要求。

现将 HACCP 体系中常见的名词作一介绍，以便更好地掌握该体系。

（1）控制（动词）：采取一切必要措施，确保和保持与 HACCP 计划所制定的安全指标一致。

（2）控制（名词）：遵循正确的方法和达到安全指标的状态。

（3）控制措施（control measure）：用以防止或消除食品安全危害或将其降低到可接受的水平，所采取的任何措施和活动。

（4）纠正措施（corrective action）：在关键控制点上，检测结果表明失控时，所采取的任何措施。

（5）关键控制点（critical control point，CCP）：可运用控制，并且该控制对防止、消除某一食品安全危害或将其降低到可接受水平的步骤。

（6）CCP 判断树：用一系列问题来确定一个关键控制点。

（7）关键限值（CL）：区分可接受水平或不可接受水平的判定值。

（8）偏差：不符合关键限值标准。

（9）纠偏行动：当关键控制点从一个关键限值发生偏离时采取的行动。

（10）操作限值（OL）：比关键限值更严格的，由操作者使用来减少偏离的风险标准。

（11）危害：食品中所含有的对健康有潜在不良影响的生物、化学或物理因素或食品存在条件。

（12）潜在危害：理论上可能发生的危害。

（13）显著危害：由危害分析所确定的，需通过 HACCP 体系的关键控制点予以控制的潜在危害。

（14）危害分析：收集和评估导致危害和危害条件的过程，以便决定那些对食品安全有显著意义，从而应被列入 HACCP 计划中。

（15）HACCP 计划：在 HACCP 原理基础上编制的文件，用以描述食品企业必须遵守的控制某一特定加工过程危害的程序。

（16）监控：为了确定 CCP 是否处于控制之中，对所实施的一系列对预定控制参数所作的观察或测量进行评估。

（17）风险：一种对可能发生危害的评估。

（18）步骤：食品链中某个点、程序、操作或阶段，包括原材料，从初级生产到最终消费。

（19）确认：包括信息的收集和评估，以决定当 HACCP 计划正常实施时，是否能有效地控制显著的食品危害。

（20）验证：除监控外，应用方法、程序、检测和其他评价方法确定与 HACCP 计划的一致性。

（21）卫生标准操作程序（SSOP）：是食品加工厂为了保证达到 GMP 所规定的要求，确保加工过程中消除不良的因素，使其加工的食品符合卫生要求而制定的操作程序，用于指导食品生产加工过程中的清洗、消毒和卫生保持。

（三）HACCP 计划实施过程及要求

HACCP 体系是一种建立在 GMP 和 SSOP 基础之上的控制危害的预防性体系，它的主要目标是食品的安全性，是鉴别特定危害并规定控制危害措施的体系，由以下基本内容组成。

1. 危害分析

危害分析的目的是找出可能发生的危害和评估危险的严重性，并制定控制危害的预防性措施。

2. 确定关键控制点

关键控制点是指能够实施控制的一个点、步骤或过程。确定关键控制点的目的是为了使每个显著危害被预防、消除或减少到可以接受的水平。确定关键控制点后，还要设定发生在各个关键控制点的危害的可接受的最低水平。

3. 建立关键限值

关键限值是确保食品安全的界限，每个 CCP 必须有一个或多个 CL，包括确定 CCP 的关键限值、制定与 CCP 有关的预防性措施必须达到的标准、建立操作限值等内容。极限可以作为每个 CCP 的安全界限。

4. 关键控制点的监控

监控是指进行一系列有计划的观察和采取相应的措施，用以评估 CCP 是否处于监控之下，并为将来验证程序的应用做好精确记录，包括监控什么、怎么监控及监控频率和力度的掌握、负责人的确定等方面内容。

5. 纠偏措施

企业应针对 CCP 的每个关键限值的偏离预先制定纠偏措施，以便在偏离时实施。纠偏措施应包括实施纠偏措施和负责受影响产品放行的人员；偏离原因的识别和消除；受影响产品的隔离、评估和处理。

6. 保持纪录

准备并保存一份书面的 HACCP 计划运行记录，并建立有效的记录保持程序。

7. 验证程序

建立验证HACCP体系正确运作的程序,包括验证对危害的控制是适当的,各安全控制点是否按照HACCP计划运作,并对运作情况做记录,确保HACCP整体计划是否充分有效。

另外,HACCP还要求企业有一套召回机制,由企业的管理层组成一个小组,必须要有相关人员担任总协调员对可能的问题产品实施紧急召回,最大限度保护消费者的利益。

(四) HACCP体系的应用范围

HACCP是可广泛应用于简单和复杂操作的一种强有力的体系。它被用来保证食品的所有阶段的商品安全。生产者在实施HACCP时,不仅必须检查其产品和生产方法。还必须将HACCP应用于原材料的供应,直到成品储藏,必须考虑发售环节,直到包括消费终点在内。HACCP体系可同样应用于新产品或现在产品。引入HACCP将其应用于新产品、新生产方法或部分工艺都是很方便的。由于HACCP概念的普遍原则,是使人、财、物力用于最需要和最有用的地方。这一思想使HACCP在通常是缺乏人、财、物力的许多发展中国家成为极理想的工具。促使HACCP在许多行业都被采用,如水产品、禽肉类、罐头、速冻蔬菜、果蔬汁、化妆品、餐饮业等。自从减少或消除有害的食品污染的HACCP体系发布以来,新技术在HACCP体系的工艺中就发挥了重要的作用。例如,在整个生产过程中,新技术能有效地防止或消除食品安全的危害,将会被广泛地接受并采用。

(五) HACCP体系的优越性

(1) 强调识别并预防食品污染的风险,克服食品安全控制方面传统方法(通过检测,而不是预防食物安全问题)的限制,有完整的科学依据。

(2) 由于保存了公司符合《食品安全法》的长时间记录,使政府部门调查员的效率更高,结果更有效,有助于法规方面的权威人士开展调查工作。

(3) 使可能的、合理的潜在危害得到识别,即使以前未经历过类似的失效问题。因而,对新操作工有特殊的用处。

(4) 有更充分的允许变化的弹性。例如,在设备设计方面的改进,在与产品相关的加工程序和技术开发方面的提高等。

(5) 与质量管理体系更能协调一致,有助于提高食品企业在全球市场上的竞争力,提高食品安全的信誉度,促进贸易发展。

(六) HACCP认证程序

第三方认证机构的HACCP认证,不仅可以为企业食品安全控制水平提供有力佐证,而且将促进企业HACCP体系的持续改善,尤其将有效提高顾客对企业食品安全控制的信任水平。在国际食品贸易中,越来越多的进口国官方或客户要求供方企业建立HACCP体系并提供相关认证证书,否则产品将不被接受。

HACCP体系认证通常分为四个阶段,即企业申请阶段、认证审核阶段、证书保持阶段和复审换证阶段。

1. 企业申请阶段

首先，企业申请HACCP认证必须注意选择经国家认可的、具备资格和资深专业背景的第三方认证机构，这样才能确保认证的权威性及证书效力，确保认证结果与产品消费国官方验证体系相衔接。在我国，认证认可工作由国家认证认可监督管理委员会统一管理，其下属机构中国国家进出口企业认证认可委员会（CNAB）负责HACCP认证机构认可工作的实施，也就是说，企业应该选择经过CNAB认可的认证机构从事HACCP的认证工作。

认证机构将对申请方提供的认证申请书、文件资料、双方约定的审核依据等内容进行评估。认证机构将根据自身专业资源及CNAB授权的审核业务范围决定受理企业的申请，并与申请方签署认证合同。

在认证机构受理企业申请后，申请企业应提交与HACCP体系相关的程序文件和资料。例如，危害分析、HACCP计划表、确定CCP点的科学依据、厂区平面图、生产工艺流程图、车间布局图等。申请企业还应声明已充分运行了HACCP体系。认证机构对企业提供和传授的所有资料和信息负有保密责任。认证费将根据企业规模、认证产品的品种、工艺、安全风险及审核所需人天数，按照CNAB制定的标准计费。

2. 认证审核阶段

认证机构受理申请后将确定审核小组，并按照拟定的审核计划对申请方的HACCP体系进行初访和审核，鉴于HACCP体系审核的技术深度，审核小组通常会包括熟悉审核产品生产的专业审核员，专业审核员是那些具有特定食品生产加工方面背景并从事以HACCP为基础的食品安全体系认证的审核员。必要时审核小组还会聘请技术专家对审核过程提供技术指导。申请方聘请的食品安全顾问可以作为观察员参加审核过程。

HACCP体系的审核过程通常分为两个阶段，第一阶段是进行文件审核，包括SSOP计划、GMP程序、员工培训计划、设备保养计划、HACCP计划等。这一阶段的评审一般需要在申请方的现场进行，以便审核组收集更多的必要信息。审核组根据收集的信息资料将进行独立的危害分析，在此基础上同申请方达成关键控制点（CCP）判定眼光的一致。审核小组将听取申请方有关信息的反馈，并与申请方就第二阶段的审核细节达成一致。第二阶段审核必须在审核方的现场进行。审核组将主要评价HACCP体系、GMP或SSOP的适宜性、符合性、有效性。其中会对CCP的监控、纠正措施、验证、监控人员的培训教育，以及在新的危害产生时体系是否能自觉地进行危害分析并有效控制等方面给予特别的注意。

现场审核结束，审核小组将根据审核情况向申请方提交不符合项报告，申请方应在规定时间内采取有效纠正措施，并经审核小组验证后关闭不符合项，同时，审核小组将最终审核结果提交认证机构作出认证决定，认证机构将向申请人颁发认证证书。

3. 证书保持阶段

鉴于HACCP是一个安全控制体系，因此其认证证书有效期通常最多为一年，获证企业应在证书有效期内保证 HACCP 体系的持续运行，同时必须接受认证机构至少每半年一次的监督审核。如果获证方在证书有效期内对其以 HACCP 为基础的食品安全体系进行了重大更改，应通知认证机构，认证机构将视情况增加监督认证频次或安排复审。

4. 复审换证阶段

认证机构将在获证企业 HACCP 证书有效期结束前安排体系的复审，通过复审认证机构将向获证企业换发新的认证证书。

此外，根据法规及顾客的要求，在证书有效期内，获证方还可能接受官方及顾客对 HACCP 体系的验证。

三、食品安全管理体系

随着经济全球化的发展、社会文明程度的提高，人们越来越关注食品的安全问题，要求生产、操作和供应食品的组织，证明自己有能力控制食品安全危害和那些影响食品安全的因素。顾客的期望、社会的责任，使食品生产、操作和供应的组织逐渐认识到，应当有标准来指导操作、保障、评价食品安全管理，这种对标准的呼唤，促使《食品安全管理体系要求标准》（ISO22000：2005）的产生。

ISO22000：2005 标准既是描述食品安全管理体系要求的使用指导标准，又是可供食品生产、操作和供应的组织认证和注册的依据。

ISO22000：2005 表达了食品安全管理中的共性要求，而不是针对食品链中任何一类组织的特定要求。该标准适用于在食品链中所有希望建立保证食品安全体系的组织，无论其规模、类型和其所提供的产品。它适用于农产品生产厂商，动物饲料生产厂商，食品生产厂商，批发商和零售商。它也适用于与食品有关的设备供应厂商，物流供应商，包装材料供应厂商，农业化学品和食品添加剂供应厂商，涉及食品的服务供应商和餐厅。

ISO22000：2005 采用了 ISO9000 标准体系结构，将 HACCP 原理作为方法应用于整个体系；明确了危害分析作为安全食品实现策划的核心，并将 CAC 所制定的预备步骤中的产品特性、预期用途、流程图、加工步骤和控制措施和沟通作为危害分析及其更新的输入；同时将 HACCP 计划及其前提条件—前提方案动态、均衡的结合。本标准可以与其他管理标准相整合，如质量管理体系标准和环境管理体系标准等。

（一）基本概念

食品是人类赖以生存和发展的最重要的物质基础。《食品安全法》对食品的法律定义为："各种供人食用或者饮用的成品和原料以及按照传统既是食品又是药品的物品，但是不包括以治疗为目的的物品。"《食品工业基本术语》将食品定义为："可供人类食用或饮用的物质，包括加工食品、半成品和未加工食品，不包括烟草或只作药品用的物质。"

食品质量则涉及对消费者而言的其他性状，即食品的使用价值，有正面性状，如风味、颜色、质地等，也有负面性状，如腐败性、变色、变味等。明确区分食品质量与食品安全涉及相关政策的制定，以及食品管理体系的内容和构架。

CAC在《食品卫生通则》中指出，食品安全是指"当根据食品的用途进行处理或食用时，食品不会给消费者带来危害的一种保证"。《食品安全法》规定：食品安全是指食品无毒无害，符合应当的营养要求，对人体健康不造成任何急性、亚急性或慢性危害。"无毒、无害"是指正常人在正常食用情况下摄入可食状态的食品，不会使人体致病或对人体产生潜在的健康损害。同时食品应该具有相应的营养、能促进健康。"无毒、无害"是食品的一个基本要求，现阶段应采取必要的措施把有毒、有害物质阻止、清除或降低到人们可接受的水平，使其符合国家的法律、法规和技术规范要求。

食品卫生是为防止食品污染和有害因素危害人体健康而采取的综合措施。世界卫生组织对食品卫生的定义是：在食品的培育、生产、制造直至被人摄食为止的各个阶段中，为保证其安全性、有益性和完好性而采取的全部措施。因食品的营养素不足或过量以及因消化吸收关系而引起人体的健康障碍等，属于食品营养的问题，一般来说，不属于食品卫生研究的范畴。

食品控制被定义为强化国家或地方对消费者利益的保护，确保所有食品在生产、加工、贮藏、运输及销售过程中是安全的、健康的、宜于人类消费的一种强制性的规则行为，同时符合安全及质量的要求，以及依照法规所述诚实、准确地予以标注。食品控制的首要任务是强化食品立法，以确保食品消费安全，使消费者远离不安全、不卫生和假冒食品，通过禁止出售那些购买者所不期望的非天然或不合质量要求的食品的方式来实现。

（二）食品安全管理体系建立的必要性

20世纪末，现代科技的迅猛发展虽然使人类生活条件得到极大的改善，但并未给食品安全卫生带来根本改善。近年来，国际上相继发生了一系列震惊世界的食品污染事件，如二噁英、疯牛病、O157禽流感等事件，形成了一次次的食品安全卫生的冲击波。食源性疾病发病率日趋上升，有关食品安全方面的争端严重阻碍着国际食品贸易的发展，食品新技术、新资源的应用给食品安全带来了新的挑战，防范犯罪分子利用食品进行犯罪或恐怖活动的重要性也越来越突出。在全球范围内，食品安全问题正日益成为全世界关注的焦点问题之一，有关国际组织和机构以及各国政府也高度重视，都将食品安全卫生控制放在极其重要的位置。

食品安全问题引发的社会、政治和贸易问题时有发生，世界各国的食品安全管理法规、机构、监管、信息、教育正在急剧变化，及时了解和掌握各国在食品安全管理方面的动向及相关研究成果，选择适合中国国情的食品安全管理体系，体现以人为本，实现经济和社会全面协调发展的科学发展观，是中国食品安全管理面临的主要挑战。

在当前全球食品贸易量剧增的形势下，无论是进口国还是出口国，都有责任强化本国的食品管理体系，履行基于风险分析的食品管理策略。多数国家的政治家和科学家认为有效的食品管理体系是确保本国消费者健康和安全的基础。

(三) 食品安全管理体系目标及构成

1. 食品安全管理体系的目标

（1）减少食源性疾病，保护公众健康。

（2）防范不卫生的、有害健康的、误导的或假冒的食品，以保护消费者权益。

（3）通过建立一个完全依照规则的国际或国内食品贸易体系，保持消费者对食品管理体系的信心，从而促进经济发展。食品管理体系应覆盖一个国家所有食品的生产、加工和销售过程，也包括进口食品。食品管理体系必须建立在法律基础之上，还必须强制执行。

2. 食品管理体系的构成

大多数国家食品管理体系由5个单元构成。即：食品法规，食品管理，食品监管，实验室检测，信息、教育、交流和培训。

（1）食品法规

制定食品法律是现代食品法规体系的基本单元。食品法规在传统上包含关于不安全食品的界定，强制不安全食品的召回，以及对负有责任团体和人员的惩处。现代食品法规在很大程度上不仅是为了保证食品安全有法律效力，而且还要允许食品安全管理权威当局依法建立一种预防性的保障体系。

除了食品安全立法以外，政府部门还需升级和更新食品标准。一些高水平的标准规范已经取代了与食品安全目标有关的原有标准。国家应吸收国际食品法典所长，学习其他国家在食品安全标准制定方面的做法，将有关信息、概念和需求加以修正，纳入本国标准体系。这种国家标准体系既要能够满足本国需要，又要符合卫生和植物检疫措施协定以及贸易伙伴的需要。

（2）食品管理

有效的食品管理体系需要在国家层面上有效地协调，并出台适宜的政策。其职责包括建立食品安全管理领导机构或部门，明确这些机构或部门在以下行动中的职责：发展执行国家统一的食品管理战略；运作国家食品管理项目；获得资金并分配资源；设立标准和规则；参与国际食品安全管理的联合行动；制订食品安全紧急事件反应程序；进行风险分析；等等。其核心职责可以概括为建立规范的措施，保障监督体系的运行，持续改进硬件条件，提供政策指南。

（3）食品监管

食品法规的监管和运行需要诚实、有效的调查工作为基础。作为调查工作的关键要素的调查人员应当是高素质的、训练有素的、诚实的，他们要日复一日地与食品工业、食品贸易以及社会打交道。食品管理体系的声誉和公正性在很大程度上是建立在调查人员诚信和专业的水平上的。因此，对调查人员进行适当的培训是建立有效的食品管理体系的前提。国家应通过持续的人力资源政策，保证调查人员不断得到培训和提高，逐步形成调查专家队伍。

(4) 实验室建设

实验室是食品管理体系的一个基本构成要素。实验室的数量和位置取决于体系的目标和工作量的大小,同时应考虑装备一个中央参照实验室,以完成一些复杂的试验和比对试验。食品管理部门的职责是按照标准监督这些实验室,并管理其运行过程。食品安全实验室的分析结果常常会在法庭上作为合法和有效的证据,这就需要在实验分析过程中高度认真,以确保实验的可信度和有效性。

(5) 信息、教育、交流和培训

信息发布、食品安全教育、给食品产业链上多个环节的代理人提出建议,这些工作在食品安全管理体系中扮演着越来越重要的角色。这些工作包括给消费者提供全面真实的信息;对信息进行系统化;推出面向食品行业行政管理人员和工作人员的教育项目;执行"培训培训者"项目;向农业和卫生部门的广大员工提供参考文献;等等。

(四) 食品安全管理体系的原则和原理

1. 食品安全管理体系的原则

当国家在建立、升级、强化或改变国家食品安全管理体系时,必须对很多支撑食品管理行动的原则和价值取向给予考虑。这些原则包括:

(1) 在食品链中尽可能充分地应用预防原则,以最大幅度地降低食品安全风险;

(2) 对从"农场到餐桌"链条的定位;

(3) 建立应急机制以处理特殊的危害(如食品召回制度);

(4) 建立基于科学原理的食品控制战略;

(5) 建立危害分析的优先制度和风险管理的有效措施;

(6) 建立对经济损益和目标风险整体的统一行动;

(7) 认识到食品安全管理是一种多环节且具有广泛责任的工作,并需要各种利益代言人的积极互动。

2. 食品安全管理体系的原理

(1) "从农场到餐桌"的整体概念

最有效降低风险的途径就是在食品生产、加工和销售链条中遵循预防性原则。要最大限度地保护消费者的利益,最基本的就是把食品质量和安全建立在食品生产从种植(养殖)到消费的整个环节。这种从农业种植者(养殖者)、加工者、运输者到销售商的链条叫做"从农场到餐桌",这个链条中的每一个环节在食品质量与安全中都是非常关键的。

食品危害和品质的损失可能发生在食品链上的不同环节,要一一找出这些危害是非常困难的,并且成本也是十分昂贵的。一种有机地组织起来的,对食品链中多个环节进行控制的预防性方法可以有效地增进食品质量与安全。对食品链上一些潜在的危害可以通过应用良好操作规范加以控制,如良好农业规范(GAP)、良好操作规范(GMP)、良好卫生规范(GHP)等。一种重要的预防性方法——危害分析与关键控制点(HACCP)

可应用于食品生产、加工和处理的各个阶段,HACCP已成为提高食品安全性的一个基本工具。

(2) 风险分析

风险分析是指对食品的安全性进行风险评估、风险管理和风险交流的过程。风险评估是以科学为基础对食品可能存在的危害进行界定、特征描述、暴露量评估和描述的过程。风险管理是对风险评估的结果进行咨询,对消费者的保护水平和可接受程度进行讨论,对公平贸易的影响程度进行评估,以及对政策变更的影响程度进行权衡,选择适宜的预防和控制措施的过程。风险交流是指在食品安全科学工作者、管理者、生产者、消费者以及感兴趣的团体之间进行风险评估结果、管理决策基础意见和见解传递的过程。例如,食品安全权威管理部门应该掌握将何种与食品安全有关的信息介绍给公众。这些信息包括对食品安全事件的科学意见、调查行为的综述、涉及食源性疾病食品细节的发现、食物中毒的情节,以及臭名昭著的食品造假行为等。这些行为都可以作为对消费者进行食品安全风险交流的一部分,使消费者能更好地理解食源性危害,并在食源性危害发生时,能最大限度地减少损失。

食品法典在国际层面上规范了风险分析的程序,已引入卫生和植物检疫措施协议。有关国际组织鼓励其他国家在本国食品管理体系中认可国际风险分析的结果。

(3) 透明性原则

食品安全管理必须发展成一种透明行为。消费者对供应食品的质量与安全的信心是建立在对食品控制运作和行动的有效性和整体性运作的能力之上的。应允许食品链上所有的利益关系者都能发表积极的建议,管理部门应对决策的基础给以解释。因此,决策过程的透明性原则是重要的。这样会鼓励所有有关团体之间的合作,提高食品安全管理体系的认同性。

扩展阅读:QS认证简介

QS是英文quality safety(质量安全)的缩写,获得食品质量安全生产许可证的企业,其生产加工的食品经出厂检验合格的,在出厂销售之前,必须在最小销售单元的食品包装上标注由国家统一制定的食品质量安全生产许可证编号并加印或者加贴食品质量安全市场准入标志"QS"。没有食品质量安全市场准入标志的,不得出厂销售。食品质量安全市场准入标志的式样和使用办法由国家质检总局统一制定,该标志由"QS"和"质量安全"中文字样组成。标志主色调为蓝色,字母"Q"与"质量安全"四个中文字样为蓝色,字母"S"为白色,使用时可根据需要按比例放大或缩小,但不得变形、变色。加贴(印)有"QS"标志的食品,即意味着该食品符合了质量安全的基本要求。

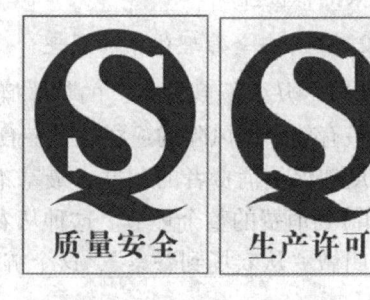

旧版样式　　新版样式

自2004年1月1日起,我国第一批必须标注QS的食品共5类,分别是小麦粉、大米、食用植物油、酱油、醋；第二批必须标注 QS 标志的食品共分 10 类，主要包括肉制品、乳制品、饮料、调味品（糖和味精）、方便面、饼干、罐头食品、冷冻饮品、膨化食品及速冻米面制品；第三批必须标注 QS 的食品共分 13 类，主要包括糖果制品、茶叶、葡萄酒及果酒、啤酒、黄酒、酱腌菜、蜜饯、炒货、蛋制品、可可制品、咖啡、水产加工品、淀粉及淀粉制品。

复习思考题

1. 食品监督管理的概念是什么？
2. 食品卫生监督管理的主要内容有哪些？
3. 一般来说，造成食品不符合卫生标准的原因有哪几方面？
4. 怎样才能进一步做好食品卫生监督管理工作？
5. 食品卫生监督管理的原则？
6. 什么是 GMP，主要内容有哪些？
7. 实施 GMP 的主要目的和意义是什么？
8. 简述 GMP 与一般食品标准区别。
9. HACCP 计划的 7 个原理是什么？
10. HACCP 有哪些操作步骤？
11. 简答食品卫生标准的概念。
12. 制定和实施食品卫生标准的意义如何？
13. 什么是关键控制点？
14. 食品安全管理体系的目标是什么？
15. 食品安全管理体系的原则包括什么？

第八章 实验教程

实验一 牛乳掺伪检验

项目一 牛乳掺水的检验(计算法)

一、实验目的

(1) 掌握牛乳密度以及掺水量的定量检验方法;
(2) 掌握乳稠计的使用。

二、实验原理

通过牛乳密度的测定,可判断出牛乳是否掺水,并可根据下述公式计算出掺水百分率。

三、仪器设备

温度计、量筒、乳稠计等。

四、检验方法

将样品混匀后,仔细倾入干燥、洁净的250mL量筒中,将乳稠计小心地沉到样品中相当于刻度30°处,放开手,令其自由浮动,但不要与量筒壁接触,待乳稠计平稳后,读取读数。

五、计算

牛乳密度的计算(用20℃/4℃乳稠计):
牛乳密度 = 1 + 0.001 × (乳稠计读数 + 2) + (测定温度 − 20) × 0.0002
掺水量(%) = [正常牛乳密度(1.03) − 被检牛乳密度] / (1.03 − 1) × 100%

项目二 牛乳掺淀粉、米汁的检验

一、实验目的

掌握牛乳中掺入淀粉、米汁的定性检验方法。

二、实验原理

纯牛乳中不含淀粉,利用碘遇淀粉类变为蓝色或蓝紫色的原理进行检验。

三、仪器设备

试管、酒精灯、移液枪、滴管等。

四、试剂

碘溶液。

五、检验方法

在试管中加入待检乳样2~3mL,煮沸,冷却后向其中滴入2~3滴碘溶液。如出现蓝色,说明乳样中掺有淀粉或米汁。

项目三 牛乳掺中和剂的检验(溴甲酚紫指示剂法)

一、实验目的

掌握牛乳中掺入中和剂的定性检验方法。

二、实验原理

中和剂和0.04%溴甲酚紫酒精溶液混合会产生显色反应,即出现天蓝色。根据这一原理可判断牛乳中是否添加有过量的中和剂。

三、仪器设备

试管、水浴锅、移液枪、滴管等。

四、试剂

0.04%溴甲酚紫酒精溶液。

五、检验方法

在试管中加入被检乳5mL和3滴0.04%溴甲酚紫酒精溶液,摇匀后放在沸水浴中加热2min,如有天蓝色出现,表示牛乳中加有过量的中和剂。

项目四 牛乳中掺电解质食盐的检验

一、实验目的

掌握牛乳中掺入电解质食盐的定性检验方法。

二、实验原理

CrO_4^{2-}、Cl^- 均可与 Ag^+ 反应生成难溶性沉淀,但因二者溶度积不同,Ag_2CrO_4 沉淀遇一定浓度的 Cl^- 而褪色,褪色程度与 Cl^- 含量成正比;Ag^+ 与 Cl^- 作用生成 AgCl 沉淀,AgCl 白色沉淀因 CrO_4^{2-} 的存在而呈黄色。

三、仪器

试管、移液枪、电子天平、容量瓶等。

四、试剂

(1) 0.009N 硝酸银($AgNO_3$)溶液:称取 1.533g $AgNO_3$ 溶于少量蒸馏水,然后移入 1000mL 容量瓶中稀释到刻度,制得溶液保存于棕色瓶中。

(2) 10% 铬酸钾(K_2CrO_4)溶液:称取 10g K_2CrO_4,用少量蒸馏水溶解,然后移入 100mL 容量瓶中稀释至刻度。

五、检验方法

在一洁净的试管中,加入 5mL 0.009N $AgNO_3$ 溶液和 2 滴 10% K_2CrO_4 溶液,摇匀,此时可出现红色铬酸银沉淀。再加入待检乳 1mL,充分混匀,如牛乳呈黄色,说明待检乳中氯离子含量超出 0.14%,可能掺有食盐。如仍为红色,说明没有掺入食盐。

项目五 牛乳中掺入电解质铵盐的检验

一、实验目的

掌握牛乳中掺入电解质铵盐的定性检验方法。

二、实验原理

游离氨或铵盐与纳氏试剂反应生成黄色沉淀(碘化二亚汞铵),其沉淀物多少与氨或铵离子的含量成正比。如牛乳中含氨基甚少,只有微黄色的反应物沉淀生成。

三、仪器设备

表面皿、烧杯、酒精灯、滴管、水浴锅等。

四、试剂

纳氏试剂、20%氢氧化钠溶液。

五、检验方法

取一小块滤纸（<1cm²），滴上2滴纳氏试剂，沾在表面皿上。在另一块表面皿中加入3滴检样和3滴20%氢氧化钠溶液。将沾有滤纸的表面皿扣在上面，组成气室，将气室置于沸水浴上面加热。如果沾有纳氏试剂的滤纸呈现橙色至红棕色，表示牛乳中掺有各种铵盐；如滤纸不显色说明没有掺入铵盐。

项目六 牛乳掺防腐剂硼砂的检验

一、实验目的

掌握牛乳中掺入防腐剂硼砂的定性检验方法。

二、实验原理

硼砂会使姜黄试纸呈红色，用氨气熏蒸后试纸变成绿色，再用浓盐酸熏蒸后变为红色。

三、仪器设备

移液管、烧杯等。

四、试剂

浓盐酸、浓氨水、姜黄试纸。

五、检验方法

取牛乳100mL，加入7mL浓盐酸，搅拌均匀，将姜黄试纸浸入，取出任其自然晾干。如果姜黄试纸显示红色，用氨气熏蒸以后试纸变为红色，说明有硼的存在；如果姜黄试纸仍显黄色，用氨气熏蒸以后试纸变红，再加酸后又显黄色，表示无硼存在。

项目七 牛乳中掺尿类的检验

一、实验目的

掌握牛乳中掺入尿类的定性检验方法。

二、实验原理

尿中含有肌酐，在pH为12的条件下，肌酐与苦味酸反应生成红褐色或橙红色的复合苦味肌酐。

三、仪器设备

试管、水浴锅或酒精灯、吸管、洗耳球或移液枪等。

四、试剂

（1）饱和苦味酸溶液：取苦味酸2g，加蒸馏水至100mL，煮沸，冷却至室温，待有结晶析出时，倒出上清液即得。

（2）10%氢氧化钠溶液。

五、检验方法

取被检乳样5mL，加入10%的氢氧化钠溶液4~5滴，摇匀后再加入0.5mL饱和苦味酸溶液，摇匀，放置10~15min或加热立即观察试管中的颜色变化。掺有尿的牛乳呈现明显的红褐色或橙红色，正常牛乳则仍呈现苦味酸固有的正黄色。尿掺入量越大，红色出现越快。此方法可检出量为牛乳中掺有2%的尿。当尿含量大于3%时现象最明显。

项目八 牛乳中掺石灰水的检出

一、实验目的

掌握牛乳中掺石灰水的检验方法。

二、实验原理

正常牛乳中含钙量小于1%，如果向牛乳中加入适量的硫酸盐后，再加玫瑰红酸钠及氯化钡则呈现红色外观。如果是掺有石灰水的牛乳，则生成硫酸钙沉淀，呈现白土样外观。

三、仪器设备

试管、移液枪及吸头等。

四、试剂

1%硫酸钠溶液、1%玫瑰红酸钠溶液、1%氯化钡溶液。

五、检验方法

向5mL乳样中加入浓度均为1%的硫酸钠、玫瑰红酸钠和氯化钡溶液各1滴，摇匀，观察颜色变化，纯牛乳为黄色，掺石灰水乳为白土色。该法检出灵敏度为100×10^{-6}g/mL。

实验二 熟肉制品亚硝酸盐的测定

一、实验目的

掌握熟肉制品中亚硝酸盐的定量测定方法。

二、实验原理

样品经沉淀蛋白质，去掉脂肪后，在弱酸性环境下，亚硝酸盐与氨基苯磺酸重氮化后，再与盐酸 α-萘胺溶液偶合成紫红色与标准比色定量。

三、仪器设备

721 分光光度计、50mL 比色管、水浴锅、滴管等。

四、试剂

二氯化汞饱和溶液、对氨基苯磺酸溶液、盐酸 α-萘胺溶液、亚硝酸钠标准贮备液、亚硝酸钠标准使用液等。

五、测定方法

（一）样品处理

精确称取切碎样品 5g 于烧杯中，加水 100mL 加热至 80℃，摇匀，移入 500mL 容量瓶中，洗烧杯数次，洗液并入容量瓶中，加热水至 300mL，置沸水浴上加热 2h，不断振摇，加氯化汞饱和溶液 5mL，混合，冷却，加水至刻度，摇匀，过滤待用。

（二）测定

（1）取样品液 5mL 于 50mL 比色管中，加热水至 50mL 摇匀。

（2）取标准的亚硝酸钠使用液 0mL、1.0mL、2.0mL、3.0mL、4.0mL、5.0mL（相当于亚硝酸钠 0μg、2.0μg、4.0μg、6.0μg、8.0μg、10.0μg），分别置于 50mL 比色管中，各加水至 50mL。

（3）于样品管、标准管中各加入浓盐酸 2 滴及对氨基苯磺酸与盐酸 α-萘胺混合液 2mL，室温中静置 30min，用 1cm 比色杯，空白管调零，于波长 525nm 测定光密度，绘制标准曲线比较。

六、计算

$$亚硝酸盐(以亚硝酸钠计)(g/kg) = \frac{A \times 1000}{W \times (5/500) \times 1000 \times 1000}$$

式中：A——测定用样品中亚硝酸盐含量，μg；

W——样品重量，g

5/500——样品稀释至500mL取出5mL；

1000×1000——样品由g换算为μg数。

实验三 酒中甲醇的测定

一、实验目的

掌握酒中甲醇的定量测定方法。

二、实验原理

酒中所含的甲醇在磷酸溶液中，被高锰酸钾氧化生成甲醛，过量的高锰酸钾及在反应中产生的二氧化锰用硫酸草酸溶液除去，甲醛与品红亚硫酸反应，生成蓝紫色醌型色素，与标准比色定量。

三、仪器设备

721分光光度计、水浴锅、吸管、比色管、常量天平等。

四、试剂

（1）高锰酸钾-磷酸溶液：称取3g高锰酸钾，加入15mL 85%磷酸溶液及70mL水的混合液中，待高锰酸钾溶解后用水定容至100mL。贮于棕色瓶中备用。

（2）草酸-硫酸溶液：称取5g无水草酸（$H_2C_2O_4$）或7g含2个结晶水的草酸（$H_2C_2O_4 \cdot 2H_2O$），溶于1:1冷硫酸中，并用1:1冷硫酸定容至100mL。混匀后，贮于棕色瓶中备用。

（3）品红亚硫酸溶液：称取0.1g研细的碱性品红，分次加热水（80℃）共60mL，边加水边研磨使其溶解，待其充分溶解后滤于100mL容量瓶中，冷却后加10mL的10%亚硫酸钠溶液，1.0mL盐酸，再加水至刻度，充分混匀，放置过夜。如溶液有颜色，可加少量活性炭搅拌后过滤，贮于棕色瓶中，置暗处保存。溶液呈红色时应弃去重新配制。

（4）甲醇标准溶液：准确称取1.000g甲醇（相当于1.27mL）置于预先装有少量蒸馏水的100mL容量瓶中，加水稀释至刻度，混匀。此溶液每毫升相当于10mg甲醇，置低温下保存。

（5）甲醇标准使用液：吸取10.0mL甲醇标准溶液置于100mL容量瓶中，加水稀释至刻度，混匀。此溶液每毫升相当于1.0mg甲醇。

（6）无甲醇无甲醛的乙醇制备：取0.3mL乙醇，按操作方法检查，不应显色。如显色需进行如下处理。

取300mL乙醇（95%），加高锰酸钾少许，蒸馏，收集馏出液。在馏出液中加入硝酸银溶液(取1g硝酸银溶于少量水中)和氢氧化钠溶液(取1.5g氢氧化钠溶于少量水中),摇匀,取上清液蒸馏,弃去最初50mL馏出液,收集中间馏出液约200mL,用酒精比重计测其浓度,然后加水配成无甲醇的乙醇(体积分数为60%)。

(7) 10%亚硫酸钠溶液。

五、测定方法

(1) 取3支比色管,一支比色管加入5mL蒸馏水,作为空白管;一支比色管中加入0.50mL0.1%的标准甲醇使用液和4.50mL蒸馏水,作为标准管;第三支加入0.50mL酒样和4.50mL蒸馏水,作为测定管。将3支比色管盖好塞子摇匀,置于35℃水浴中保温10min;

(2) 向3支试管中各加入2.00mL高锰酸钾-磷酸溶液,继续在35℃水浴中保温10min后取出。然后各加入2.00mL草酸-硫酸溶液,摇匀后静置待高锰酸钾褪色,然后向3支比色管中各加入5.00mL品红亚硫酸溶液,摇匀后于25℃下保温1h。以空白管调零,在590nm处测定标准管和样品管的吸光度。

六、计算

$$酒样中甲醇含量(g/100mL) = 0.1 \times (A_{样}/A_{标})$$

式中:0.1——为标准甲醇溶液的浓度(0.1g/100mL)

  $A_{样}$——样品的吸光度值;

  $A_{标}$——标准溶液的吸光度值。

七、注意事项

(1) 亚硫酸品红溶液呈红色时应重新配制,新配制的亚硫酸品红溶液放冰箱中24~48h后再用为好。

(2) 白酒中其他醛类以及经高锰酸钾氧化后由醇类变成的醛类(如乙醛、丙醛等),与品红亚硫酸作用也显色,但在一定浓度硫酸的酸性溶液中,除甲醛可形成经久不褪的紫色外,其他醛类则历时不久即行消褪或不显色,故无干扰。因此操作中时间条件必须严格控制。

(3) 酒样和标准溶液中的乙醇浓度对比色有一定的影响,故样品与标准管中乙醇含量要大致相等。

实验四 肉及肉制品中挥发性盐基氮的测定

一、实验目的

(1) 掌握肉及肉制品中挥发性盐基氮的定量测定方法;

(2) 掌握凯氏定氮器的使用。

二、实验原理

蛋白质分子分解所产生的挥发性碱性含氮物（氨及胺类）可在弱碱性条件下释放出 NH_3。因而可用微量凯氏定氮器，在强碱条件下将氨蒸馏出来，被吸收瓶内的硼酸所吸收，然后用已知浓度的酸液滴定，即可计算出样品中挥发性盐基氮的含量。

三、仪器设备

半微量凯氏定氮器、微量滴定管、100mL 具塞量筒、锥形瓶、移液管、滴管、烧杯、常量天平等。

四、试剂

蒸馏水、1%硼酸吸收液、1%氧化镁乳浊液、甲基红-次甲基蓝混合指示剂、25%氢氧化钠溶液、0.01N 盐酸标准溶液等。

五、测定方法

（一）样品处理

将样品除去脂肪、骨、腱等，切碎研匀。取试样 10g，放入 100mL 具塞量筒内加蒸馏水至 100mL，浸渍 30min，不断振摇，然后过滤，滤液备用。

（二）测定

（1）将盛有吸收液 10mL 并加有甲基红-次甲基蓝混合指示剂 3~4 滴的 100mL 锥形瓶置于冷凝管下，使管的末端插入吸收液面以下。

（2）取样品滤液 2mL 加入蒸馏器的反应室内，再加入 1%氧化镁乳浊液 5mL。

（3）以 5mL 蒸馏水冲洗进样口，用量筒取 5mL 25%氢氧化钠溶液迅速倒入进样口立即塞好，加水于进样口，以防氨逸出，开始计时，蒸馏 3min，移动吸收瓶，使硼酸液面离开冷凝口，再蒸馏 1min，然后用蒸馏水冲洗冷凝管下端外部。取下吸收瓶，用 0.01N 盐酸滴定至灰白，记录用量。

（4）继续夹紧排气口提起进口塞，使蒸馏水流入反应室，捏紧进气橡皮管，以断绝蒸气源。这时反应室中的废液自动吸收，如此反复冲洗干净反应室，将排气阀打开，使反应室外层中的废液排出。同时做一空白。

六、计算

挥发性盐基氮 $(mg/100g) = [(V_1 - V_2) \times N \times 14] / (W \times 2) \times 100 \times 100$

式中：V_1——样品消耗盐酸标准液体积，mL；

V_2——空白消耗盐酸标准液体积，mL；

N——盐酸标准液当量浓度；

W——样品重，g；

14——1N 盐酸标准液 1mL 相当于 N 的 mg 数。

实验五　蜂蜜的常规及掺伪的检验

项目一　蜂蜜中羟甲基糠醛的检验

一、实验目的

掌握蜂蜜常规指标羟甲基糠醛的测定方法。

二、实验原理

蜂蜜中含有葡萄糖、果糖和少量蔗糖，如果蜂蜜贮存过久或因贮存不当而发酵时，这些糖就有可能转化为羟甲基糠醛。羟甲基糠醛可被乙醚抽提，并可与间苯二酚发生颜色反应而被鉴定。

三、仪器设备

研钵、坩埚、电子秤、移液枪、水浴锅等。

四、试剂

1%间苯二酚溶液、乙醚。

五、检验方法

（1）称取 5g 蜜样于研钵中，加入 3mL 乙醚，用钵槌研磨蜂蜜和乙醚至乙醚完全挥发。再加 3mL 乙醚，立即用钵槌以约 60 次/分钟研磨 1～1.5min，使乙醚剩 1mL 左右，将乙醚倾入洁净的坩埚中。如此重复 2～3 次。

（2）将所有收集的乙醚在室温下自由挥发至干，如有水珠挥发不掉，可在低于 40℃的水浴中加热挥发至干。

（3）在坩埚中加入 3～4 滴 1%的间苯二酚溶液（从残渣的边缘滴加），并轻轻回旋振荡，使所有的残渣都被间苯二酚溶液润湿。静置 2～3min 后再回旋振荡 1 次。如果在 1h 左右出现稳定的樱桃红色为正反应，表明蜂蜜中有羟甲基糠醛存在。如果出现迅即消失的橙色或红色则为负反应。

项目二　蜂蜜中掺饴糖的检验

一、实验目的

掌握蜂蜜中常见的掺伪物质饴糖的定性测定方法。

二、实验原理

饴糖的主要成分是麦芽糖，麦芽糖在酒精溶液中可形成白色絮状沉淀。

三、仪器设备

试管、移液枪、烧杯等。

四、试剂

95%乙醇。

五、检验方法

取 1 支试管，加入蜂蜜少许，加 4 倍量的水振摇使之溶解。倾斜试管，沿管壁小心加入 0.5mL 95%乙醇，注意应使乙醇与蜂蜜溶液分成两层不要混合。慢慢地竖直试管，观察两液层的接界面处，如有白色环出现，证明蜂蜜中掺有饴糖。

项目三　蜂蜜掺羧甲基纤维素钠(CMC)的检验

一、实验目的

掌握蜂蜜中常见的掺伪物质 CMC 的定性测定方法

二、实验原理

CMC 溶液为中性或微碱性，不溶于乙醇、乙醚、异丙醇、丙酮等有机溶剂，可溶于含水 60%的乙醇或丙酮溶液。溶液在 pH 为 2~10 之间稳定，pH 低于 2 时，有固体析出；另外，CMC 可以与铜离子作用生成淡蓝色沉淀。

三、仪器

烧杯、托盘天平、移液管、移液枪等。

四、试剂

95%乙醇、1:1 盐酸、5%硫酸铜溶液等。

五、检验方法

(一) 物理检验

掺有 CMC 的蜂蜜，颜色深黄，黏稠度大，近似饱和胶状溶液，有块状脆性物悬浮且底部有白色胶状小粒。

(二) 化学检验

称取 10g 样蜜，加入 20mL 95%乙醇，用力搅拌直到析出白色絮状沉淀，静置使沉淀沉于底部，倾去上清液。将沉淀用少量蒸馏水（不超过10mL）洗两次，并将洗涤水弃去。向沉淀中加入100mL蒸馏水，加热使之溶胀，放冷备用。

（1）取上述溶液30mL，加入5mL 1∶1盐酸，如有CMC的存在，应析出白色沉淀。

（2）取上述溶液50mL，加入20mL 5%硫酸铜溶液，有绒毛状淡蓝色絮状沉淀的生成，表示有CMC的存在。

实验六　食品中有机磷、氨基甲酸酯类农残的检测

一、实验目的

掌握食品中有机磷、氨基甲酸酯类农残的检测方法。

二、实验原理

在一定条件下，有机磷、氨基甲酸酯类农药对胆碱酯酶正常功能有抑制作用，其抑制率与农药的浓度成正比。正常情况下，酶催化乙酰胆碱水解，水解产物与显色剂反应，产生黄色物质，用分光光度计在412nm处测定吸光度随时间的变化值，计算抑制率，从抑制率判断样品中是否含有有机磷、氨基甲酸酯类农药残留。

三、仪器设备

721分光光度计、水浴锅、常量天平、烧杯或提取瓶等。

四、试剂

（1）缓冲溶液：用磷酸氢二钠、磷酸二氢钠配制，pH 8.0。

（2）显色剂：分别称取160mg二硫代二硝基苯甲酸和15.6g碳酸氢钠，用20mL缓冲溶液溶解，4℃冰箱保存。

（3）底物：取25.0mg硫代乙酰胆碱，加3.0mL蒸馏水溶解后，摇匀，4℃冰箱保存，保存期不超过两周。

（4）乙酰胆碱酯酶液。

五、测定方法

（一）样品处理

选取有代表性的蔬菜样品，擦去表面泥土，剪成1cm^{2}左右的碎片，取样品1g，放入烧杯或提取瓶中，加入5mL缓冲溶液，振荡1~2min，倒出提取液，静置3~5min，备用。

（二）测定

（1）对照溶液测试：先于试管中加入2.5mL缓冲溶液，再加入0.1mL乙酰胆碱酯

酶液、0.1mL 显色剂,摇匀后于 37℃ 放置 15min 以上(每批样品的控制时间应一致)。加入 0.1mL 底物摇匀,此时碱液开始显色反应,应立即放入仪器比色池中,记录反应 3min 的吸光度变化值 ΔA_0。

(2) 样品测试:先于试管中加入 2.5mL 样品提取液,其他操作与对照溶液测试相同,记录反应 3min 的吸光度变化值 ΔA_t。

(3) 结果判定:结果以酶被抑制的程度(抑制率)表示。

当蔬菜样品提取液对酶的抑制率≥50%时,表示蔬菜中含有有机磷或氨基甲酸酯类农药残留。抑制率≥50%的样品需要重复检验两次以上。

六、计算

$$抑制率(\%) = [(\Delta A_0 - \Delta A_t)/\Delta A_0] \times 100\%$$

式中:ΔA_0——对照溶液反应 3min 的吸光度变化值;
ΔA_t——样品溶液反应 3min 的吸光度变化值

实验七 食品中细菌菌落总数的测定

一、实验目的

掌握细菌菌落总数的测定方法。

二、实验原理

细菌种类很多,有各自的生理特性,必须用适合它们生长的培养基才能将它们培养出来。然而,在实际工作中不易做到,通常用一种适合大多数细菌生长的培养基培养腐生性细菌,以它的菌落总数表明有机物污染程度。

细菌菌落总数是指 1g(或 1mL)食品,经过一定的处理,在 pH 7.4~7.6 的普通营养琼脂平板上,35~37℃培养(24±2)h 生长出来的腐生性细菌菌落总数。它是有机物污染程度的指标,也是卫生指标。

三、仪器

试管、平皿、移液枪、移液管、培养箱、超净工作台、菌落计数器等。

四、试剂

营养琼脂培养基、生理盐水。

五、测定方法

(一) 样品稀释

(1) 取 3 支灭菌试管,在无菌条件下各注入灭菌生理盐水 9mL;

(2) 用移液枪吸取检样 1mL 注入第 1 支试管中,制成 1∶10 稀释液,摇匀;

(3) 吸取 1∶10 稀释液 1mL 注入第 2 支试管中,制成 1∶100 稀释液,摇匀;

(4) 吸取 1∶100 稀释液 1mL 注入第 3 支试管中,制成 1∶1000 稀释液,摇匀。

每做一个稀释液更换 1 支移液枪头。

(二) 接种与培养

(1) 在灭菌条件下,将各稀释度的稀释液接种在灭菌培养皿中,每个培养皿接种 1mL,每稀释度的稀释液接种两个平皿;

(2) 稀释液移入平皿后,立即将冷至 50℃ 的营养琼脂培养基,倾注入平皿约 15mL,并转动平皿使混合均匀;

(3) 待琼脂凝固后,倒置平皿于 37℃ 培养箱内培养 (24 ± 2) h。

(三) 菌落计数

将培养 24 小时的平板取出计菌落数。用肉眼观察,计平板上的细菌菌落数,也可用放大镜和菌落计数器计数。记下同一浓度的 2 个平板的菌落总数,计算平均值,再乘以稀释倍数即 1mL 检样中的细菌菌落总数。各种不同情况的计算方法如下:

(1) 首先选择平均菌落数在 30～300 之间者进行计算,当只有一个稀释度的平均菌落符合此范围时,则以该平均菌落数乘其稀释倍数报告之(见表 8-1 例次 1)。

(2) 若有两个稀释度的平均菌落数均在 30～300 之间,则按两者之菌落总数之比值来决定,若其比值小于 2 应报告两者之平均数,若大于 2 则报告其中较小的菌落总数(见表 8-1 例次 2 及例次 3)。

(3) 若所有稀释度的平均菌落数均大于 300,则应按稀释度最高的平均菌落数乘以稀释倍数报告之(见表 8-1 例次 4)。

(4) 若所有稀释度的平均菌落数均小于 30,则应按稀释度最低的平均菌落数乘以稀释倍数报告之(见表 8-1 例次 5)。

(5) 如所有稀释度均无菌落生长,则应按小于 1 乘以最低稀释倍数报告之(见表 8-1 例次 6)。

(6) 若所有稀释度的平均菌落数均不在 30～300 之间,则以最接近 300 或 30 的平均菌落数乘以稀释倍数报告之(见表 8-1 例次 7)。

(7) 在求同稀释度的平均数时,若其中一个平板上有较大片状菌落生长时,则不宜采用,而应以无片状菌落生长的平板作为该稀释度的平均菌落数。若片状菌落约为平板的一半,而另一半平板上菌落数分布很均匀,则可按半平板上的菌落计数,然后乘以 2 作为整个平板的菌落数。

(8) 菌落计数的报告,菌落数在 100 以内时按实有数报告,大于 100 时,采用两位有效数字,在第二位有效数字后面的位数,以四舍五入方法计算。为了缩短数字后面的零数,可用 10 的指数来表示(见表 8-1 报告方式)。在报告菌落数为"多不可计"时应注明检样的稀释倍数。

表 8-1　稀释度选择及菌落数报告方式

例次	不同稀释液的平均菌落数			两个稀释度菌落数之比	菌落总数（个/g 或 mL）	报告方式（个/g 或 mL）
	10^{-1}	10^{-2}	10^{-3}			
1	多不可计	164	20	——	16 400	16 000 或 1.6×10^4
2	多不可计	295	46	1.6	37 750	38 000 或 3.8×10^4
3	多不可计	271	60	2.2	27 100	27 000 或 2.7×10^4
4	多不可计	多不可计	513	——	51 300	51 000 或 5.1×10^4
5	27	11	5		270	270 或 2.7×10^2
6	0	0	0		$<1 \times 10$	<10
7	多不可计	305	12	——	30 500	31 000 或 3.1×10^4

六、注意事项

（1）如果有包装的样品，必须要用75%的乙醇在包装开口处擦拭后取样，以保证样品不受外包装的污染，取样时要有代表性，尽量取不同部位。

（2）吸取均质好的样品时，吸管插入液面的深度要合适。如做肉样时，插得太靠表面，吸入的可能是脂肪；太靠下，又可能吸的是渣子。在行标中提到的是插入液面下2.5cm左右。

（3）加过样品并倾倒培养基后，一定要立即旋转培养基，让样品液和琼脂培养基充分混合，以便使长出的菌落均匀，容易计数。

（4）制好的样品如放置时间超过3min时，用前尽量再摇匀。

（5）稀释度的选择要适当。尽量不要因为选择的稀释度太高，而检不出一个菌落，或者因为稀释度太低而导致平板上的菌落都是多不可计，这样的话，要么总是高于计数范围，要么低于计数范围，得出的结果就不太准确。

实验八　食品中大肠菌群的测定

一、实验目的

掌握食品中大肠菌群的测定方法。

二、实验原理

大肠菌群是在37℃下，经24h培养能发酵乳糖，并产酸产气的需氧和兼性厌氧的革兰氏阴性无芽孢杆菌。该菌群主要来源于人畜粪便，故作为粪便污染指标来评价食品的卫生质量。食品中大肠菌群数以每100mL（g）检样内大肠菌群最近似数（MPN）来表示。

大肠菌群包括四种细菌：大肠埃希氏菌属（模式种：大肠埃希氏菌）、柠檬酸细菌属(包括副肠道菌)、肠杆菌属及克雷伯氏菌属(包括产气杆菌)。这四种菌都是兼性厌氧、无芽孢的革兰氏阴性杆菌(G^-菌),有相似的生化反应,都能发酵葡萄糖产酸、产气,但发酵乳糖的能力不同。当将它们接种到含乳糖的远滕氏培养基上生长时,四种菌的反应不一样。大肠埃希氏菌的菌落呈紫红色带金属光泽;柠檬酸细菌的菌落呈紫红或深红色;产气杆菌的菌落呈淡红色,中心色深;克雷氏菌副大肠杆菌的菌落无色透明(因不利用乳糖所致)。这样可把四种菌区别开来。

三、仪器设备

培养皿(Φ90mm)、接种针、高压锅、酒精灯、锥形瓶、试管、倒玻管、移液枪、培养箱、显微镜等。

四、试剂

乳糖胆盐发酵管、伊红美兰琼脂平板、革兰氏染液、乳糖发酵管等。

五、测定方法

(一) 检样稀释

(1) 取3支灭菌试管,在无菌条件下各注入灭菌生理盐水9mL;
(2) 用移液枪吸取检样1mL注入第1支试管中,制成1:10稀释液,摇匀;
(3) 吸取1:10稀释液1mL注入第2支试管中,制成1:100稀释液,摇匀;
(4) 吸取1:100稀释液1mL注入第3支试管中,制成1:1000稀释液,摇匀。
每做1个稀释液换1支移液枪头。

(二) 乳糖发酵实验

在做稀释液的同时,将检样接种在乳糖胆盐发酵管内,每个稀释度接种3管,置于$(36±1)$℃温箱内培养$(24±2)$h,如所有乳糖胆盐发酵管都不产气,则可报告为大肠杆菌阴性,如有产气者,则按下列程序进行。

(三) 分离培养

将产气的发酵管分别转种在伊红美兰琼脂平板上,置于$(36±1)$℃温箱内培养18~24h,然后取出观察菌落形态,并做革兰氏染色和证实试验。

(四) 证实试验

在上述平板上挑取可疑大肠菌群菌落1~2个进行革兰氏染色,同时接种在乳糖发酵管,置于$(36±1)$℃温箱内培养$(24±2)$h,若乳糖管产气、革兰氏染色为阴性的无芽孢杆菌,即可报告为大肠菌群阳性。

(五) 报告

根据证实为大肠菌群阳性的管数,查表8-2 MPN检索表,报告每100mL(g)检样中大肠菌群的最可能数。

表8-2 大肠菌群最可能数 MPN 检索表

阳性管数 1	0.1	0.01	MPN 100g 或 mL	95%可信限 下限	上限	阳性管数 1	0.1	0.01	MPN 100g 或 mL	95%可信限 下限	上限
0	0	0	<30			2	0	0	90		
0	0	1	30			2	0	1	140	10	360
0	0	2	60	<5	90	2	0	2	200	30	370
0	0	3	90			2	0	3	260		
0	1	0	30			2	1	0	150		
0	1	1	60	<5	130	2	1	1	200	30	440
0	1	2	90			2	1	2	270	70	890
0	1	3	120			2	1	3	340		
0	2	0	60			2	2	0	210		
0	2	1	90			2	2	1	280	40	470
0	2	2	120			2	2	2	350	100	1500
0	2	3	160			2	2	3	420		
0	3	0	90			2	3	0	290		
0	3	1	130			2	3	1	360		
0	3	2	160			2	3	2	440		
0	3	3	190			2	3	3	530		
1	0	0	40			3	0	0	230	40	1200
1	0	1	70	<5	200	3	0	1	290	70	1300
1	0	2	110	10	210	3	0	2	640	150	3800
1	0	3	150			3	0	3	950		
1	1	0	70			3	1	0	430	70	2100
1	1	1	110	10	230	3	1	1	750	140	2300
1	1	2	150	30	360	3	1	2	1200	300	3800
1	1	3	190			3	1	3	1600		
1	2	0	110			3	2	0	930	150	3800
1	2	1	150	30	360	3	2	1	1500	300	4400
1	2	2	200			3	2	2	2100	350	4700
1	2	3	240			3	2	3	2900		
1	3	0	160			3	3	0	2400	360	13000
1	3	1	200			3	3	1	4600	710	24000
1	3	2	240			3	3	2	11000	1500	48000
1	3	3	290			3	3	3	>24000		

注：(1) 本表采用3个稀释度 [1mL(g)，0.1mL(g)，0.01mL(g)]，每个稀释度3管；

(2) 表内所列样量如改用10mL(g)，1mL(g)，0.1mL(g)时，表内数字应相应降低10倍；如改用0.1mL(g)，0.01mL(g)，0.001mL(g)时，则表内数字应相应增加10倍。其余可类推。

实验九 食品中沙门菌的检测

一、实验目的
(1) 掌握食品中沙门菌的检验原理；
(2) 掌握食品中沙门菌的检验方法。

二、实验原理
沙门菌属是一群符合肠杆菌科定义并与其血清学相关的革兰氏阴性、需氧、无芽孢杆菌。本菌属种类繁多，抗原结构复杂，现已发现2000多个血清型，我国已发现血清型近200个。

形态特征：革兰氏阴性，大小为$(1\sim3)\times(0.4\sim0.9)\mu m$的两端钝圆的短杆菌，无芽孢，一般无荚膜，除鸡沙门菌和雏沙门菌以外，都有周身鞭毛，运动力强。

培养特性：沙门菌需氧或兼性厌氧，$10\sim42℃$都可生长，最适生长温度为$37℃$，最适pH为$6.8\sim7.8$。

营养琼脂平板上：$35\sim37℃$培养$18\sim24h$，其菌落大小一般为$2\sim3mm$，光滑、湿润、无色、半透明、边缘整齐。

血平板上：中等大小的灰白色菌落。

生化特性：绝大多数沙门菌有规律的发酵葡萄糖产酸、产气，但也有不产气者，不发酵蔗糖和侧金盏花醇、不产生吲哚、不分解尿素。

三、仪器设备
冰箱($2\sim5℃$)、恒温培养箱[$(36\pm1)℃$，$(42\pm1)℃$]、均质器、电子天平(感量0.1g)、无菌锥形瓶(容量500mL、250mL)、微量移液枪及吸头、无菌培养皿($\Phi90mm$)、振荡器、无菌试管($3mm\times5mm$、$10mm\times75mm$)、无菌毛细管、酸度计、锥形瓶等。

四、培养基和试剂
(1) 缓冲蛋白胨水(BWP)：称取20.1g蛋白胨，加蒸馏水1L，搅拌加热煮沸至完全溶解，分装3瓶，121℃，灭菌15min。

(2) 四硫磺酸钠煌绿(TTB)增菌液：称取93.6gTTB，加蒸馏水1L，搅拌加热煮沸至完全溶解，分装试管，每管10mL，121℃，灭菌20min，此上配制的为基础液，冷却至30℃，每10mL基础液加入碘液2mL，0.1%煌绿液1mL，混匀备用。

(3) 亚硒酸盐胱氨酸(SC)增菌液：称取23.0gSC，加蒸馏水1L，搅拌加热煮沸至完全溶解，分装试管，每管10mL，无需高压灭菌，冷却至常温立即使用。

（4）亚硫酸铋（BS）琼脂：称取39.3gBS，加蒸馏水950mL，搅拌加热煮沸至完全溶解，无需高压灭菌，为基础液；称取8g指示剂，加水50mL，于50℃左右水浴加热，搅拌溶解，将50mL指示剂加入950mL已冷却到50℃的基础液，混匀后立即倾注平板。

（5）HE（Hektoen Enteric）琼脂：称取90.8gHE，加蒸馏水1L，搅拌加热煮沸至完全溶解，无需高压灭菌，冷却到50℃，立即倾注平板。

（6）三糖铁（TSI）琼脂。

（7）蛋白胨水、靛基质试剂。

（8）尿素琼脂（pH 7.2）。

（9）氰化钾（KCN）培养基及其对照培养基。

（10）赖氨酸脱羧酶试验培养基及其对照培养基

（11）甘露醇及山梨醇培养基。

（12）邻硝基酚 β-D 半乳糖苷（ONPG）培养基。

五、检验程序

食品中沙门菌检验程序见图8-1所示。

六、操作步骤

（一）前增菌和增菌

冻肉、蛋品、乳品及其他加工食品均应经过前增菌。以无菌操作取25g（mL），加在装有225mL缓冲蛋白胨水的500mL无菌锥形瓶内。固体食品可先应用均质器以8000～10000r/min打碎1min，或用乳钵加灭菌砂磨碎，粉状食品用灭菌匙或玻棒研磨使乳化，于（36±1）℃培养4h（干蛋品培养18～24h），移取10mL，转种于100mL TTB内，于42℃培养18～24h。同时，另取10mL，转种于100mL SC内，于（36±1）℃培养18～24h。

鲜肉、鲜蛋、鲜乳或其他未经加工的食品经过增菌。各取25g（25mL）加入灭菌生理盐水25mL，按前法做成检样匀液；取25mL，接种于100mLTTB内，于42℃培养24h；另取25mL接种于100mLSC内，于（36±1）℃培养18～24h。

（二）分离

取增菌液1环，划线接种于一个亚硫酸铋琼脂平板和一个DHL琼脂平板（或HE琼脂平板、WS或SS琼脂平板）。两种增菌液可同时划线接种在同一个平板上。于（36±1）℃分别培养18～24h（DHL、HE、WS、SS）或40～48h（BS），观察各个平板上生长的菌落，见表8-3。

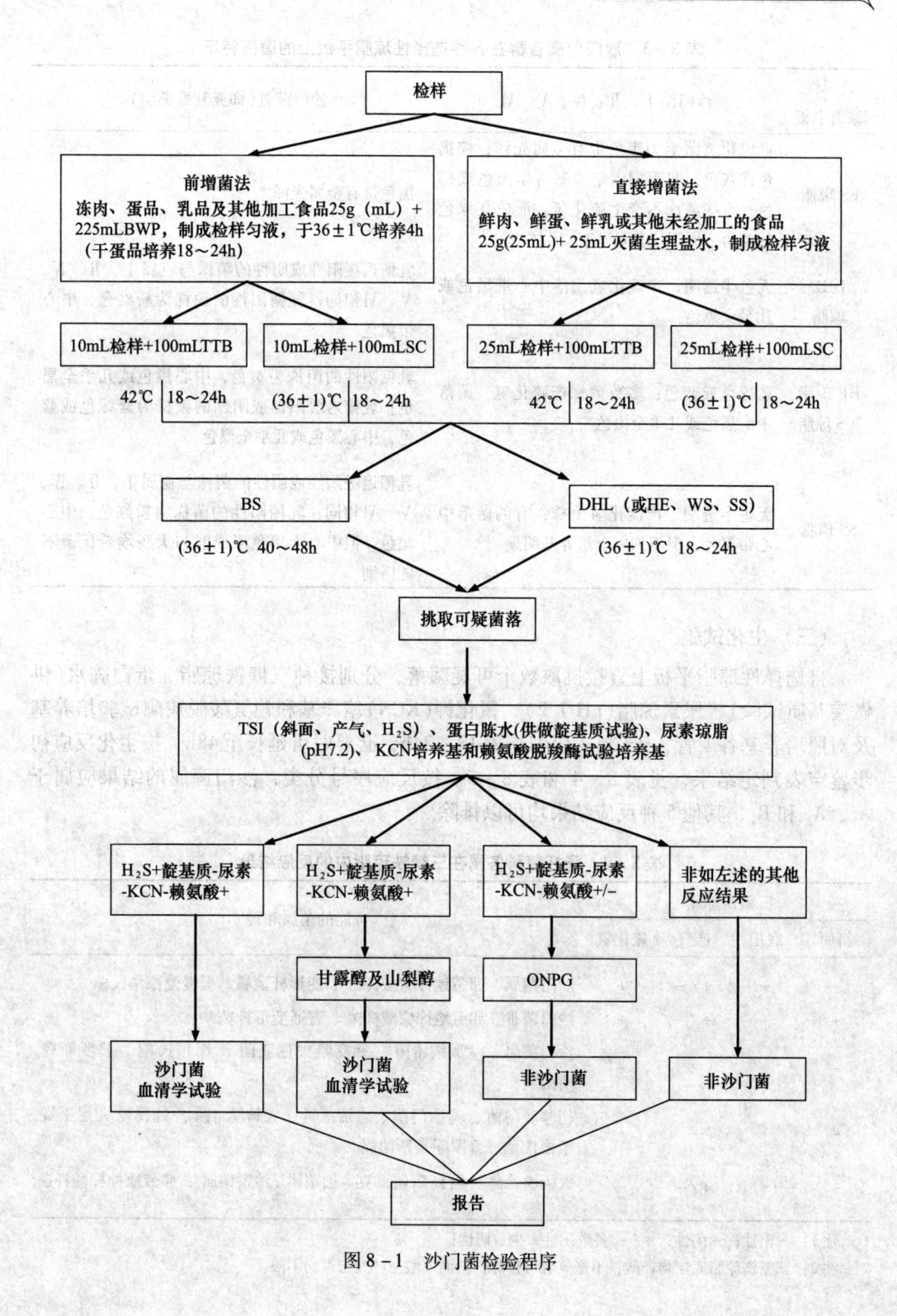

```
                            ┌─────────┐
                            │  检样    │
                            └────┬────┘
              ┌──────────────────┴──────────────────┐
              ▼                                     ▼
   ┌────────────────────────┐            ┌────────────────────────┐
   │      前增菌法           │            │      直接增菌法         │
   │ 冻肉、蛋品、乳品及其他加  │            │ 鲜肉、鲜蛋、鲜乳或其他未经加工的食品│
   │ 工食品25g (mL) +        │            │ 25g(25mL)+25mL灭菌生理盐水, │
   │ 225mLBWP, 制成检样匀液, │            │ 制成检样匀液              │
   │ 于36±1℃培养4h          │            │                         │
   │ (干蛋品培养18~24h)     │            │                         │
   └───────┬──────┬─────────┘            └────────┬──────┬────────┘
           ▼      ▼                               ▼      ▼
   ┌──────────┐ ┌──────────┐              ┌──────────┐ ┌──────────┐
   │10mL检样+ │ │10mL检样+ │              │25mL检样+ │ │25mL检样+ │
   │100mLTTB  │ │100mLSC   │              │100mLTTB  │ │100mLSC   │
   └────┬─────┘ └────┬─────┘              └────┬─────┘ └────┬─────┘
     42℃          (36±1)℃                  42℃          (36±1)℃
     18~24h       18~24h                   18~24h       18~24h
              ┌──────┴───────────────────────────┴──────┐
              ▼                                          ▼
        ┌──────────┐                        ┌─────────────────────┐
        │    BS    │                        │ DHL (或HE、WS、SS)  │
        └────┬─────┘                        └──────────┬──────────┘
        (36±1)℃ 40~48h                       (36±1)℃ 18~24h
              └──────────────┬───────────────────────┘
                             ▼
                      ┌─────────────┐
                      │  挑取可疑菌落 │
                      └──────┬──────┘
                             ▼
         ┌─────────────────────────────────────────────────┐
         │ TSI(斜面、产气、H₂S)、蛋白胨水(供做靛基质试验)、尿素琼脂│
         │ (pH7.2)、KCN培养基和赖氨酸脱羧酶试验培养基          │
         └──────┬──────────┬──────────┬──────────┬────────┘
                ▼          ▼          ▼          ▼
         ┌─────────┐ ┌─────────┐ ┌─────────┐ ┌─────────┐
         │H₂S+靛基 │ │H₂S+靛基 │ │H₂S+靛基 │ │非如左述的 │
         │质-尿素- │ │质-尿素- │ │质-尿素- │ │其他反应   │
         │KCN-赖氨 │ │KCN-赖氨 │ │KCN-赖氨 │ │结果       │
         │酸+      │ │酸+      │ │酸+/-    │ │          │
         └────┬────┘ └────┬────┘ └────┬────┘ └────┬────┘
                          ▼            ▼
                    ┌──────────┐ ┌─────────┐
                    │甘露醇及山 │ │  ONPG   │
                    │梨醇       │ │         │
                    └────┬─────┘ └────┬────┘
              ▼          ▼            ▼          ▼
         ┌─────────┐┌─────────┐ ┌─────────┐ ┌─────────┐
         │沙门菌   ││沙门菌   │ │非沙门菌 │ │非沙门菌 │
         │血清学试验││血清学试验│ │         │ │         │
         └────┬────┘└────┬────┘ └────┬────┘ └────┬────┘
              └──────────┴────┬──────┴───────────┘
                              ▼
                         ┌────────┐
                         │  报告   │
                         └────────┘
```

图 8-1 沙门菌检验程序

表8-3 沙门菌属各群在各种选择性琼脂平板上的菌落特征

选择性琼脂平板	沙门菌Ⅰ、Ⅱ、Ⅳ、Ⅴ、Ⅵ	沙门菌Ⅲ（即亚利桑那菌）
BS琼脂	产硫化氢菌落为黑色带有金属光泽，棕褐色或灰色，菌落周围培养基可呈黑色或棕色；有些菌株不产生硫化氢，形成灰绿色的菌落，周围培养基不变	黑色带有金属光泽
DHL琼脂	无色半透明，产硫化氢菌落中心带黑色或几乎全黑	乳糖迟缓阳性或阴性的菌株与亚属Ⅰ、Ⅱ、Ⅳ、Ⅴ、Ⅵ相同；乳糖阳性的菌株为粉红色，中心带黑色
HE琼脂 WS琼脂	蓝绿色或蓝色；多数菌株产硫化氢，菌落中心黑色或几乎全黑色	乳糖阳性的菌株为黄色，中心黑色或几乎全黑色；乳糖迟缓阳性或阴性的菌株为蓝绿色或蓝色，中心黑色或几乎全黑色
SS琼脂	无色半透明，产硫化氢菌株，有的菌落中心带黑色，但不如以上培养基明显	乳糖迟缓阳性或阴性的菌株与亚属Ⅰ、Ⅱ、Ⅳ、Ⅴ、Ⅵ相同；乳糖阳性的菌株为粉红色，中心黑色，但中心无黑色形成时与大肠埃希氏菌不能区别

（三）生化试验

自选择性琼脂平板上直接挑取数个可疑菌落，分别接种三糖铁琼脂、蛋白胨水（供做靛基质试验）、尿素琼脂（pH 7.2）、氰化钾（KCN）培养基和赖氨酸脱羧酶试验培养基及对照培养基各1管，于(36 ± 1)℃培养18~24h，必要时可延长至48h，按生化反应初步鉴定表判定结果，见表8-4和表8-5。按反应序号分类，沙门菌属的结果应属于A_1、A_2和B_1，其他5种反应结果均可以排除。

表8-4 肠杆菌科各属在三糖铁琼脂内的反应结果

三糖铁琼脂				可能的菌属和种
斜面	底层	产气	硫化氢	
-	+	+/-	+	沙门菌属、弗劳地柠檬酸杆菌、变形杆菌属、缓慢爱德华氏菌
+	+	+/-	+	沙门菌Ⅲ、弗劳地柠檬酸杆菌、普通变形杆菌
-	+	+	-	沙门菌属、大肠埃希菌、蜂窝哈夫尼亚菌、摩根氏菌、普罗菲登斯菌属
-	+	-	-	伤寒沙门菌、鸡沙门菌、志贺菌属、大肠埃希菌、蜂窝哈夫尼亚菌、摩根氏菌、普罗菲登斯菌属
+	+	+/-	-	大肠埃希菌、肠杆菌属、克雷伯菌属、沙雷菌属、弗劳地柠檬酸杆菌

注1：+阳性；-阴性；+/-多数阳性，少数阴性；
注2：三糖铁琼脂底层均产酸，不产气者可排除；斜面产酸与产气与否均不限。

表8-5 肠杆菌科各属生化反应初步鉴别表

反应序号	H$_2$S	靛基质	尿素 pH 7.2	KCN	赖氨酸脱羧酶	判定结果
A$_1$	+	-	-	-	+	沙门菌属
A$_2$	+	+	-	-	+	沙门菌属(少见)、缓慢爱德华菌
A$_3$	+	-	+	+	-	弗劳地柠檬酸杆菌、奇异变形杆菌
A$_4$	+	+	+	+	-	普通变形杆菌
B$_1$	-	-	-	-	+	沙门菌属、大肠埃希菌、甲型副伤寒沙门菌大肠埃希菌、志贺菌属
B$_2$	-	+	-	-	+	大肠埃希菌
	-	+	-	-	-	大肠埃希菌、志贺菌属
B$_3$	-	-	+/-	+	+	克雷伯菌族各属阴沟肠杆菌、弗劳地柠檬酸杆菌
	-	-	-	+	-	
B$_4$	-	+	+/-	+	-	摩根菌、普罗菲登斯菌属

注：+表示阳性；-表示阴性；+/-表示多数阳性，少数阴性；
氰化钾和赖氨酸可选作其中一项，但不能判定结果时，仍需补做另一项。

七、注意事项

（1）冷冻样品解冻需在45℃以下，在有自动调温器控制的水浴锅内不断搅拌进行15min 或在 2～8℃，18h 内软化。

（2）为保证检验的准确性，必须在选择性培养基上挑取足够数量的菌落进行生化和血清学鉴定。

（3）进行生化反应时，应以纯培养物进行试验，如出现血清学阳性，而生化反应特征不符合时，应对接种物进行纯化，用纯化后的培养物重新进行生化试验。

（4）测试中应同时接种阳性对照菌株。

主要参考文献

[1] 纵伟. 食品卫生学[M]. 北京:中国轻工业出版社,2011.
[2] 食品卫生学编写组. 食品卫生学[M]. 北京:中国轻工业出版社,2009.
[3] 魏新军. 食品卫生[M]. 北京:化学工业出版社,2007.
[4] 何计国,甄润英. 食品卫生学[M]. 北京:中国农业大学出版社,2003.
[5] 王丽琼. 食品营养与卫生[M]. 北京:化学工业出版社,2008.
[6] 吴坤. 营养与食品卫生学(6 版)[M]. 北京:人民卫生出版社,2007.
[7] 王尔茂. 食品营养与卫生[M]. 北京:高等教育出版社,2002.
[8] 魏新军. 食品营养与卫生学[M]. 北京:中国农业科技出版社,2001.
[9] 张露. 食品包装[M]. 北京:化学工业出版社,2007.
[10] 唐志祥. 包装材料与实用包装技术[M]. 北京:化学工业出版社,1996.
[11] 曲径,徐仲. 食品卫生与安全控制学[M]. 北京:化学工业出版社,2007.
[12] 莫慧平. 食品卫生与安全管理[M]. 北京:中国轻工业出版社,2007.
[13] 王爱华,魏明奎,田应华. 动物性食品卫生检验[M]. 北京:化学工业出版社,2010.
[14] 刘喜文. 食品卫生检验学[M]. 太原:山西高校联合出版社,1994.
[15] 魏明奎. 微生物学[M]. 北京:中国轻工业出版社,2007.
[16] 杨洁彬. 食品安全性[M]. 北京:中国轻工业出版社,1999.
[17] 樊开明,郑远旗,李建吾. 食品添加剂[M]. 成都:四川科学技术出版社,1987.
[18] 任磊,宁鸿珍. 我国食品安全卫生管理现状[J]. 中国检验检疫,2004,(2):40 – 42.
[19] 蔡花真,张德广. 食品安全与质量控制[M]. 北京:化学工业出版社,2008.
[20] 孙成均. 二噁英类化合物的环境污染、毒性及分析方法[J]. 现代预防医学,2000,27(1):63 – 66.
[21] FAO/WHO. Global Forum of Food Safety Regulators,28 – 30 Jan. 2002 Marrakesh,Morocco.
[22] FAO/WHO. Chairman's Summery. The 2nd FAO/WTO Global Forum of Food Safety RegUlators, OCt. 10 – 14,2004,Bangkoko Thailand.
[23] FAO/WHO. Assuring Food Safety and Quality:Guideline forstrengthening national food control system. FAO WHO Rome,2003.
[24] WTO. Sanitary and Phytosanitary Measures:Introduction Understanding the Sanitary and Phytosanitary Measures Agreement. May 1998.
[25] FAO/WHO. Pan – European Conference On Food Safety and Quality,25 – 28 Feb. 2002,Budapest Hungary.

[26] Lois Gibbs and the citizens clearinghouse for hazardous waste. Dying from dioxin:a citizens guide to reclaiming our health and rebuilding democracy[M]. South End Press:Boston,1995.
[27] 洗天. 食品安全管理体系[EB/OL]. (2012-9-17)[2012-9-18]. http://baike.baidu.com/view/2075414.htm.
[28] 王妍. 我国卫生监督工作的历史沿革与现状[EB/OL]. (2012-6-19)[2012-9-18]. http://news.workercn.cn/c/2012/06/19/120619103610708723122.html.

附 录

中华人民共和国食品卫生法

(1995年10月30日第八届全国人民代表大会常务委员会第十六次会议通过,1995年10月30日中华人民共和国主席令第59号公布)

第一章 总则

第一条 为保证食品卫生,防止食品污染和有害因素对人体的危害,保障人民身体健康,增强人民体质,制定本法。

第二条 国家实行食品卫生监督制度。

第三条 国务院卫生行政部门主管全国食品卫生监督管理工作。

国务院有关部门在各自的职责范围内负责食品卫生管理工作。

第四条 凡在中华人民共和国领域内从事食品生产经营的,都必须遵守本法。

本法适用于一切食品,食品添加剂,食品容器、包装材料和食品用工具、设备、洗涤剂、消毒剂;也适用于食品的生产经营场所、设施和有关环境。

第五条 国家鼓励和保护社会团体和个人对食品卫生的社会监督。

对违反本法的行为,任何人都有权检举和控告。

第二章 食品的卫生

第六条 食品应当无毒、无害,符合应当有的营养要求,要有相应的色、香、味等感官性状。

第七条 专供婴幼儿的主、辅食品,必须符合国务院卫生行政部门制定的营养、卫生标准。

第八条 食品生产经营过程必须符合下列卫生要求:

(一)保持内外环境整洁,采取消除苍蝇、老鼠、蟑螂和其他有害昆虫及其孳生条件的措施,与有毒、有害场所保持规定的距离;

(二)食品生产经营企业应当有与产品品种、数量相适应的食品原料处理、加工、包装、贮存等厂房或者场所;

(三)应当有相应的消毒、更衣、盥洗、采光、照明、通风、防腐、防尘、防蝇、防鼠、洗涤、污水排放、存放垃圾和废弃物的设施;

(四)设备布局和工艺流程应当合理,防止待加工食品与直接入口食品、原料与成品交叉污染,食品不得接触有毒物、不洁物;

（五）餐具、饮具和盛放直接入口食品的容器，使用前必须洗净、消毒，炊具、用具用后必须洗净，保持清洁；

（六）贮存、运输和装卸食品的容器包装、工具、设备和条件必须安全、无害，保持清洁，防止食品污染；

（七）直接入口的食品应当有小包装或者使用无毒、清洁的包装材料；

（八）食品生产经营人员应当经常保持个人卫生，生产、销售食品时，必须将手洗净，穿戴清洁的工作衣、帽；销售直接入口食品时，必须使用售货工具；

（九）用水必须符合国家规定的城乡生活饮用水卫生标准；

（十）使用的洗涤剂、消毒剂应当对人体安全、无害。

对食品摊贩和城乡集市贸易食品经营者在食品生产经营过程中的卫生要求，由省、自治区、直辖市人民代表大会常务委员会根据本法作出具体规定。

第九条 禁止生产经营下列食品：

（一）腐败变质、油脂酸败、霉变、生虫、污秽不洁、混有异物或者其他感官性状异常，可能对人体健康有害的；

（二）含有毒、有害物质或者被有毒、有害物质污染，可能对人体健康有害的；

（三）含有致病性寄生虫、微生物的，或者微生物毒素含量超过国家限定标准的；

（四）未经兽医卫生检验或者检验不合格的肉类及其制品；

（五）病死、毒死或者死因不明的禽、畜、兽、水产动物等及其制品；

（六）容器包装污秽不洁、严重破损或者运输工具不洁造成污染的；

（七）掺假、掺杂、伪造，影响营养、卫生的；

（八）用非食品原料加工的，加入非食品用化学物质的或者将非食品当作食品的；

（九）超过保质期限的；

（十）为防病等特殊需要，国务院卫生行政部门或者省、自治区、直辖市人民政府专门规定禁止出售的；

（十一）含有未经国务院卫生行政部门批准使用的添加剂的或者农药残留超过国家规定容许量的；

（十二）其他不符合食品卫生标准和卫生要求的。

第三章 食品添加剂的卫生

第十条 食品不得加入药物，但是按照传统既是食品又是药品的以及作为原料、调料或者营养强化剂加入的除外。

第十一条 生产经营和使用食品添加剂，必须符合食品添加剂使用卫生标准和卫生管理办法的规定；不符合卫生标准和卫生管理办法的食品添加剂，不得经营、使用。

第四章 食品容器、包装材料和食品用工具、设备的卫生

第十二条 食品容器、包装材料和食品用工具、设备必须符合卫生标准和卫生管理办法的规定。

第十三条 食品容器、包装材料和食品用工具、设备的生产必须采用符合卫生要求的

原材料。产品应当便于清洗和消毒。

第五章 食品卫生标准和管理办法的制定

第十四条 食品,食品添加剂,食品容器、包装材料,食品用工具、设备,用于清洗食品和食品用工具、设备的洗涤剂、消毒剂以及食品中污染物质、放射性物质容许量的国家卫生标准、卫生管理办法和检验规程,由国务院卫生行政部门制定或者批准颁发。

第十五条 国家未制定卫生标准的食品,省、自治区、直辖市人民政府可以制定地方卫生标准,报国务院卫生行政部门和国务院标准化行政主管部门备案。

第十六条 食品添加剂的国家产品质量标准中有卫生学意义的指标,必须经国务院卫生行政部门审查同意。

农药、化肥等农用化学物质的安全性评价,必须经国务院卫生行政部门审查同意。

屠宰畜、禽的兽医卫生检验规程,由国务院有关行政部门会同国务院卫生行政部门制定。

第六章 食品卫生管理

第十七条 各级人民政府的食品生产经营管理部门应当加强食品卫生管理工作,并对执行本法情况进行检查。

各级人民政府应当鼓励和支持改进食品加工工艺,促进提高食品卫生质量。

第十八条 食品生产经营企业应当健全本单位的食品卫生管理制度,配备专职或者兼职食品卫生管理人员,加强对所生产经营食品的检验工作。

第十九条 食品生产经营企业的新建、扩建、改建工程的选址和设计应当符合卫生要求,其设计审查和工程验收必须有卫生行政部门参加。

第二十条 利用新资源生产的食品、食品添加剂的新品种,生产经营企业在投入生产前,必须提出该产品卫生评价和营养评价所需的资料;利用新的原材料生产的食品容器、包装材料和食品用工具、设备的新品种,生产经营企业在投入生产前,必须提出该产品卫生评价所需的资料。上述新品种在投入生产前还需提供样品,并按照规定的食品卫生标准审批程序报请审批。

第二十一条 定型包装食品和食品添加剂,必须在包装标识或者产品说明书上根据不同产品分别按照规定标出品名、产地、厂名、生产日期、批号或者代号、规格、配方或者主要成分、保质期限、食用或者使用方法等。食品、食品添加剂的产品说明书,不得有夸大或者虚假的宣传内容。

食品包装标识必须清楚,容易辨识。在国内市场销售的食品,必须有中文标识。

第二十二条 表明具有特定保健功能的食品,其产品及说明书必须报国务院卫生行政部门审查批准,其卫生标准和生产经营管理办法,由国务院卫生行政部门制定。

第二十三条 表明具有特定保健功能的食品,不得有害于人体健康,其产品说明书内容必须真实,该产品的功能和成分必须与说明书相一致,不得有虚假。

第二十四条 食品、食品添加剂和专用于食品的容器、包装材料及其他用具,其生产者必须按照卫生标准和卫生管理办法实施检验合格后,方可出厂或者销售。

第二十五条　食品生产经营者采购食品及其原料,应当按照国家有关规定索取检验合格证或者化验单,销售者应当保证提供。需要索证的范围和种类由省、自治区、直辖市人民政府卫生行政部门规定。

第二十六条　食品生产经营人员每年必须进行健康检查;新参加工作和临时参加工作的食品生产经营人员必须进行健康检查,取得健康证明后方可参加工作。

凡患有痢疾、伤寒、病毒性肝炎等消化道传染病(包括病原携带者),活动性肺结核,化脓性或者渗出性皮肤病以及其他有碍食品卫生的疾病的,不得参加接触直接入口食品的工作。

第二十七条　食品生产经营企业和食品摊贩,必须先取得卫生行政部门发放的卫生许可证方可向工商行政管理部门申请登记。未取得卫生许可证的,不得从事食品生产经营活动。

食品生产经营者不得伪造、涂改、出借卫生许可证。

卫生许可证的发放管理办法由省、自治区、直辖市人民政府卫生行政部门制定。

第二十八条　各类食品市场的举办者应当负责市场内的食品卫生管理工作,并在市场内设置必要的公共卫生设施,保持良好的环境卫生状况。

第二十九条　城乡集市贸易的食品卫生管理工作由工商行政管理部门负责,食品卫生监督检验工作由卫生行政部门负责。

第三十条　进口的食品,食品添加剂,食品容器、包装材料和食品用工具及设备,必须符合国家卫生标准和卫生管理办法的规定。

进口前款所列产品,由口岸进口食品卫生监督检验机构进行卫生监督、检验。检验合格的,方准进口。海关凭检验合格证书放行。

进口单位在申报检验时,应当提供输出国(地区)所使用的农药、添加剂、熏蒸剂等有关资料和检验报告。

进口第一款所列产品,依照国家卫生标准进行检验,尚无国家卫生标准的,进口单位必须提供输出国(地区)的卫生部门或者组织出具的卫生评价资料,经口岸进口食品卫生监督检验机构审查检验并报国务院卫生行政部门批准。

第三十一条　出口食品由国家进出口商品检验部门进行卫生监督、检验。

海关凭国家进出口商品检验部门出具的证书放行。

第七章　食品卫生监督

第三十二条　县级以上地方人民政府卫生行政部门在管辖范围内行使食品卫生监督职责。

铁道、交通行政主管部门设立的食品卫生监督机构,行使国务院卫生行政部门会同国务院有关部门规定的食品卫生监督职责。

第三十三条　食品卫生监督职责是:

(一)进行食品卫生监测、检验和技术指导;

(二)协助培训食品生产经营人员,监督食品生产经营人员的健康检查;

(三)宣传食品卫生、营养知识,进行食品卫生评价,公布食品卫生情况;

（四）对食品生产经营企业的新建、扩建、改建工程的选址和设计进行卫生审查,并参加工程验收;

（五）对食物中毒和食品污染事故进行调查,并采取控制措施;

（六）对违反本法的行为进行巡回监督检查;

（七）对违反本法的行为追查责任,依法进行行政处罚;

（八）负责其他食品卫生监督事项。

第三十四条 县级以上人民政府卫生行政部门设立食品卫生监督员。食品卫生监督员由合格的专业人员担任,由同级卫生行政部门发给证书。

铁道、交通的食品卫生监督员,由其上级主管部门发给证书。

第三十五条 食品卫生监督员执行卫生行政部门交付的任务。

食品卫生监督员必须秉公执法,忠于职守,不得利用职权谋取私利。

食品卫生监督员在执行任务时,可以向食品生产经营者了解情况,索取必要的资料,进入生产经营场所检查,按照规定无偿采样。生产经营者不得拒绝或者隐瞒。

食品卫生监督员对生产经营者提供的技术资料负有保密的义务。

第三十六条 国务院和省、自治区、直辖市人民政府的卫生行政部门,根据需要可以确定具备条件的单位作为食品卫生检验单位,进行食品卫生检验并出具检验报告。

第三十七条 县级以上地方人民政府卫生行政部门对已造成食物中毒事故或者有证据证明可能导致食物中毒事故的,可以对该食品生产经营者采取下列临时控制措施:

（一）封存造成食物中毒或者可能导致食物中毒的食品及其原料;

（二）封存被污染的食品用工具及用具,并责令进行清洗消毒。

经检验,属于被污染的食品,予以销毁;未被污染的食品,予以解封。

第三十八条 发生食物中毒的单位和接收病人进行治疗的单位,除采取抢救措施外,应当根据国家有关规定,及时向所在地卫生行政部门报告。

县级以上地方人民政府卫生行政部门接到报告后,应当及时进行调查处理,并采取控制措施。

第八章 法律责任

第三十九条 违反本法规定,生产经营不符合卫生标准的食品,造成食物中毒事故或者其他食源性疾患的,责令停止生产经营,销毁导致食物中毒或者其他食源性疾患的食品,没收违法所得,并处以违法所得一倍以上五倍以下的罚款;没有违法所得的,处以一千元以上五万元以下的罚款。

违反本法规定,生产经营不符合卫生标准的食品,造成严重食物中毒事故或者其他严重食源性疾患,对人体健康造成严重危害的,或者在生产经营的食品中掺入有毒、有害的非食品原料的,依法追究刑事责任。

有本条所列行为之一的,吊销卫生许可证。

第四十条 违反本法规定,未取得卫生许可证或者伪造卫生许可证从事食品生产经营活动的,予以取缔,没收违法所得,并处以违法所得一倍以上五倍以下的罚款;没有违法所得的,处以五百元以上三万元以下的罚款。涂改、出借卫生许可证的,收缴卫生许可证,没收违法所得,并处以违法所得一倍以上三倍以下的罚款;没有违法所得的,处以五百元以上一万元以下的罚款。

第四十一条 违反本法规定,食品生产经营过程不符合卫生要求的,责令改正,给予警告,可以处以五千元以下的罚款;拒不改正或者有其他严重情节的,吊销卫生许可证。

第四十二条 违反本法规定,生产经营禁止生产经营的食品的,责令停止生产经营,立即公告收回已售出的食品,并销毁该食品,没收违法所得,并处以违法所得一倍以上五倍以下的罚款;没有违法所得的,处以一千元以上五万元以下的罚款。情节严重的,吊销卫生许可证。

第四十三条 违反本法规定,生产经营不符合营养、卫生标准的专供婴幼儿的主、辅食品的,责令停止生产经营,立即公告收回已售出的食品,并销毁该食品,没收违法所得,并处以违法所得一倍以上五倍以下的罚款;没有违法所得的,处以一千元以上五万元以下的罚款。情节严重的,吊销卫生许可证。

第四十四条 违反本法规定,生产经营或者使用不符合卫生标准和卫生管理办法规定的食品添加剂、食品容器、包装材料和食品用工具、设备以及洗涤剂、消毒剂的,责令停止生产或者使用,没收违法所得,并处以违法所得一倍以上三倍以下的罚款;没有违法所得的,处以五千元以下的罚款。

第四十五条 违反本法规定,未经国务院卫生行政部门审查批准而生产经营表明具有特定保健功能的食品的,或者该食品的产品说明书内容虚假的,责令停止生产经营,没收违法所得,并处以违法所得一倍以上五倍以下的罚款;没有违法所得的,处以一千元以上五万元以下的罚款。情节严重的,吊销卫生许可证。

第四十六条 违反本法规定,定型包装食品和食品添加剂的包装标识或者产品说明书上不标明或者虚假标注生产日期、保质期限等规定事项的,或者违反规定不标注中文标识的,责令改正,可以处以五百元以上一万元以下的罚款。

第四十七条 违反本法规定,食品生产经营人员未取得健康证明而从事食品生产经营的,或者对患有疾病不得接触直接入口食品的生产经营人员,不按规定调离的,责令改正,可以处以五千元以下的罚款。

第四十八条 违反本法规定,造成食物中毒事故或者其他食源性疾患,或者因其他违反本法行为给他人造成损害的,应当依法承担民事赔偿责任。

第四十九条 本法规定的行政处罚由县级以上地方人民政府卫生行政部门决定。本法规定的行使食品卫生监督权的其他机关,在规定的职责范围内,依照本法的规定作出行政处罚决定。

第五十条 当事人对行政处罚决定不服的,可以在接到处罚通知之日起十五日内向作出处罚决定的机关的上一级机关申请复议;当事人也可以在接到处罚通知之日起十五日内直接向人民法院起诉。

复议机关应当在接到复议申请之日起十五日内作出复议决定。当事人对复议决定不服的,可以在接到复议决定之日起十五日内向人民法院起诉。

当事人逾期不申请复议也不向人民法院起诉,又不履行处罚决定的,作出处罚决定的机关可以申请人民法院强制执行。

第五十一条 卫生行政部门违反本法规定,对不符合条件的生产经营者发放卫生许可证的,对直接责任人员给予行政处分;收受贿赂,构成犯罪的,依法追究刑事责任。

第五十二条 食品卫生监督管理人员滥用职权、玩忽职守、营私舞弊,造成重大事故,构成犯罪的,依法追究刑事责任;不构成犯罪的,依法给予行政处分。

第五十三条 以暴力、威胁方法阻碍食品卫生监督管理人员依法执行职务的,依法追究刑事责任;拒绝、阻碍食品卫生监督管理人员依法执行职务未使用暴力、威胁方法的,由公安机关依照治安管理处罚条例的规定处罚。

第九章　附则

第五十四条 本法下列用语的含义:

食品:指各种供人食用或者饮用的成品和原料以及按照传统既是食品又是药品的物品,但是不包括以治疗为目的的物品。

食品添加剂:指为改善食品品质和色、香、味,以及为防腐和加工工艺的需要而加入食品中的化学合成或者天然物质。

营养强化剂:指为增强营养成分而加入食品中的天然的或者人工合成的属于天然营养素范围的食品添加剂。

食品容器、包装材料:指包装、盛放食品用的纸、竹、木、金属、搪瓷、塑料、橡胶、天然纤维、化学纤维、玻璃等制品和接触食品的涂料。

食品用工具、设备:指食品在生产经营过程中接触食品的机械、管道、传送带、容器、用具、餐具等。

食品生产经营:指一切食品的生产(不包括种植业和养殖业)、采集、收购、加工、贮存、运输、陈列、供应、销售等活动。

食品生产经营者:指一切从事食品生产经营的单位或者个人,包括职工食堂、食品摊贩等。

第五十五条 出口食品的管理办法,由国家进出口商品检验部门会同国务院卫生行政部门和有关行政部门另行制定。

第五十六条 军队专用食品和自供食品的卫生管理办法由中央军事委员会依据本法制定。

第五十七条 本法自公布之日起施行。《中华人民共和国食品卫生法(试行)》同时废止。